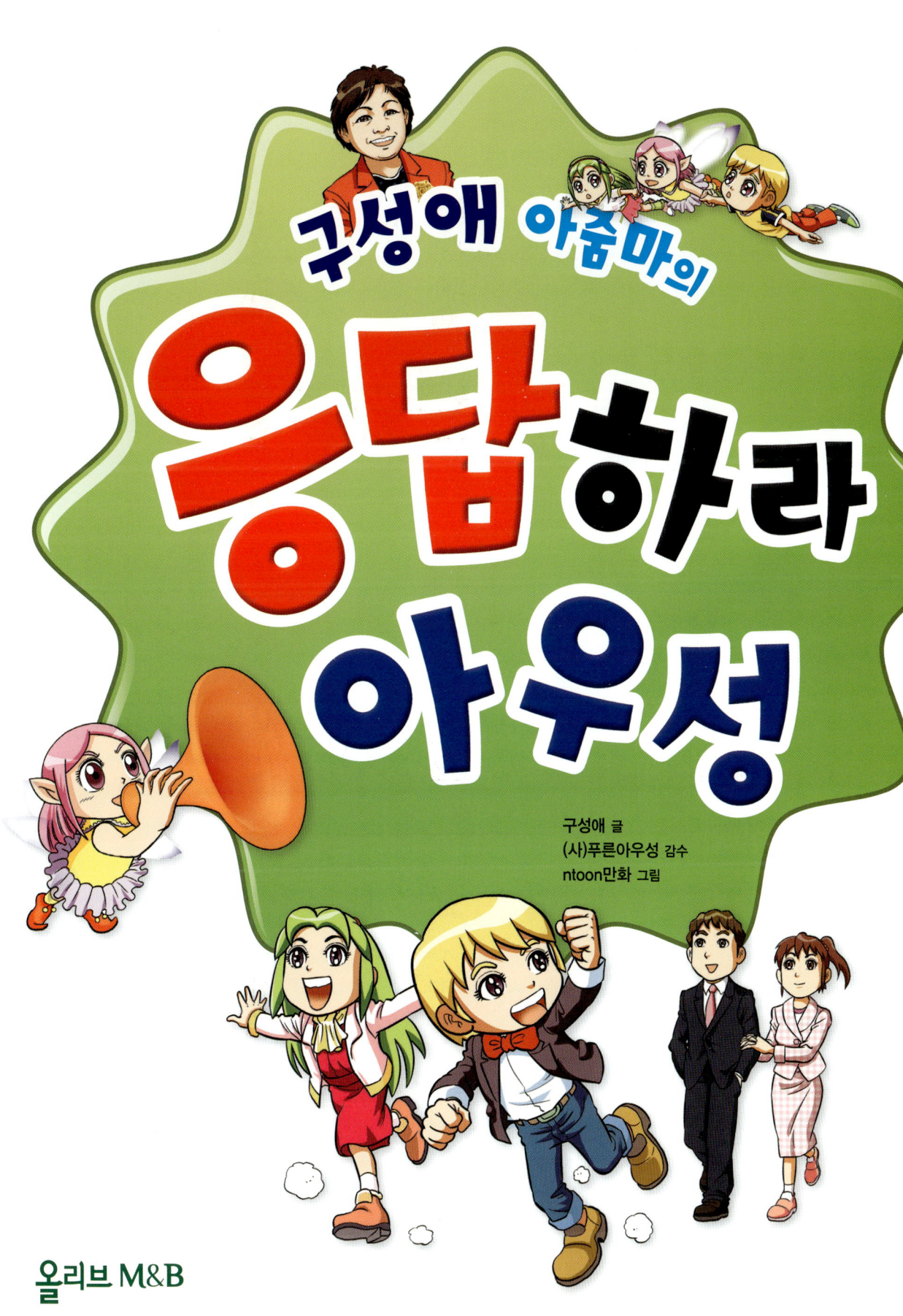

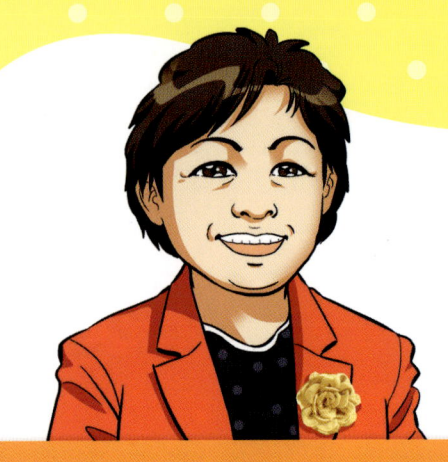
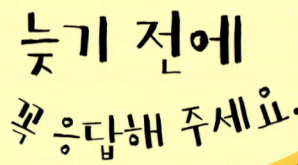

(사)푸른아우성 **구성애** 선생님

중학생만 되어도 성교육 받기를 싫어한다. 화를 내는 아이도 있다.
이미 '성은 성행위'라는 개념이 자리 잡힌 것은 아닐까?
성기와 성행위 장면은 강렬한 이미지를 남기기 때문에 미리 그것을 접한 아이들은 꼭 알아야 할 성 지식을 밀어내고 받아들이려 하지 않는다. 게다가 어른들의 성교육은 그런 강렬한 이미지를 바로잡아 주지 못하고 오히려 위험한 상황만 예시해 '하지 말라'는 내용만 강조하고 있다.

우리 (사)푸른아우성에서 만나 본 10대들은 무척이나 혼란스러워하고 있었다. 디지털 성 문화가 주는 자극에 정신을 빼앗긴 와중에 그 내용들이 정말인지 확인하고 싶어 하며, 과연 무엇이 정상인지 묻고 있었다. 넘치는 호기심에 아무 생각 없이 채팅 앱을 통해 사진을 찍어 보내기도 하고, 성행위까지 한 여중생도 있었다.

그럼에도 사춘기 아이들은 순진하고 아름답다. 자극적인 성 문화에 노출되긴 했어도, 모방 심리로 약간 겉멋이 들긴 했어도, 그래도 그 나이에 겪어 가는 마음과 몸의 변화는 여전히 무한한 호기심을

자아낸다. 문제는 그 당연한 호기심을 건강하고 아름답게 풀어 주지 못하는 데 있다.

열린 마음으로, 눈치 보지 않고 그 호기심을 마음껏 표현하고 물어보는 나이는 언제일까?
이 책 주인공의 나이인 11세와 12세 정도가 될 것이다. 이때를 놓쳐서는 안 될 것 같다. 몸과 마음의 변화가 시작되는 시기, 뭔가 이상한 느낌이 드는 시기, 그래서 이것저것 뒤져 보며 알고 싶어 하는 시기, 그러나 아직 왜곡된 성 문화에 찌들지 않고 의아해하는 시기이기 때문이다.
이때 응답해 줘야 한다.

이번 책은 변화된 환경을 고려해 조금 더 깊이 있는 내용을 담았다.
1. 몸과 마음의 변화를 정리하는 내용을 기본으로 했다.
2. 급속하게 변해 가는 디지털 성 문화 속에서 어떻게 중심을 잡고 자신을 지켜야 하는지를 담았다.
3. 성에 있어 가장 중요한 것은 관계를 맺는 능력인데, 결혼과 이성 교제를 통해 아름다운 관계 맺기를 알려 주었다.
4. 뉴스에 나오는 성범죄의 개념과 한·중·일의 성 문화도 비교해 성에 대한 지식을 넓혀 주었다.

아무쪼록 이 책이 부모와 자녀 사이에 질문과 응답이 오가는 데 도움이 되어, 가정마다 아름답고 싱그러운 성 문화가 자라날 수 있기를 간절히 바란다.

(사)푸른아우성 대표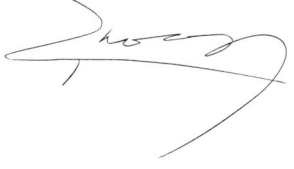

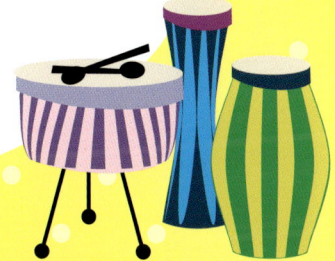

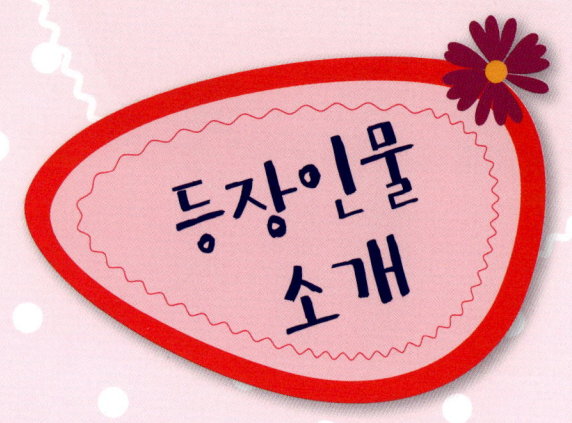

등장인물 소개

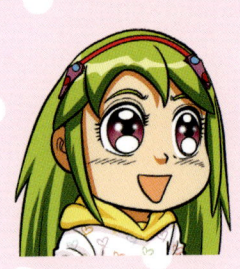

아름
밝고 명랑한 열두 살 여자아이. 동생 그루를 가끔 구박하기도 하지만, 누구보다 가족을 사랑하는 소녀. 사춘기를 맞아 몸과 마음에 일어나는 변화에 관심이 많다.

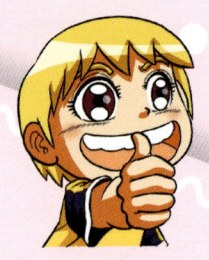

그루
어디로 튈지 모르는 열한 살 남자아이. 성에 대해 모르는 게 많아, 공부하고 깨우쳐야 할 게 산더미이나 누구보다 귀엽고 사랑스러운 막내다.

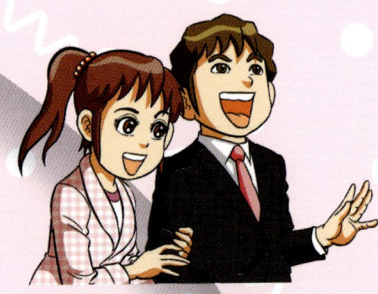

아빠, 엄마
이 세상에서 누구보다 아름이와 그루를 사랑하는 다정한 아빠, 엄마. 아이들이 아름다운 성에 대해 아는 것이 얼마나 중요한지를 알고 있어, 아름이와 그루에게 알차고 유익한 성교육 여행을 선사한다.

핑크

아름다운 성에 대해 알려 주는 성교육 여행의 안내자. 성에 대해서라면 모르는 게 없는 척척박사로, 아름이나 그루에게 도움이 필요할 때는 언제든지 나타나는 착한 요정이다.

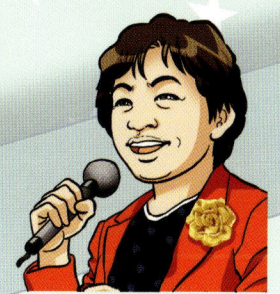

구성애 선생님

'우리들의 아름다운 성' 알리기 전도사. 사춘기 청소년들이 궁금해하면서도 부끄럽게 여기는 성에 대한 궁금증을 속 시원히 해결해 준다.

친구들

초등학교 5학년 아름이 친구들로 지민, 나영, 도현. 몰랐던 성지식을 구성애 아줌마와 핑크를 통해 배워 간다.

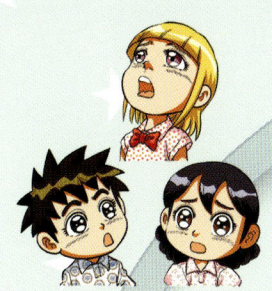

차례

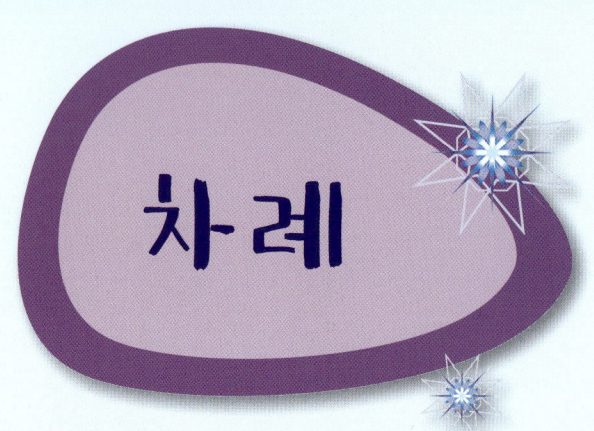

1장 행복한 결혼 … 8

2장 건강한 이성 교제란? … 26

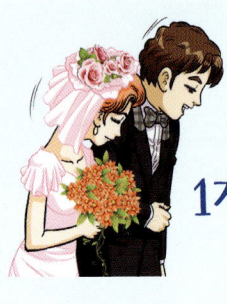

3장 속옷을 입는 데는 이유가 있다! … 42

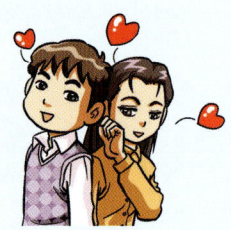

4장 생식기가 남들과 다르다고? … 66

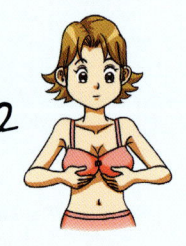
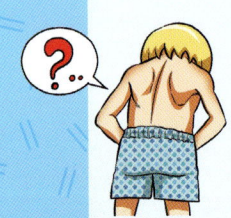
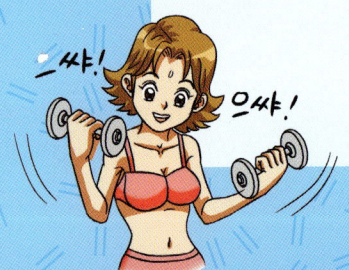
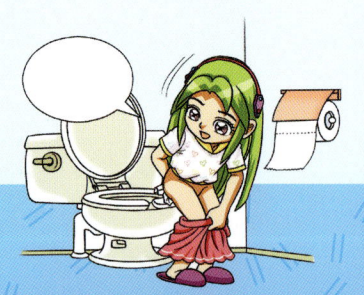

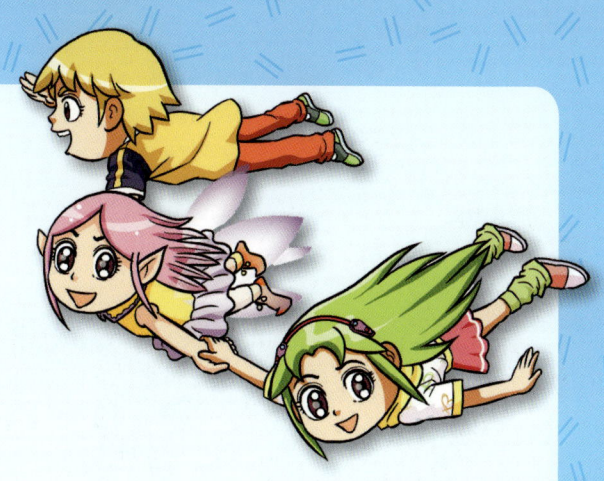

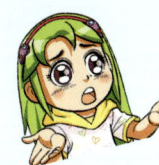 5장 나쁜 성 바로 알기 … 82

6장 아우성 캠프 … 94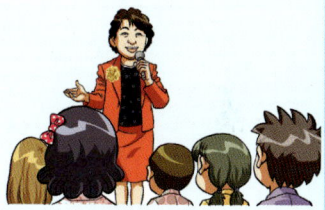

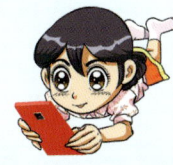 7장 채팅 앱 바로 알기! … 110

떠나 보자!
8장 한중일 성 문화 탐방 … 130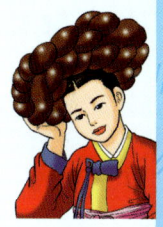

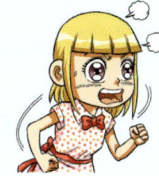 9장 내 마음도 사춘기 … 152

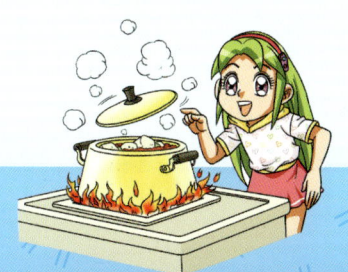
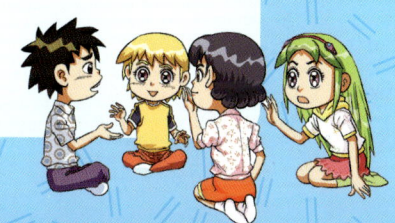

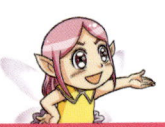

1장

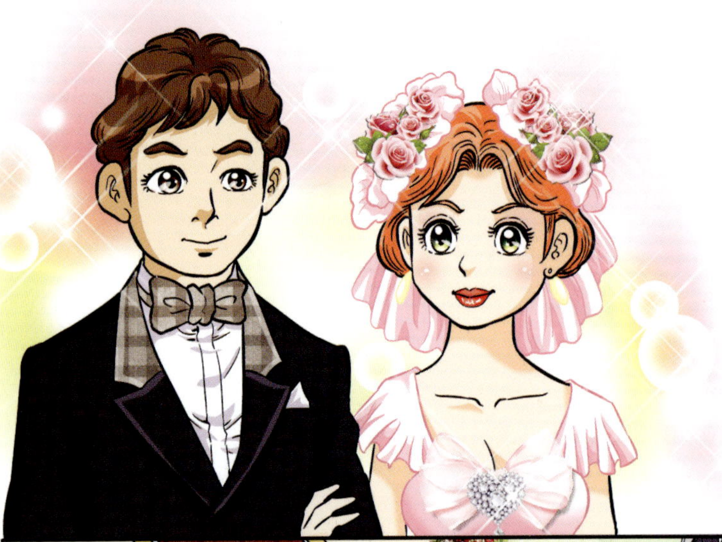

행복한 결혼

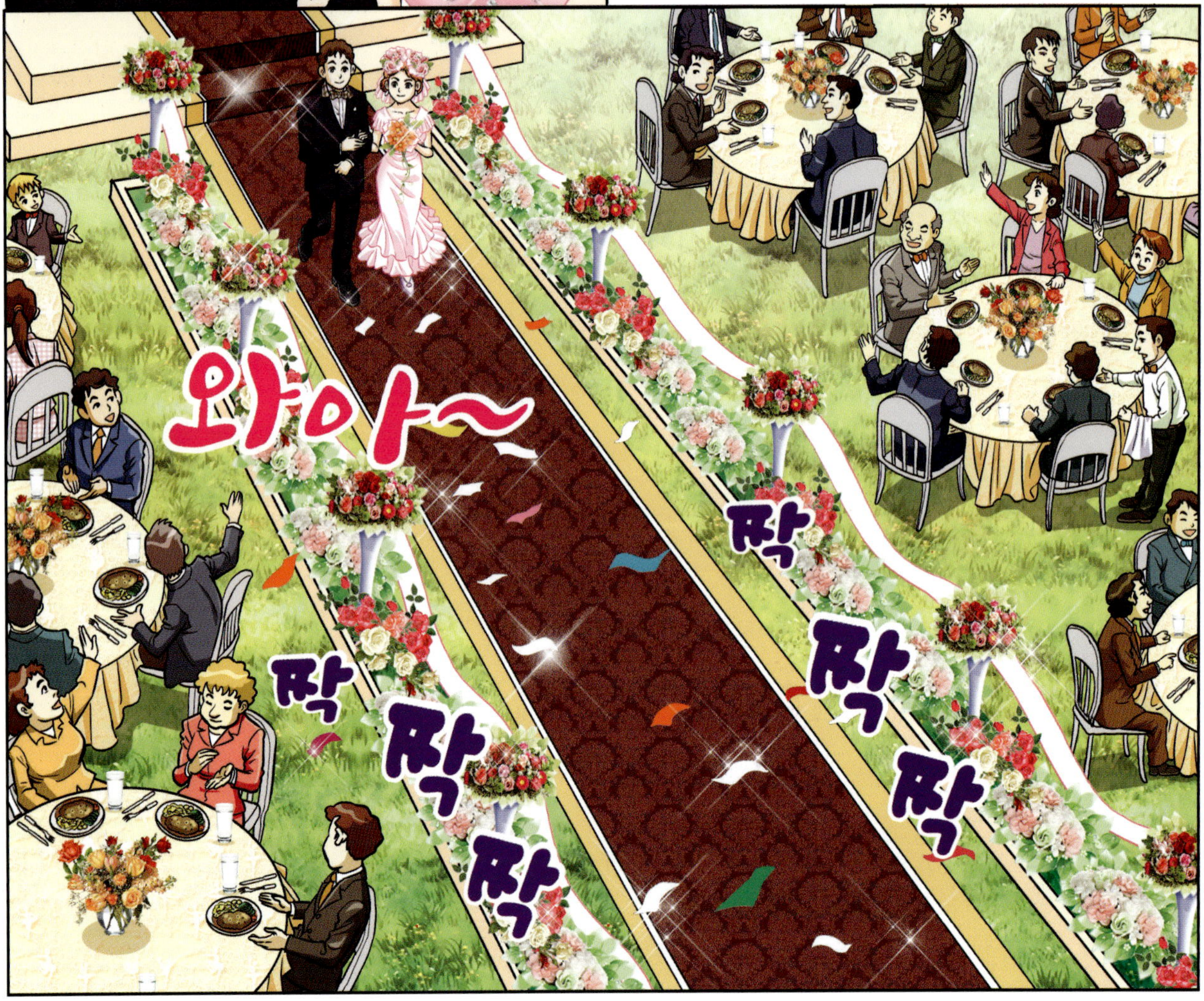

와아~

짝 짝 짝 짝 짝

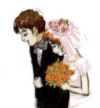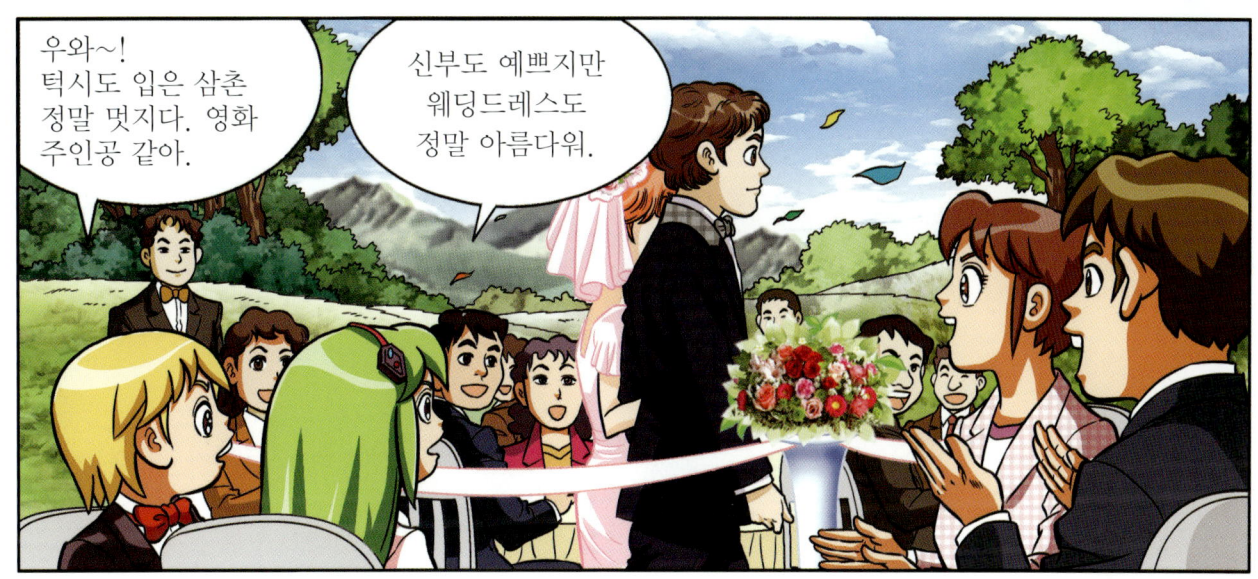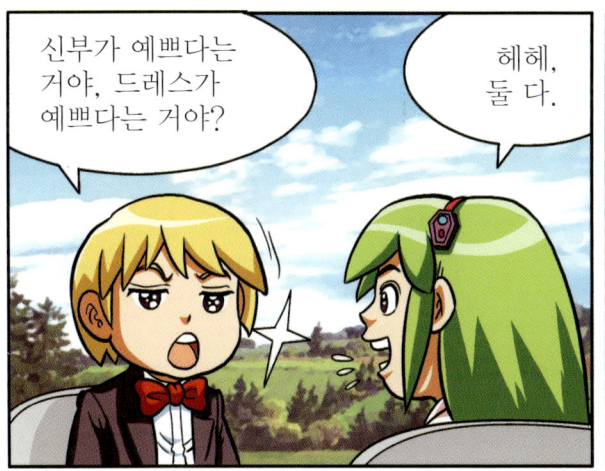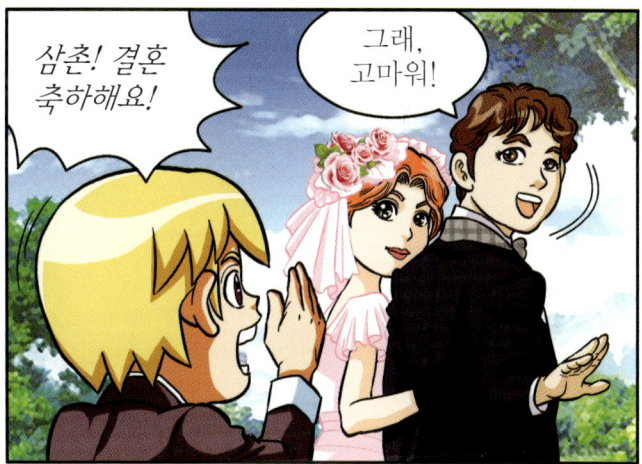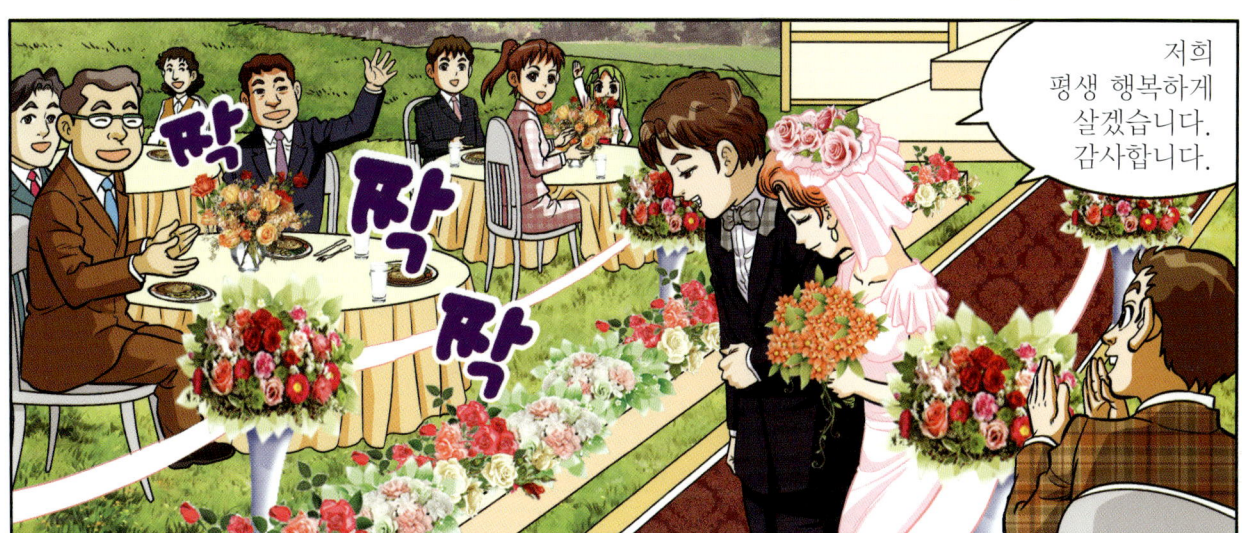

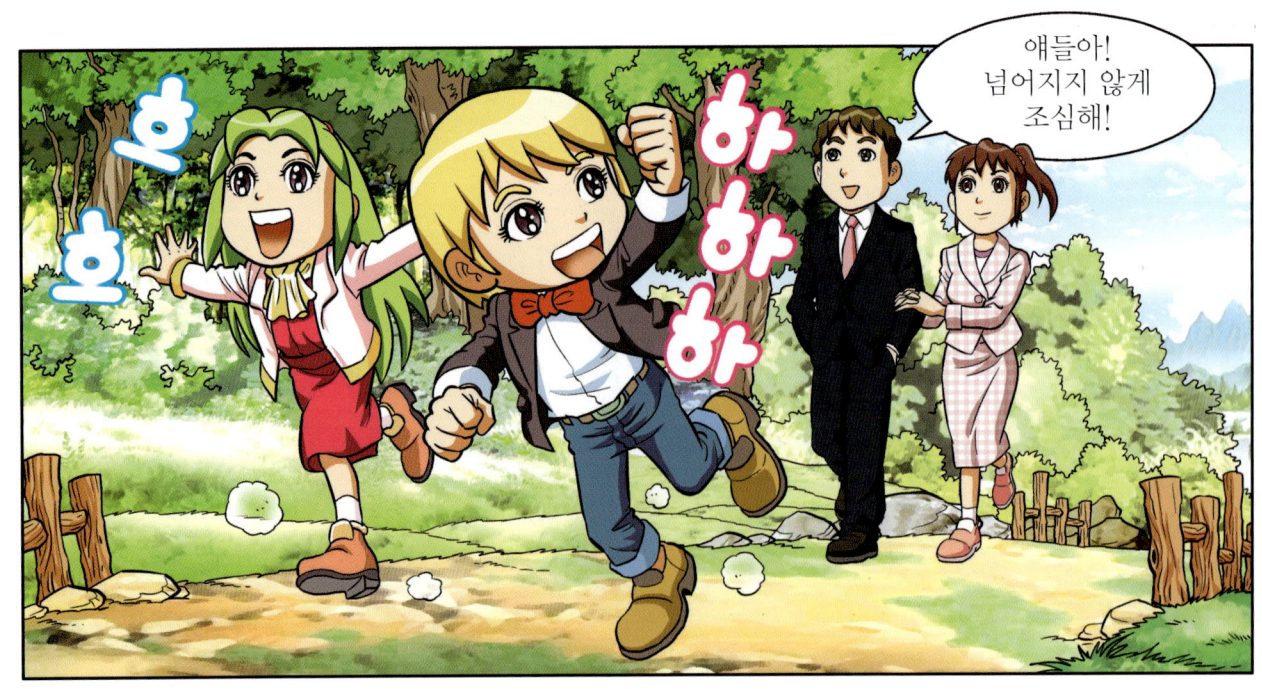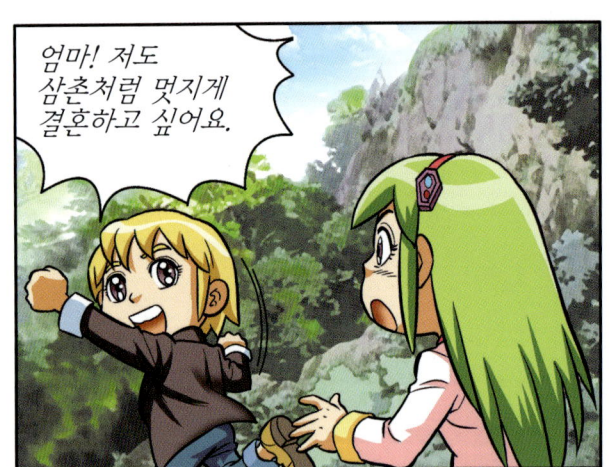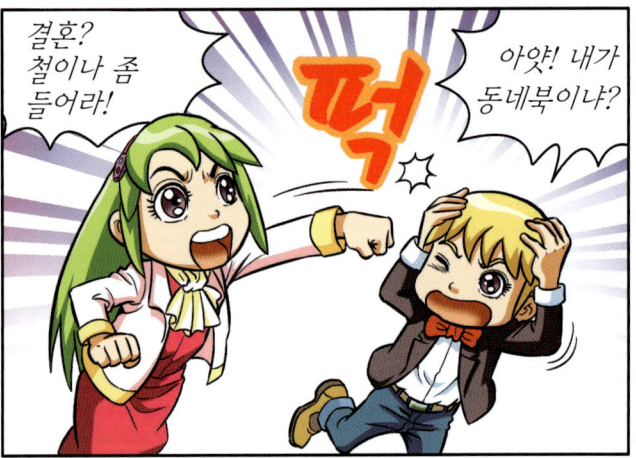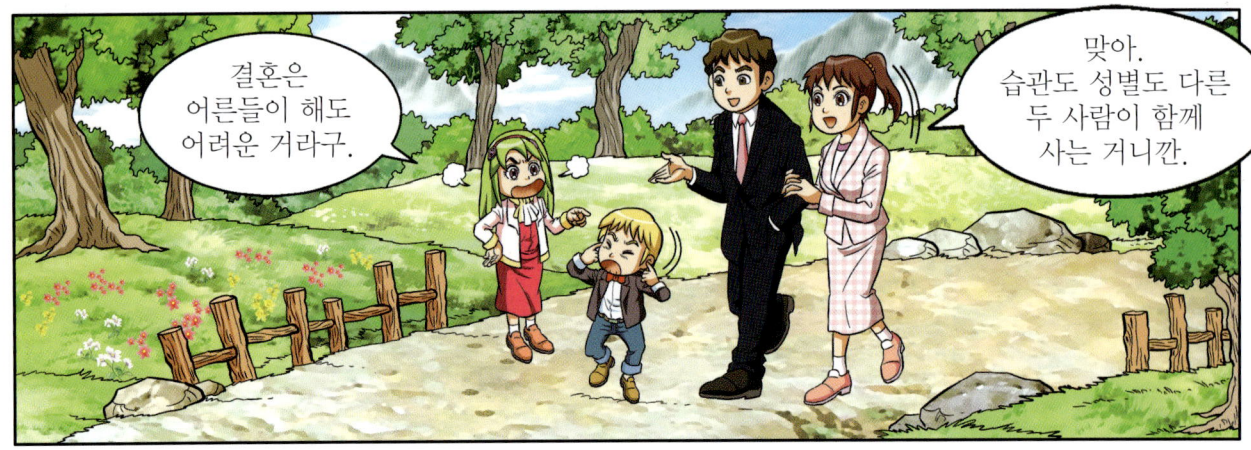

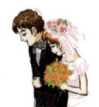

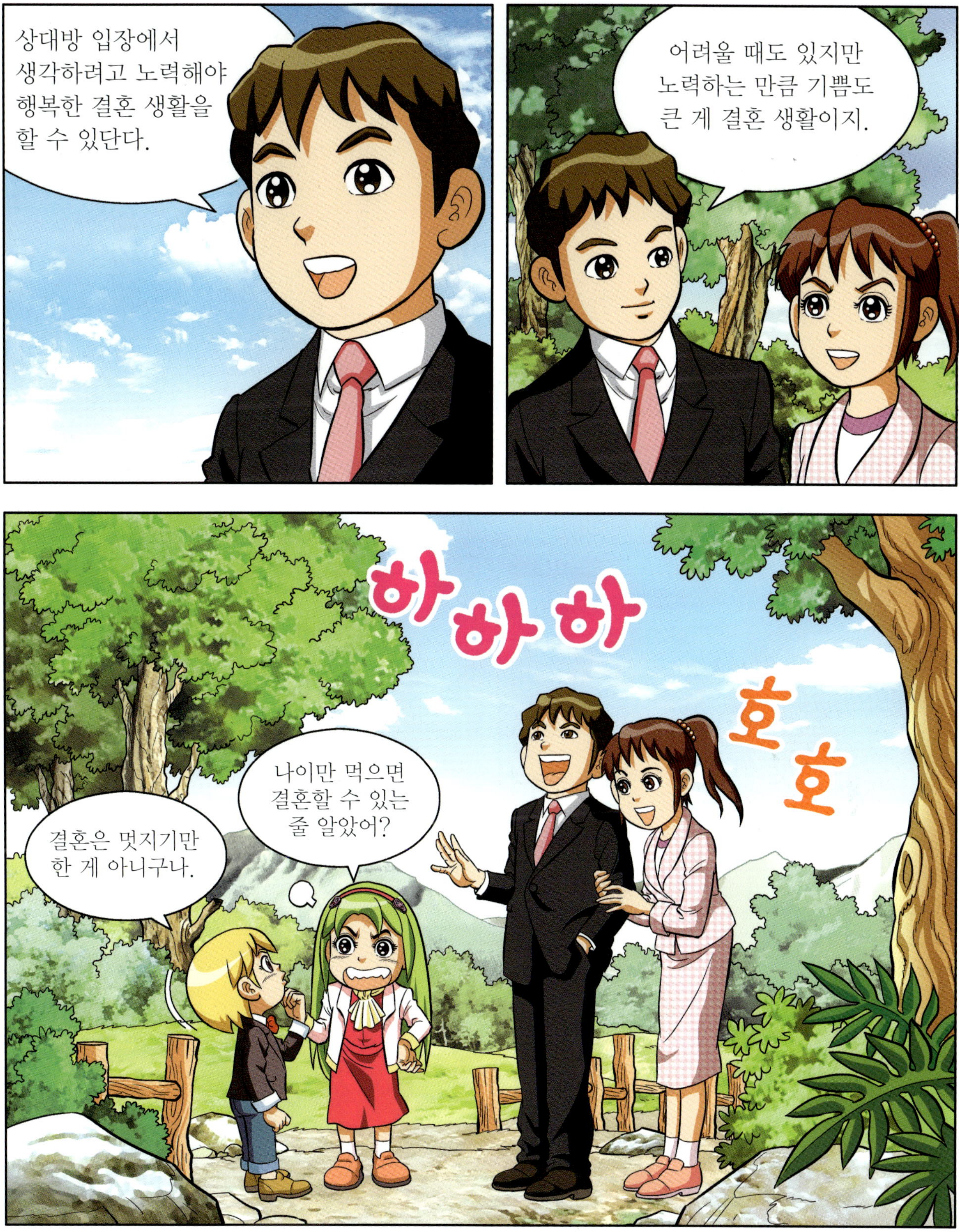

1장 **행복한 결혼**

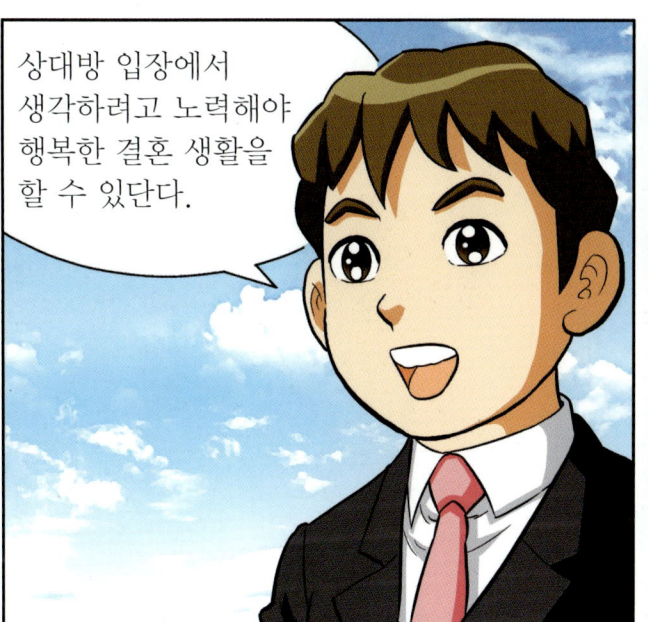

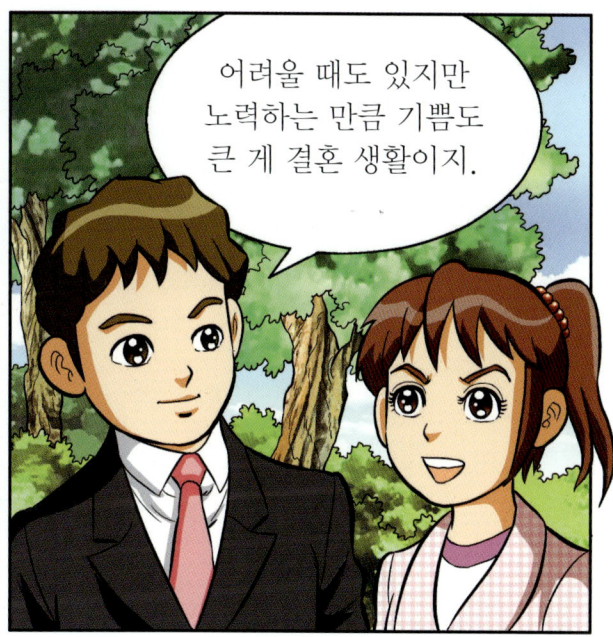

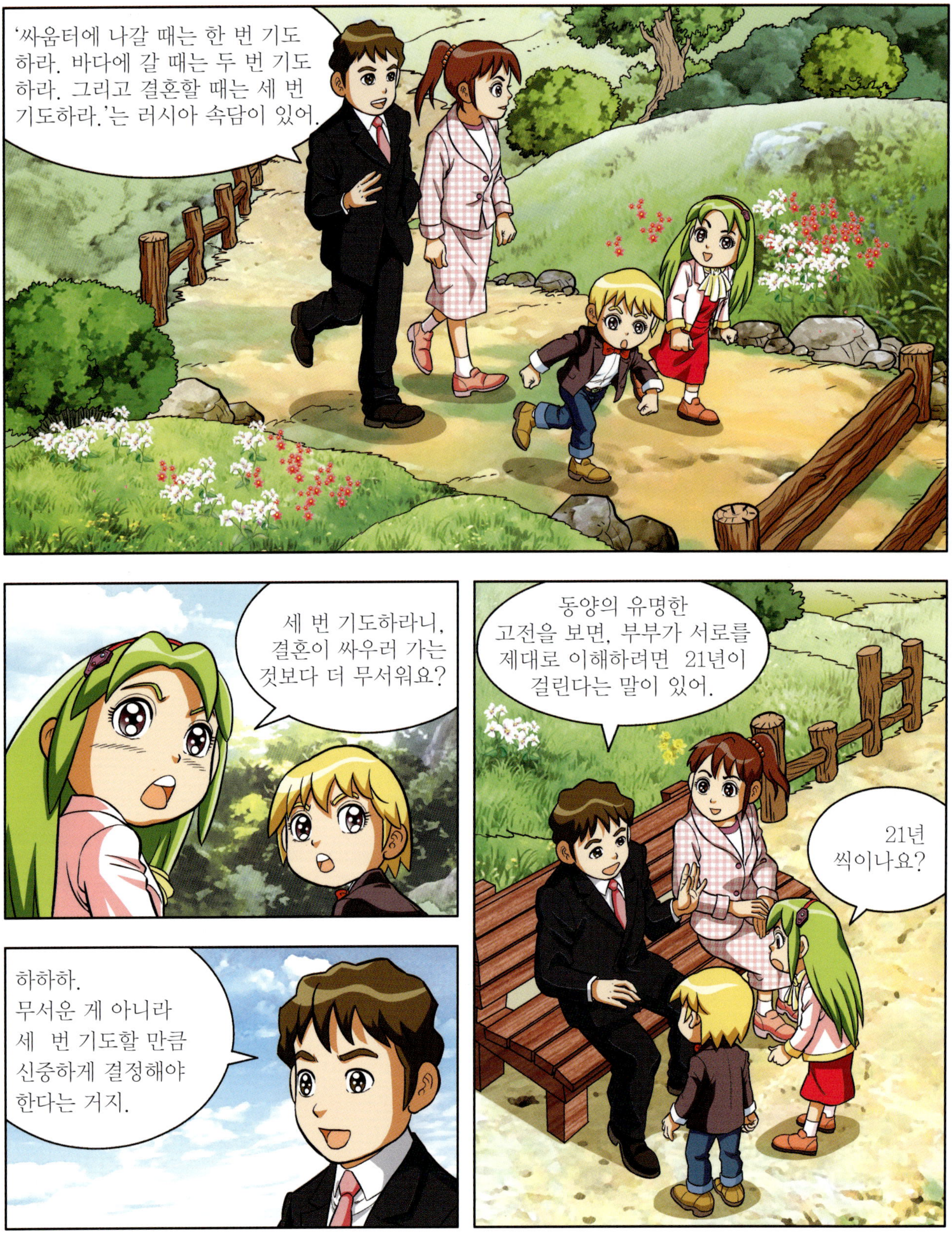

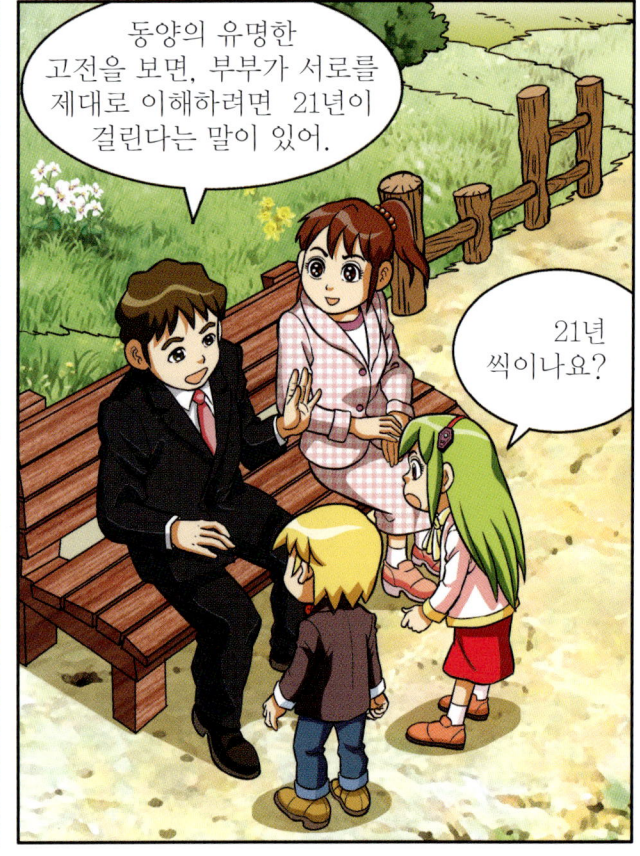

'싸움터에 나갈 때는 한 번 기도하라. 바다에 갈 때는 두 번 기도하라. 그리고 결혼할 때는 세 번 기도하라.'는 러시아 속담이 있어.

세 번 기도하라니, 결혼이 싸우러 가는 것보다 더 무서워요?

동양의 유명한 고전을 보면, 부부가 서로를 제대로 이해하려면 21년이 걸린다는 말이 있어.

21년 씩이나요?

하하하. 무서운 게 아니라 세 번 기도할 만큼 신중하게 결정해야 한다는 거지.

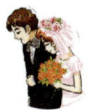

1장 행복한 결혼

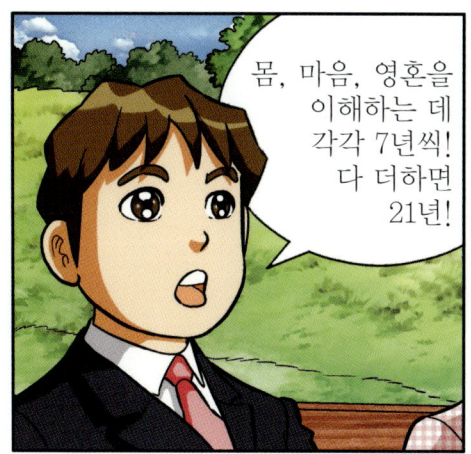
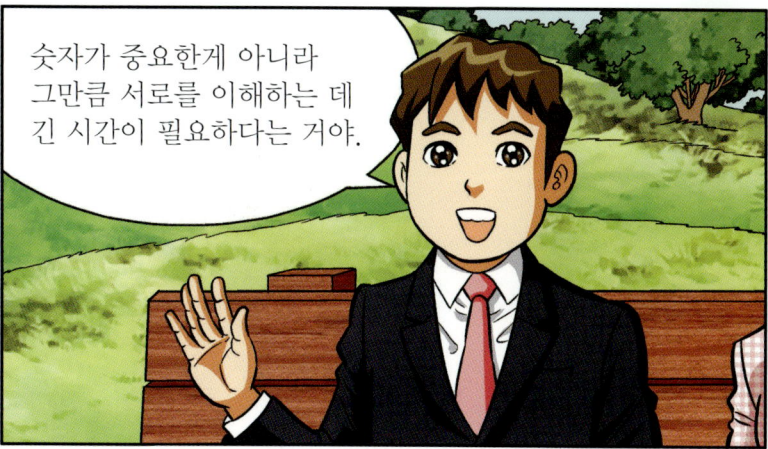
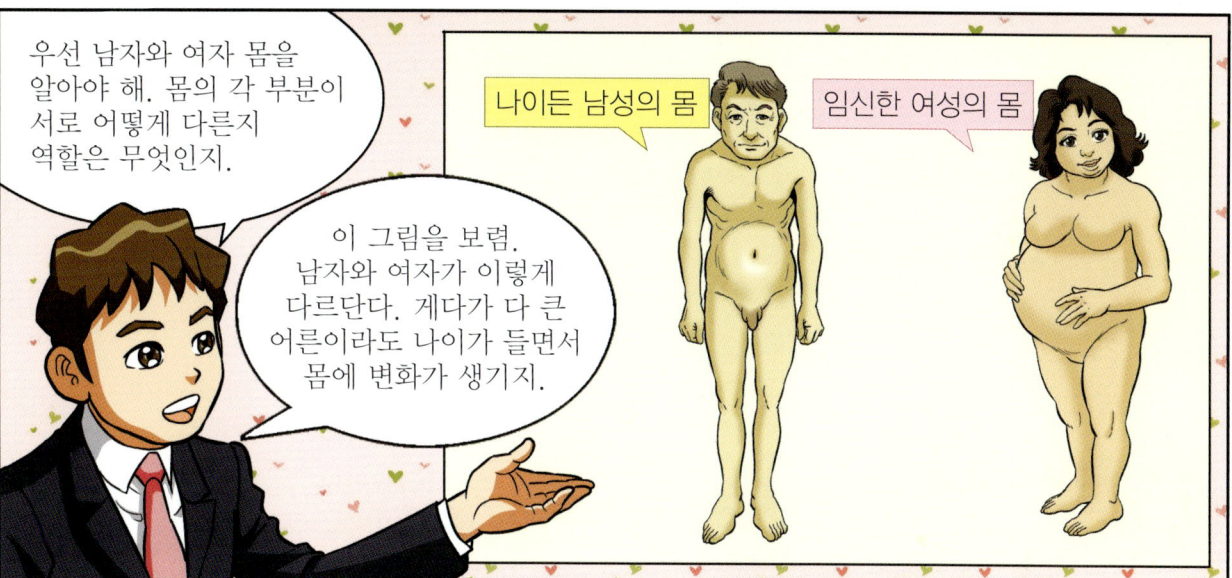
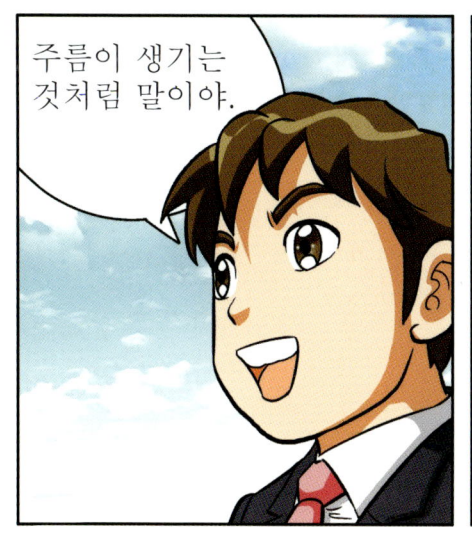
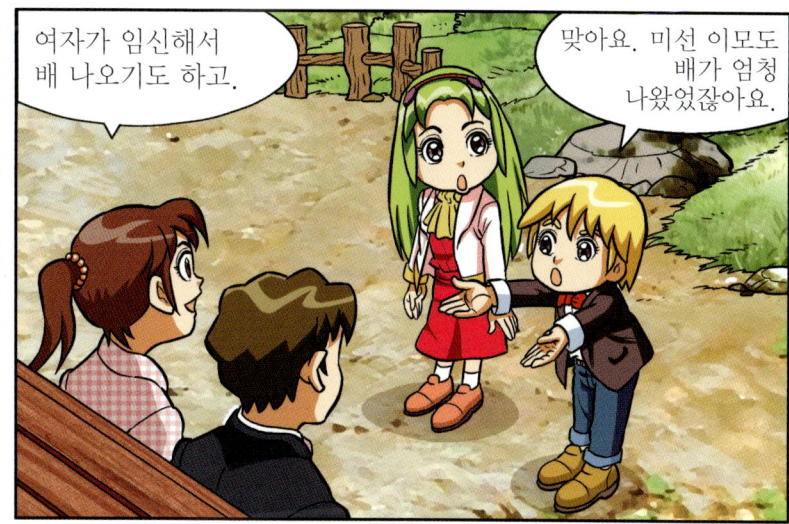

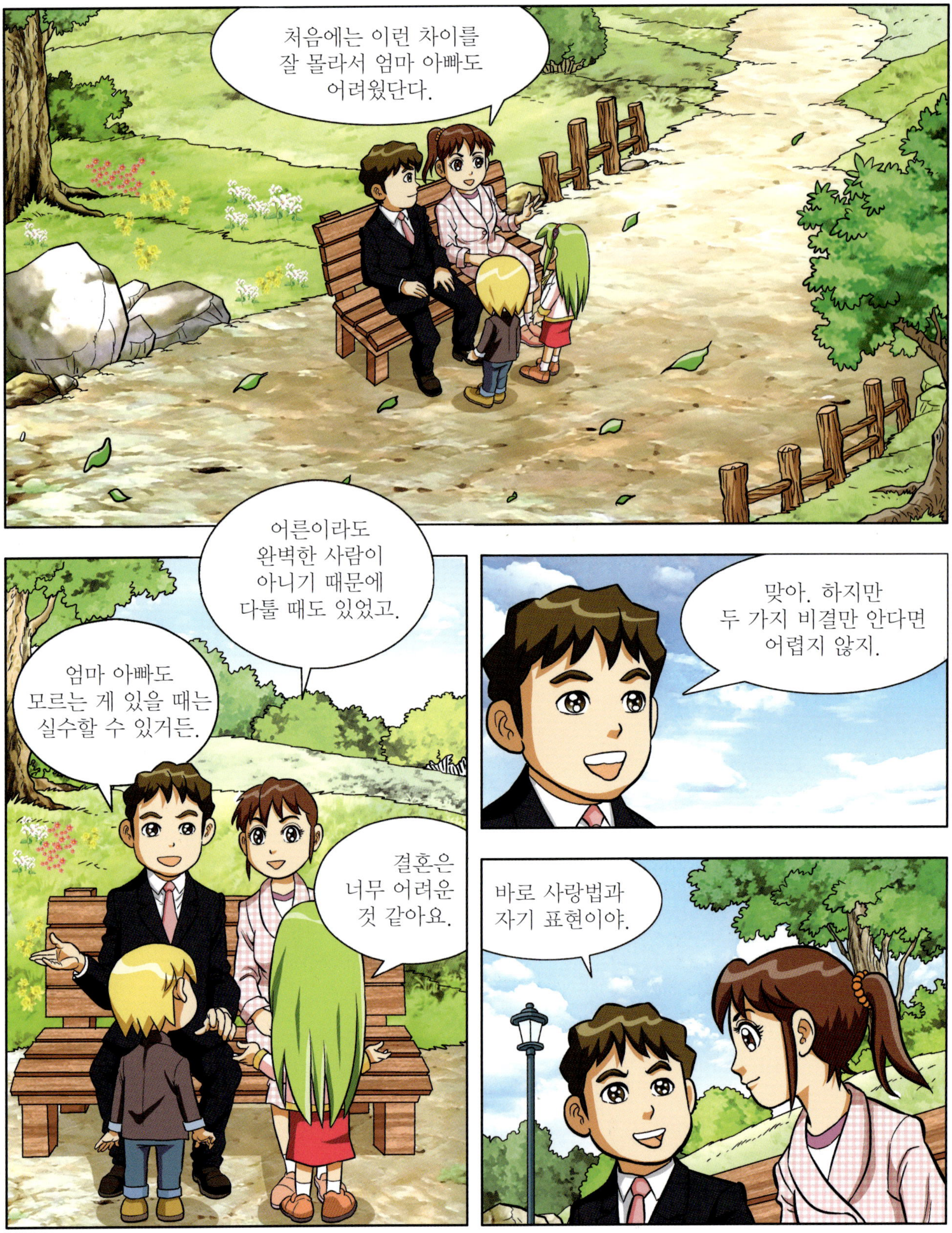

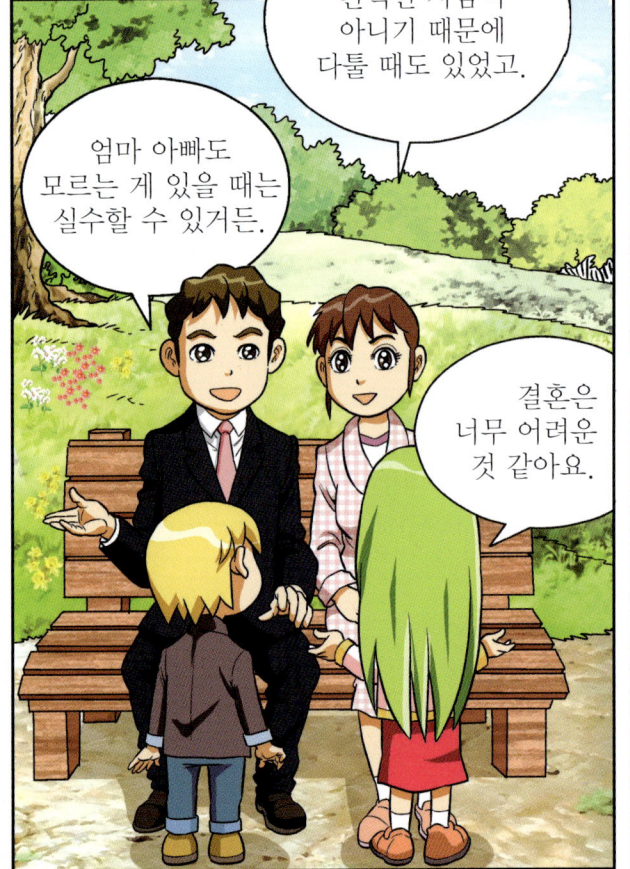
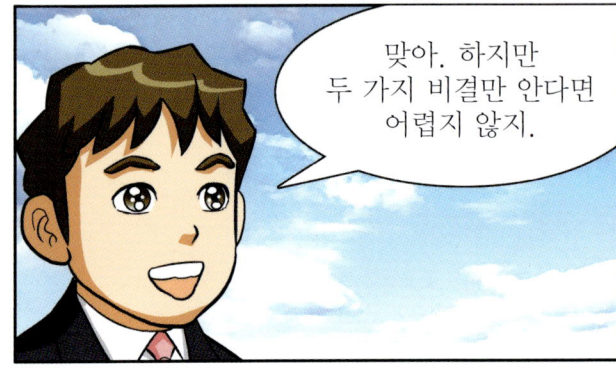
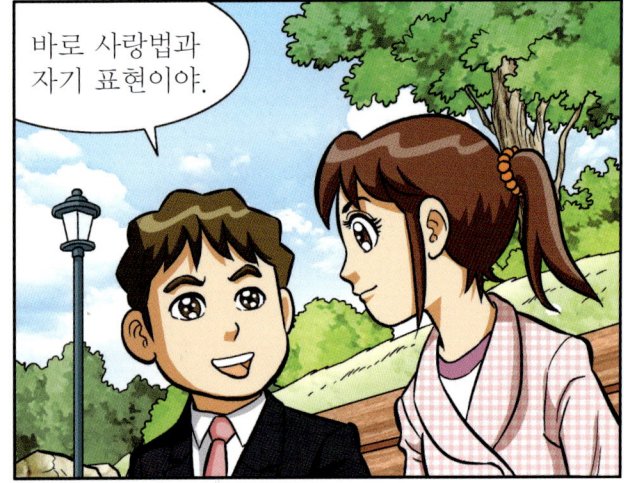

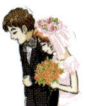

1장 **행복한 결혼**

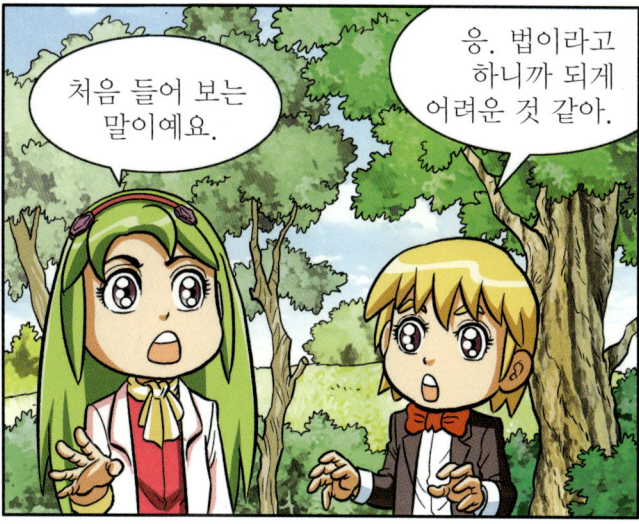

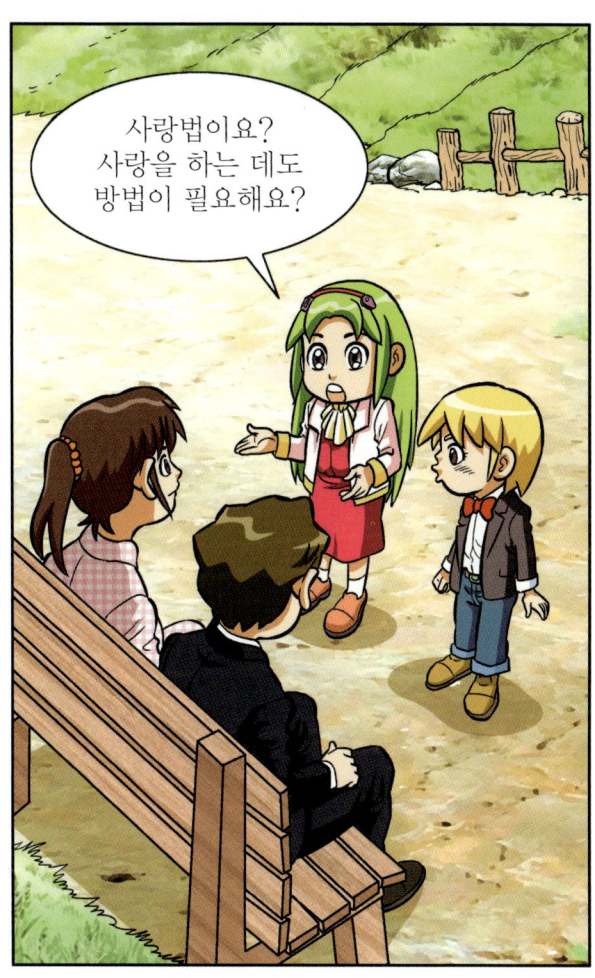

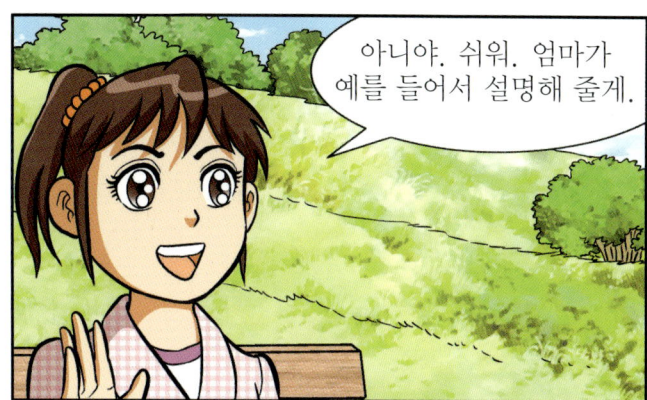

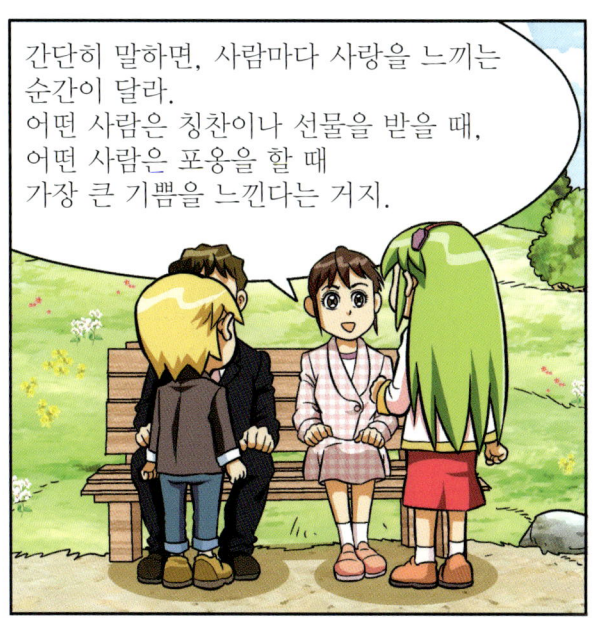

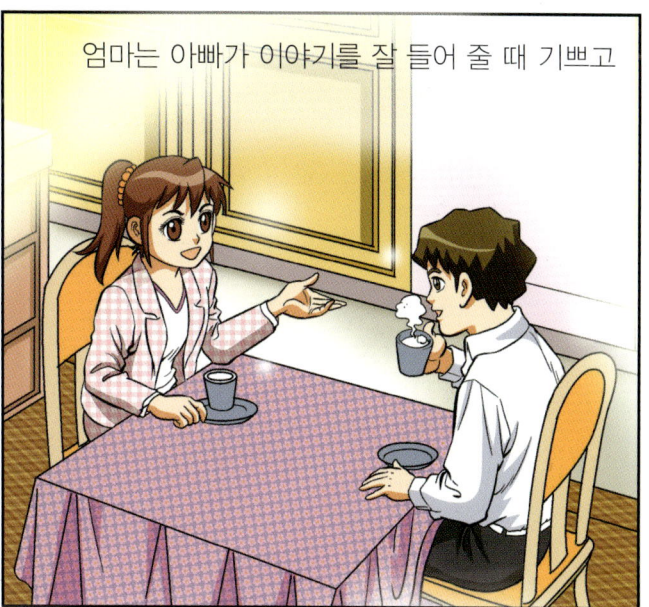

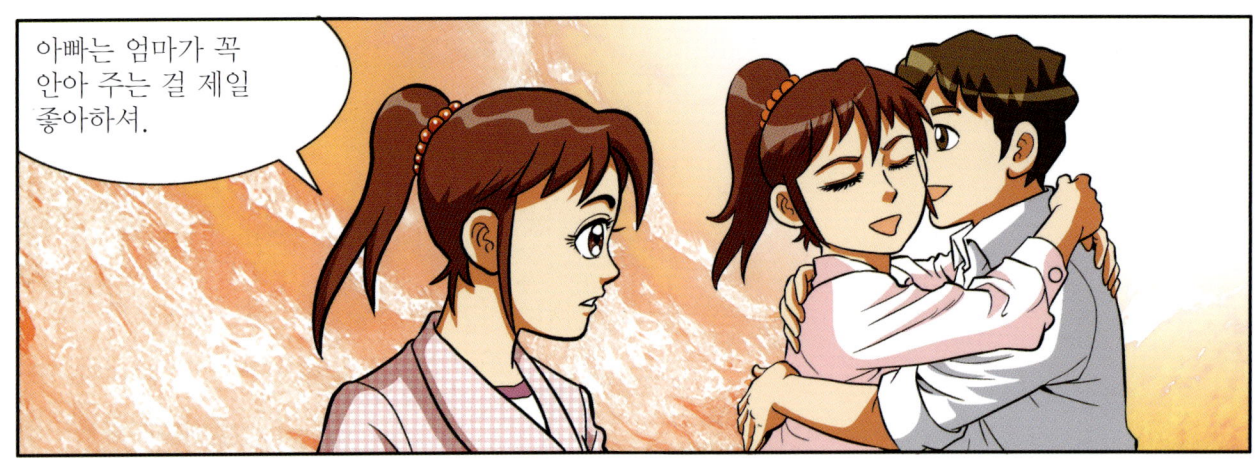

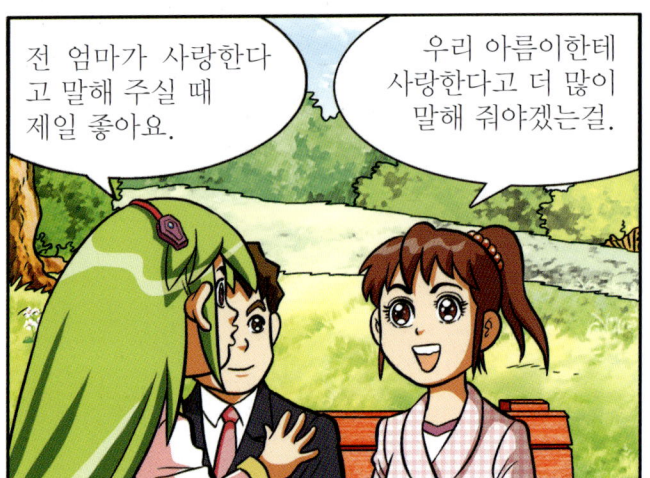
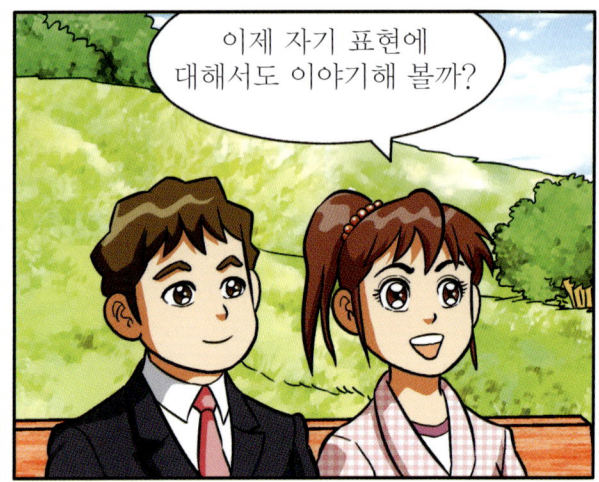

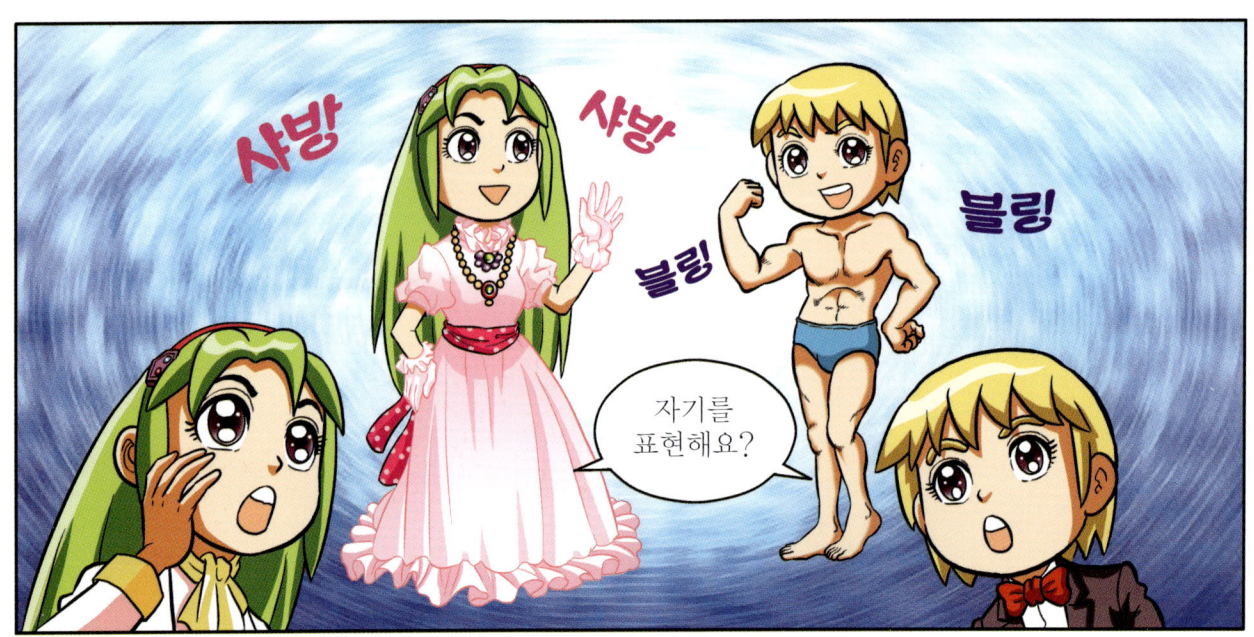

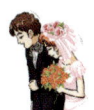

1장 **행복한 결혼**

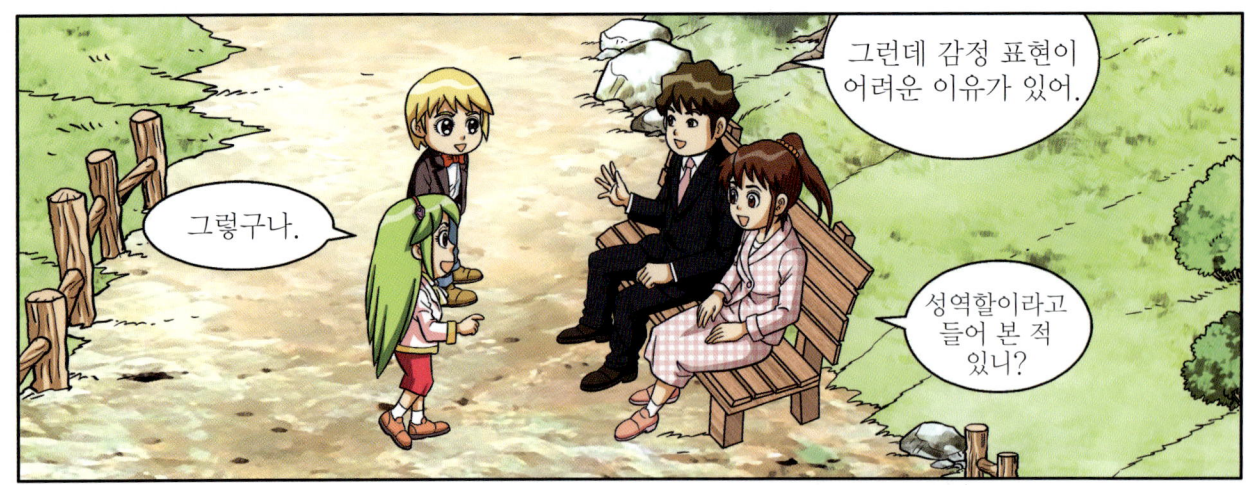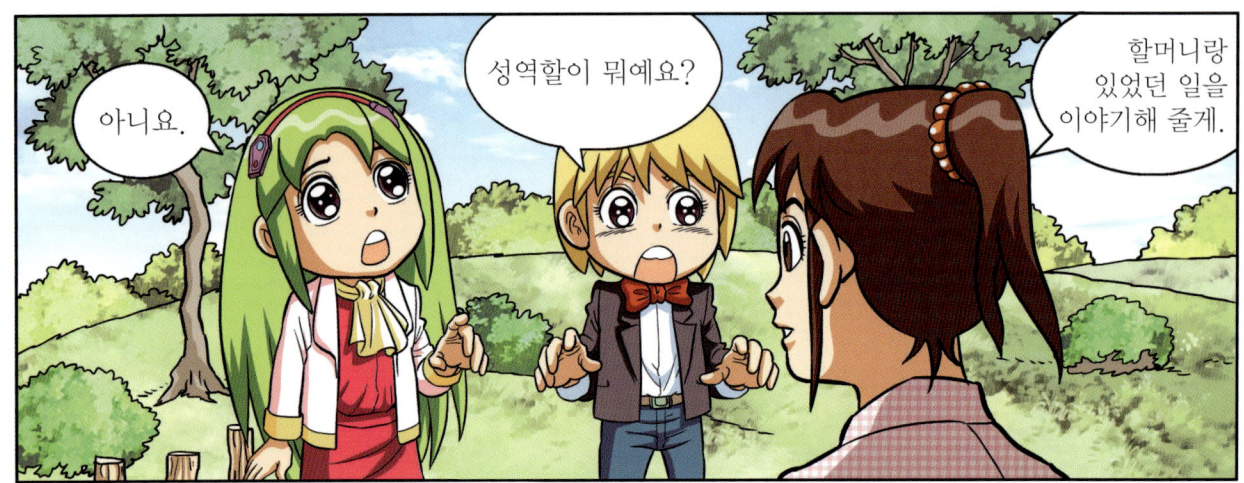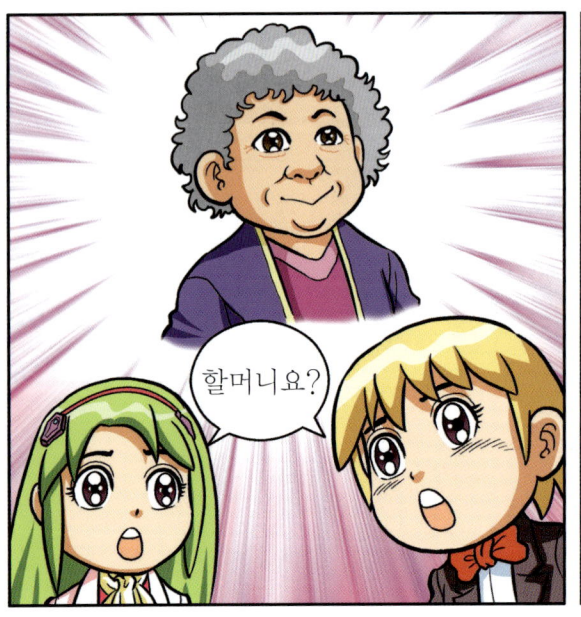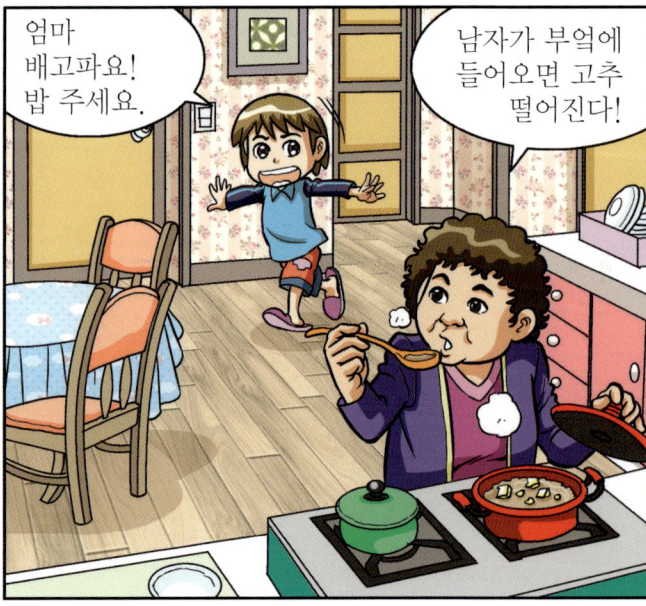

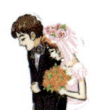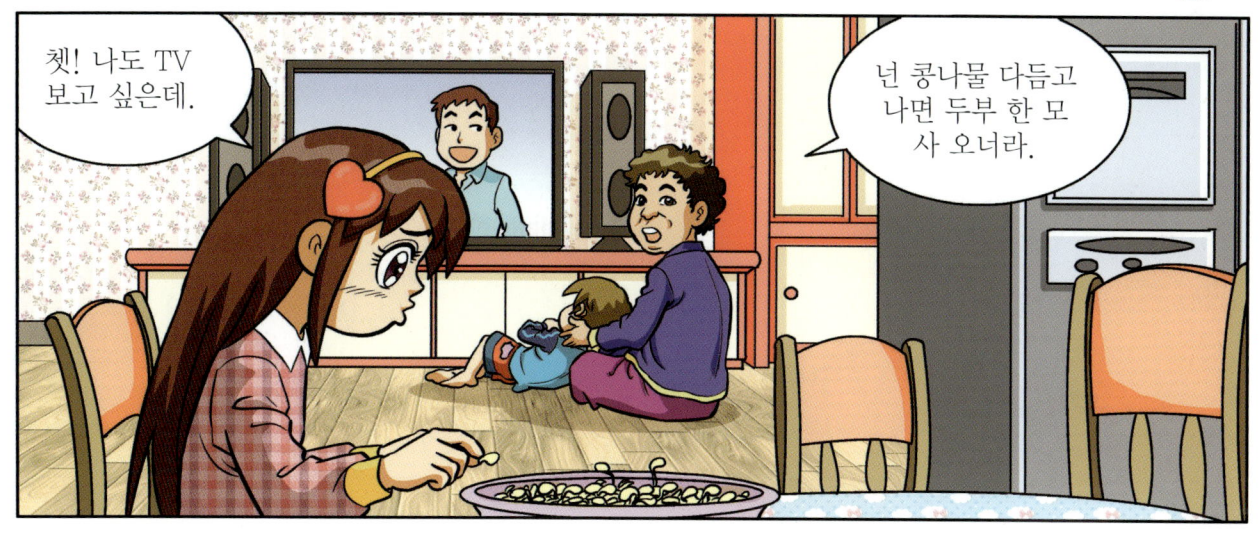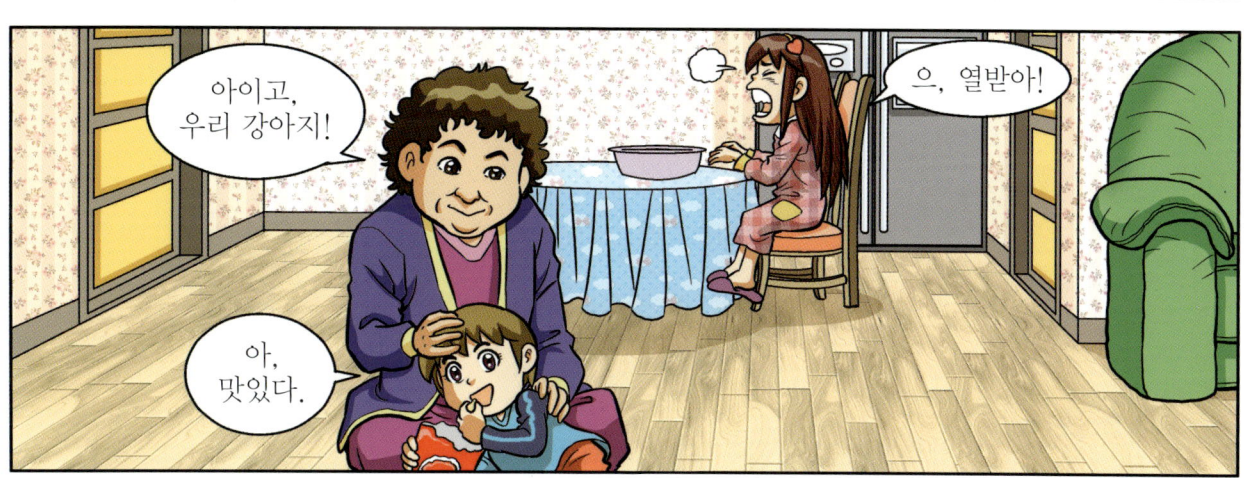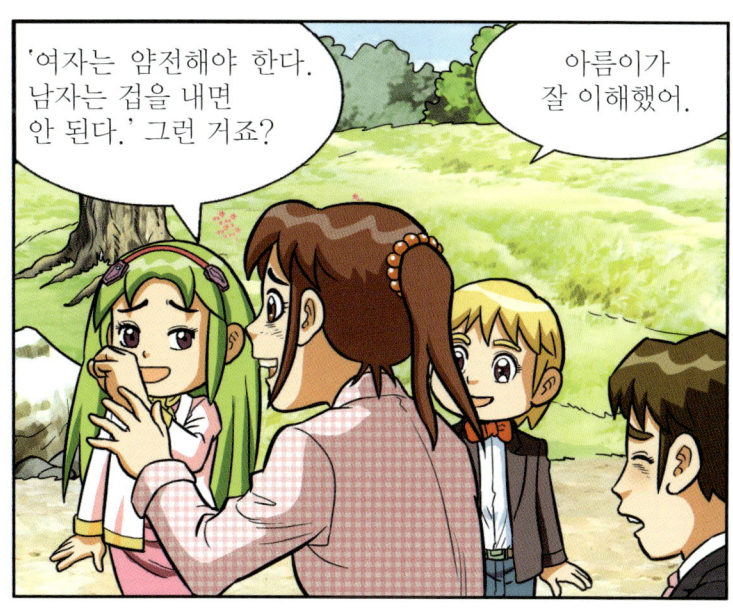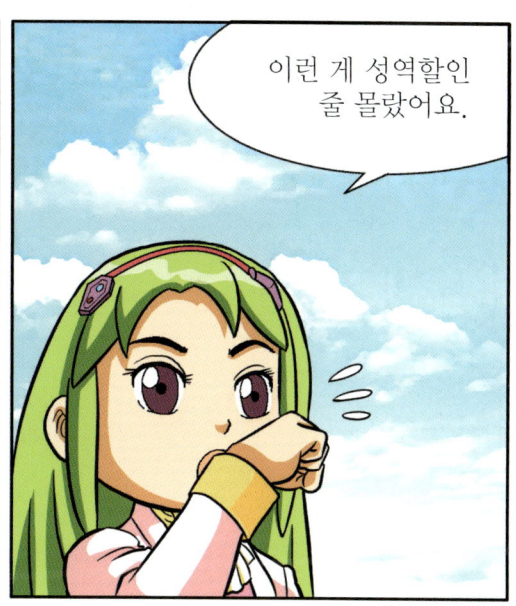

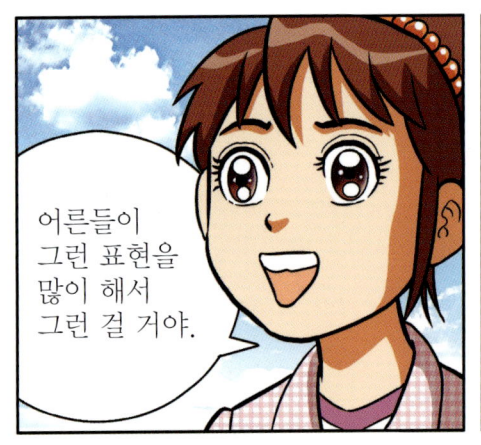
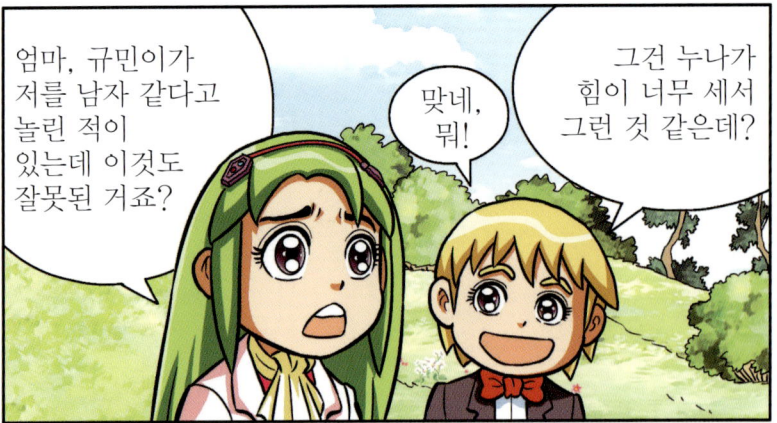
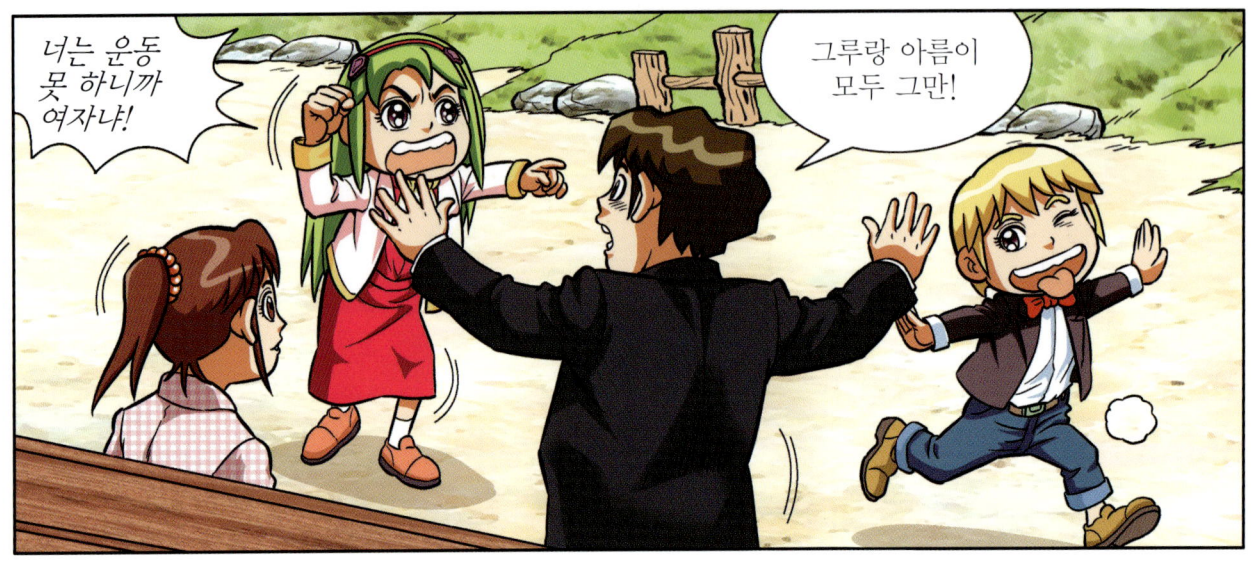
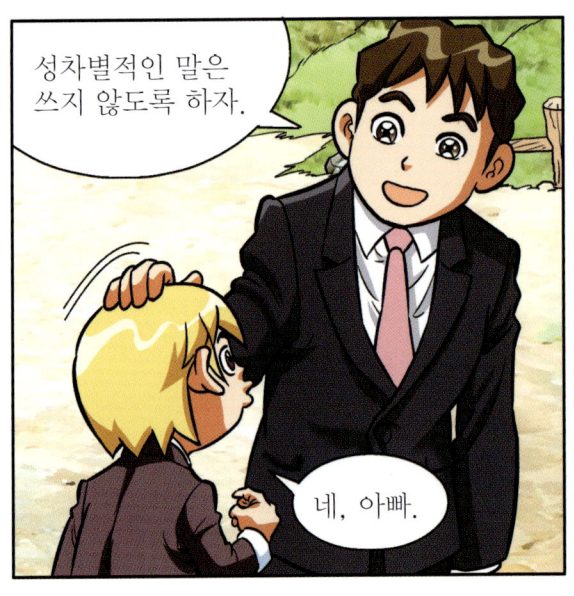
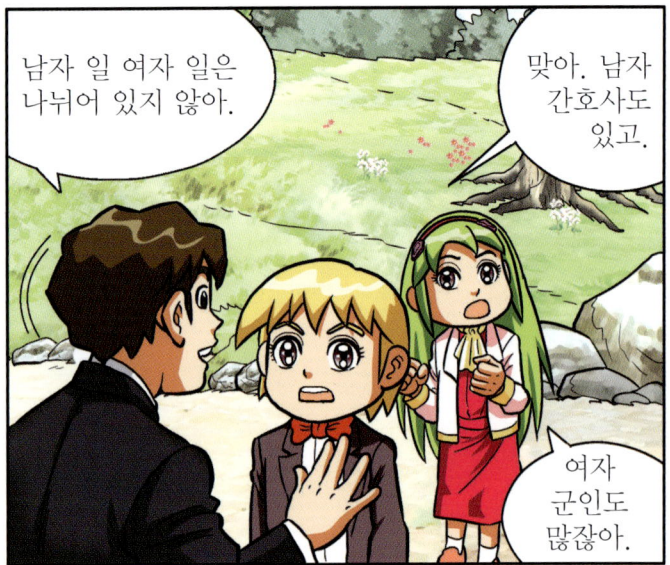

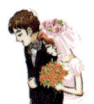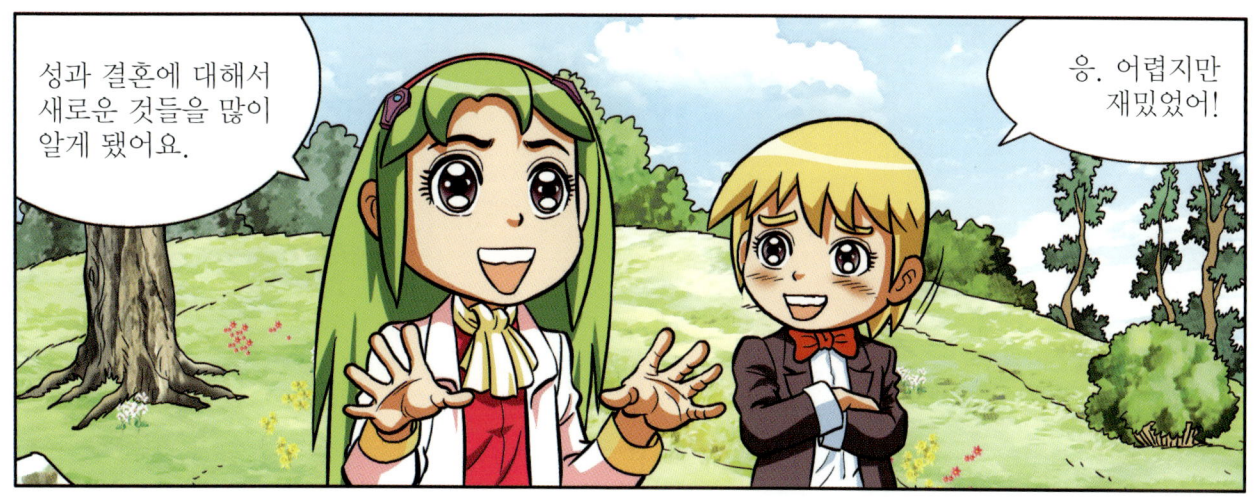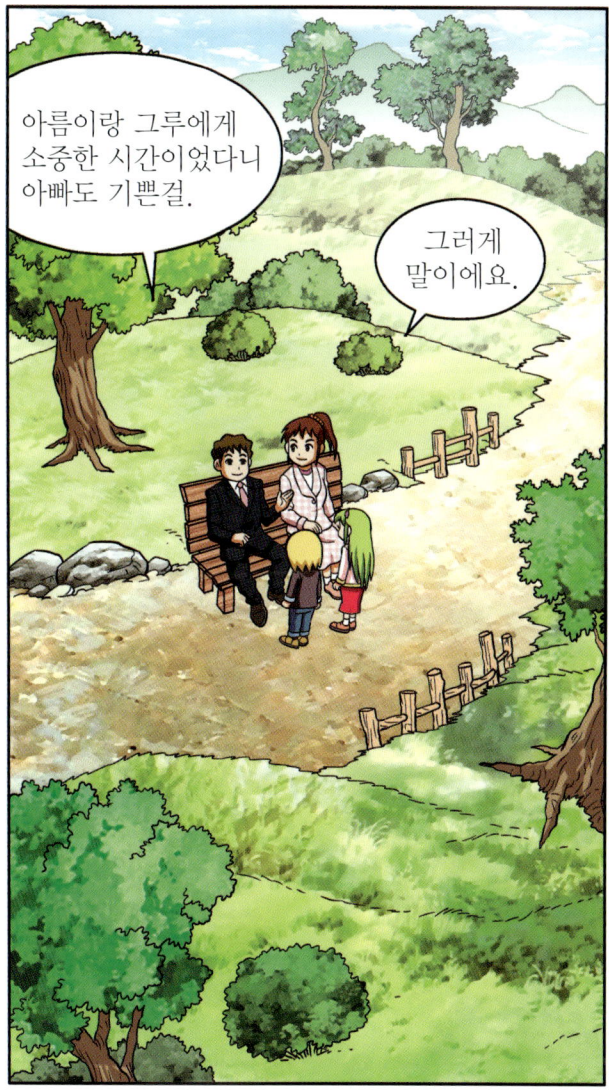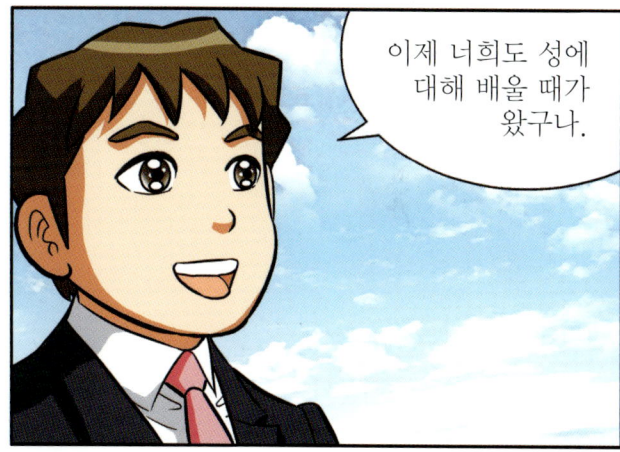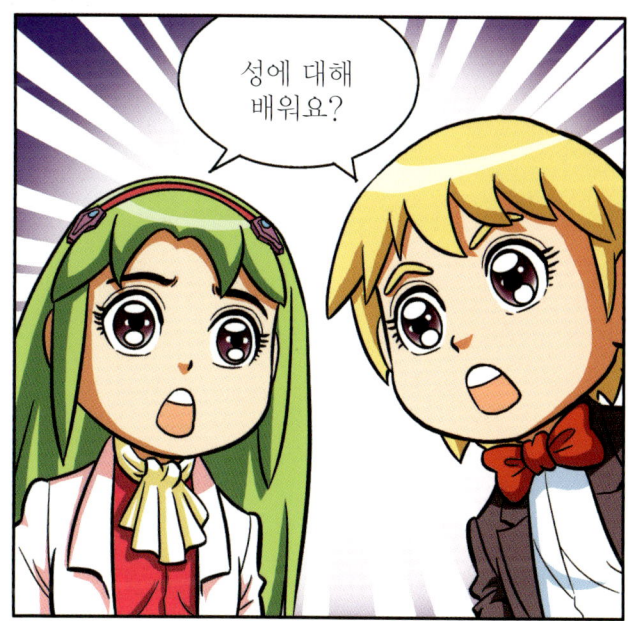

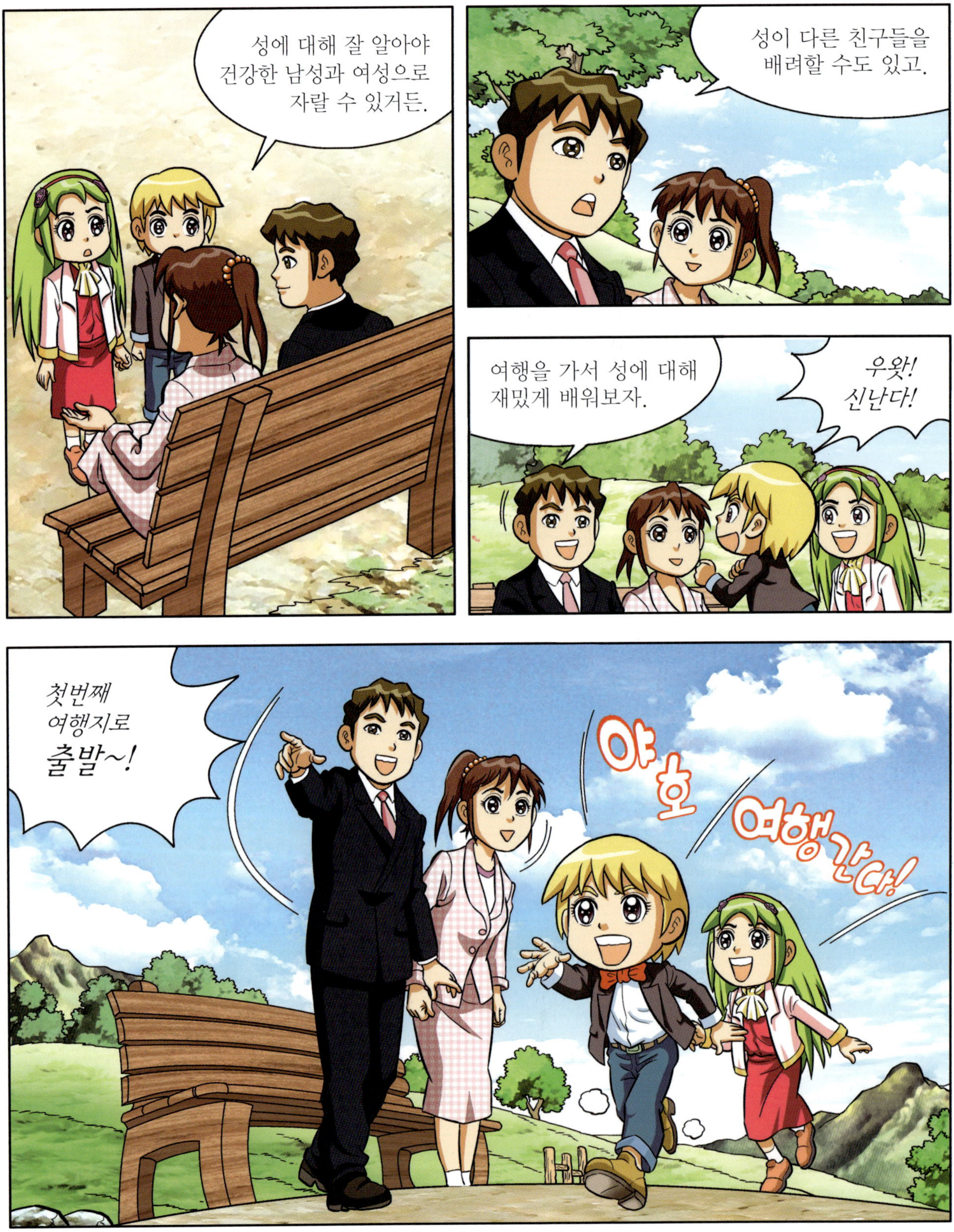

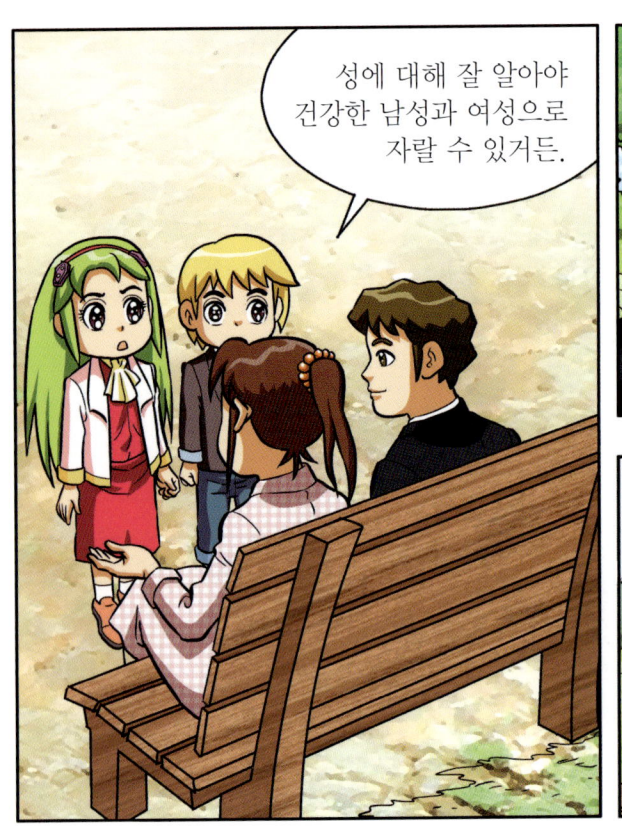
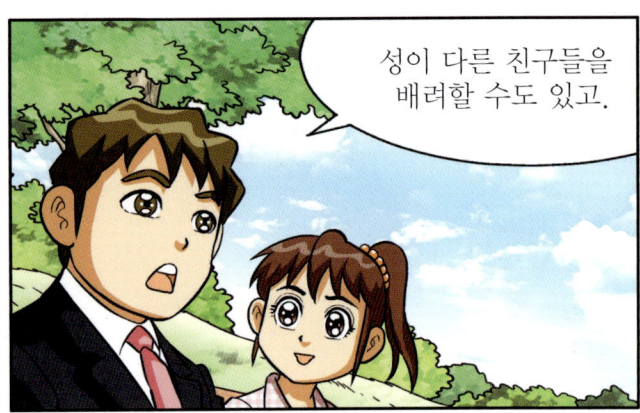
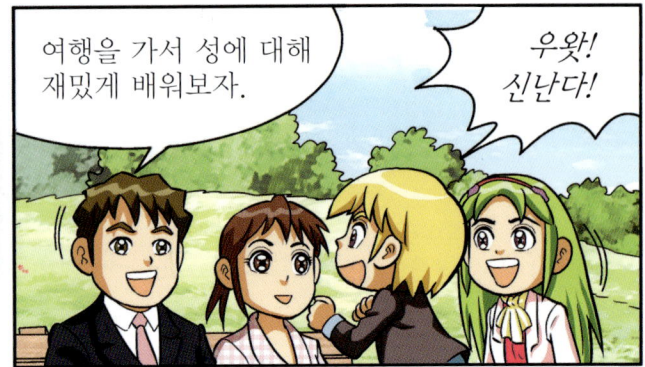

한복을 입는 결혼식도 있나요?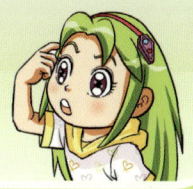

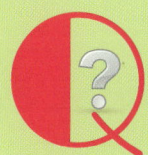 신부가 하얀 웨딩드레스 말고 한복을 입는 결혼식도 있던데, 그건 뭐예요?

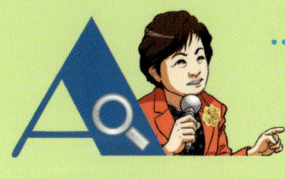 우리나라 전통 혼례를 보았군요. 요즘은 결혼식하면 웨딩드레스나 턱시도를 입는 모습을 떠올리지만 우리나라 전통 혼례에서는 한복을 입습니다. 요즘에도 전통 혼례를 올리는 사람들이 있어요.
전통 혼례에는 결혼 허락을 받는 것부터, 결혼식 후에 부모님께 인사를 드리기까지 모든 과정까지 포함되어 있답니다. 부모님과 친척들에게 감사의 마음으로 선물을 드리는 것도 중요한 순서입니다. 결혼을 중요하게 여긴 조상들의 생각과 정성이 모든 순서에 담겨 있죠.
이번 기회에 전통 혼례에 대해 알아 두면 좋겠어요.
이를 테면 전통 혼례에서는 나무로 만든 기러기 한 쌍이 중요한 역할을 해요. 기러기는 암컷과 수컷의 사이가 좋은 새랍니다. 처음 이룬 짝을 죽을 때까지 사랑하는 걸로도 유명하지요. '짝 잃은 기러기 같다', '외기러기 짝사랑'이라는 말이 있을 정도예요. 그래서 전통 혼례에는 서로 깊이 사랑하라는 뜻으로 신랑이 신부에게 나무 기러기 한 쌍을 건네는 과정이 있습니다.
이것 말고도 전통 혼례에 대한 재미있는 이야기들을 찾아보세요!

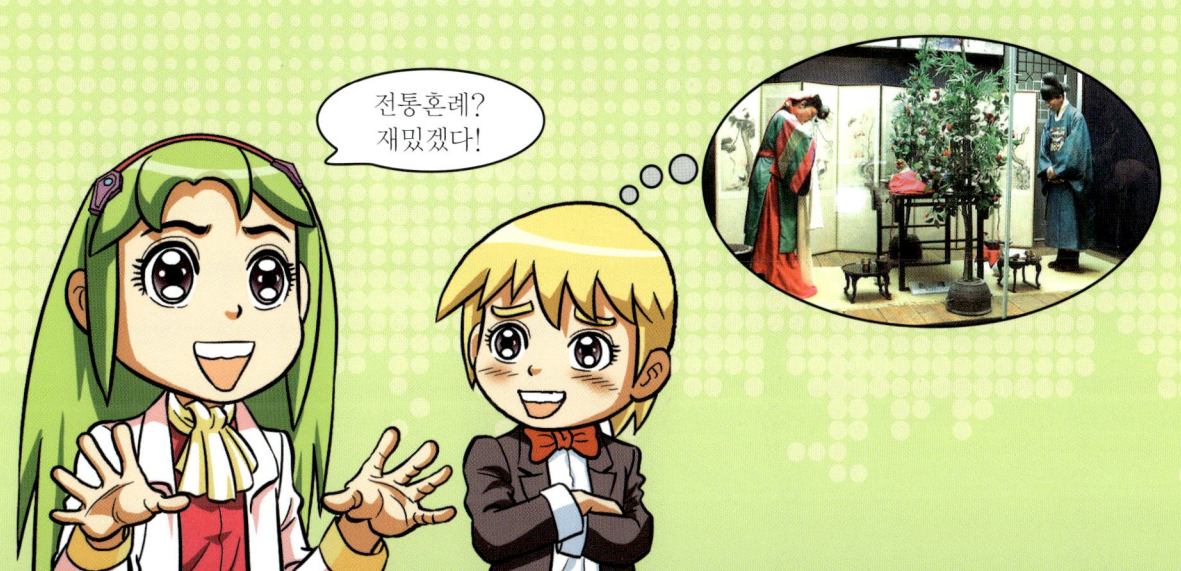

남자끼리 결혼 할 수 있나요?

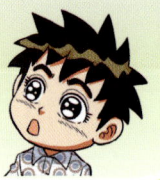

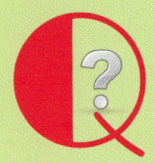 결혼은 보통 남자랑 여자랑 하는 거 아닌가요?
동성끼리도 결혼할 수 있나요?

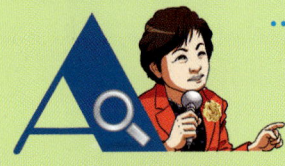 동성끼리도 결혼을 해요. 고대 그리스나 로마 시대의 책에 동성 결혼에 대한 내용이 나와 있는 걸 보면 역사적으로도 오래됐죠. 네로 황제는 공식적으로 동성과 결혼한 최초의 로마황제로 알려져 있고요.

한국에서는 2013년 처음으로 동성 커플이 공개 결혼을 하면서 화재가 됐답니다. 하지만 법률상 인정받지는 못했어요. 부부가 되어도 법적인 혜택을 받거나, 가족 관계 증명서에 부부로 표기되지 않죠. 아이를 입양할 수도 없고요.

그러나 법률상 동성 결혼을 인정하는 나라들도 있어요. 2001년 네덜란드를 시작으로 벨기에, 스페인, 캐나다, 남아프리카 공화국, 노르웨이가 동성 결혼을 받아들였어요. 2015년 2월까지 전 세계 242개국 중 약 18개국에서 동성 결혼을 법률로 인정하고, 핀란드는 2017년부터 동성결혼 법을 시작할 계획이래요.

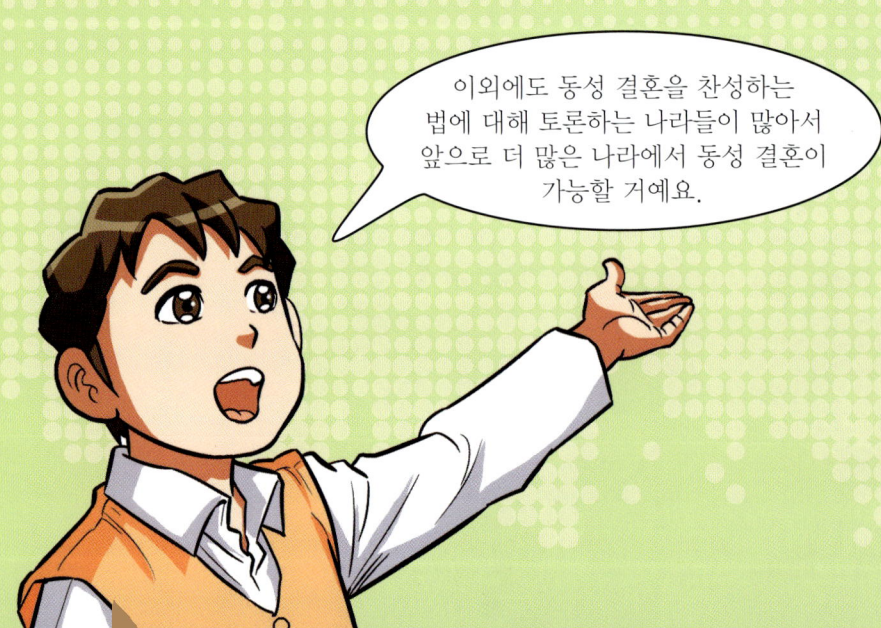

이외에도 동성 결혼을 찬성하는 법에 대해 토론하는 나라들이 많아서 앞으로 더 많은 나라에서 동성 결혼이 가능할 거예요.

제가 여성스럽지 못하다고요?

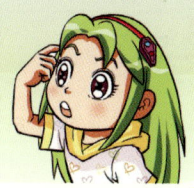

Q 남자, 여자의 성 역할에 대한 고정관념이 무엇인지 궁금합니다. 어떤 것이 있는지 알려 주세요.

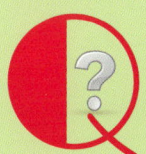

A 옛날에는 남자는 어릴 때부터 아프거나 무서워도 절대 울어서는 안 되며 씩씩해야 한다고 배웠고, 여자들은 얌전하고 다소곳해야 한다고 배웠습니다. 지금까지도 그렇게 생각하는 사람들이 많고요. 그래서 개인의 솔직한 감정을 잘 표현하지 않고 겉으로 강해 보이는 남자를 남자답다, 자기 의견을 내세우지 않고 얌전한 사람을 여자답다고 하는 사람들도 있습니다.

하지만 이렇게 고정된 성 역할은 여러 문제점을 안고 있습니다. 남자니까 씩씩하고 강해야 한다는 생각 때문에 슬프거나 속상하다고 말하기가 어려워요. 도와 달라고 말하기를 어려워하고요. 여자는 남자보다 약하기 때문에 여자한테 도움 받는 건 창피해하기도 하지요.

반면 여자는 성격이나 능력보다 외모로 평가하는 고정관념 때문에, 항상 예쁘고 싶은 마음, 싫다고 하지 못하는 습관이 생기죠. 성 역할에 대한 고정관념은 주변에서 흔히 찾을 수 있습니다. 여자처럼 말한다, 여자처럼 뛴다, 여자처럼 운다, 여자 같다는 말을 써 본 적이 있지요? 어떤 의미에서 써 왔나요, 혹시 부정적인 의미는 아니었나요?

이런 잘못된 고정관념은 똑똑한 우리가 깨 버리자고요!

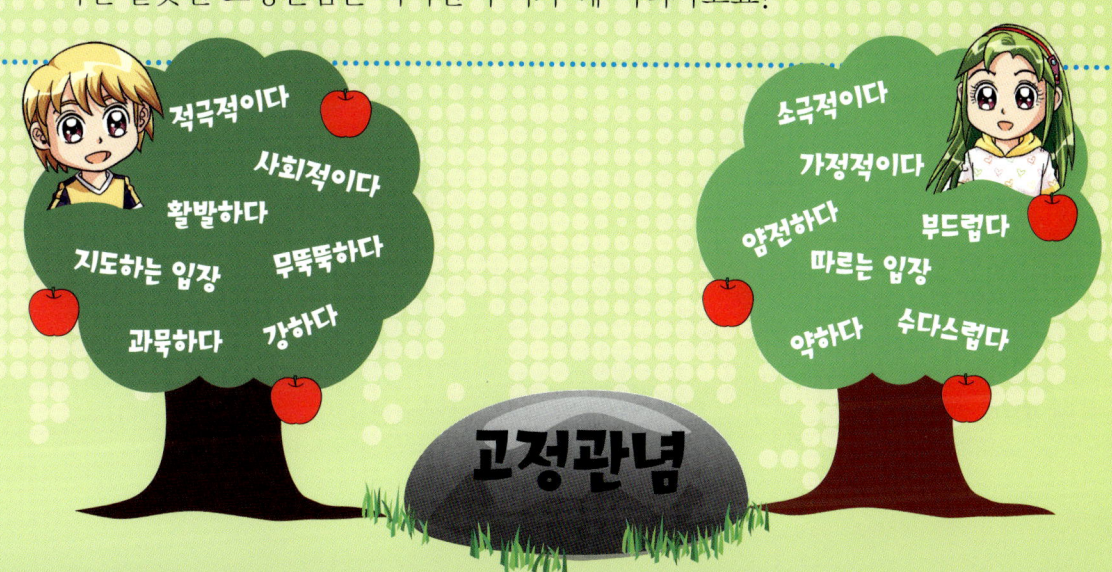

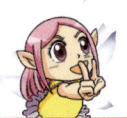

2장

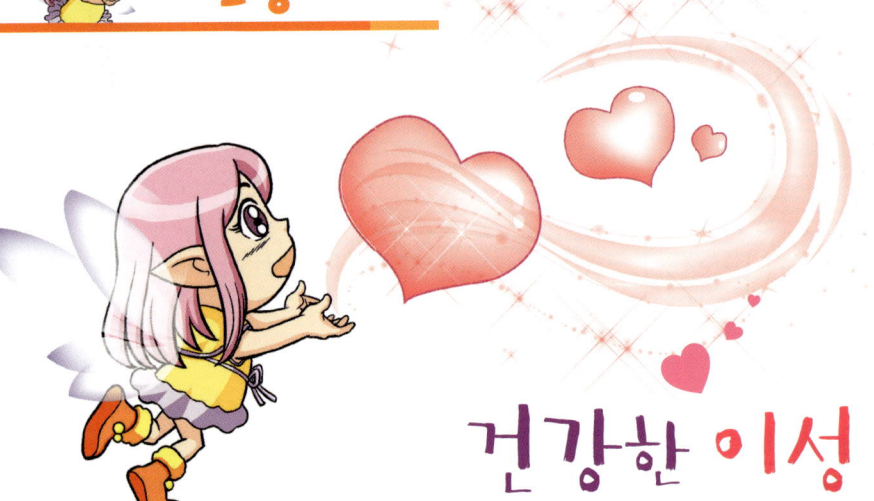

건강한 이성 교제란?

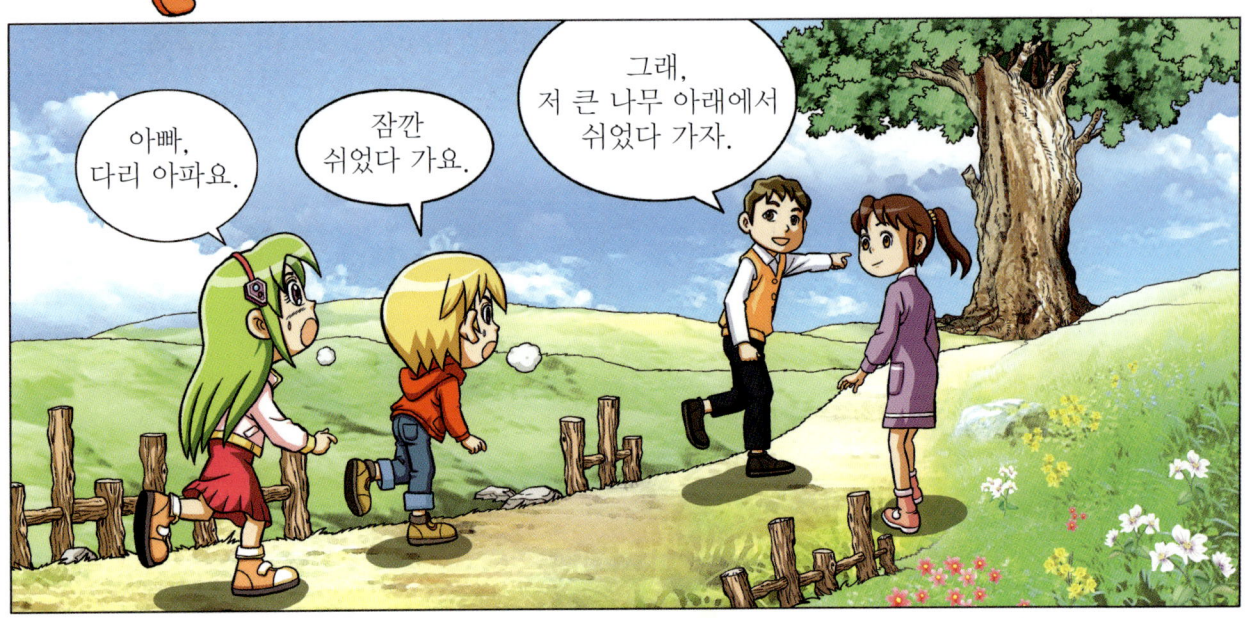

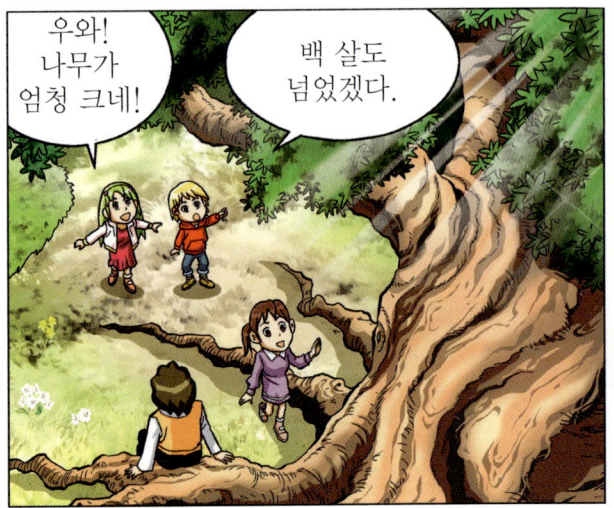

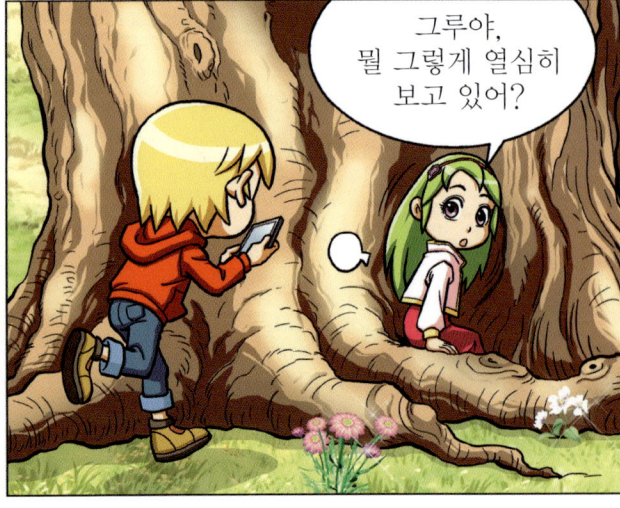

2장 건강한 이성 교제란?

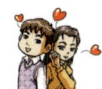
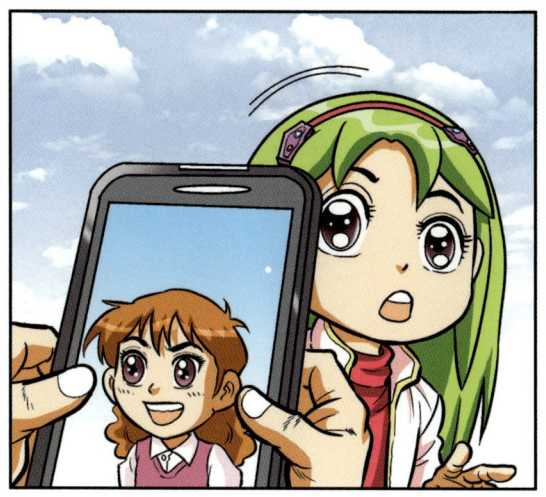
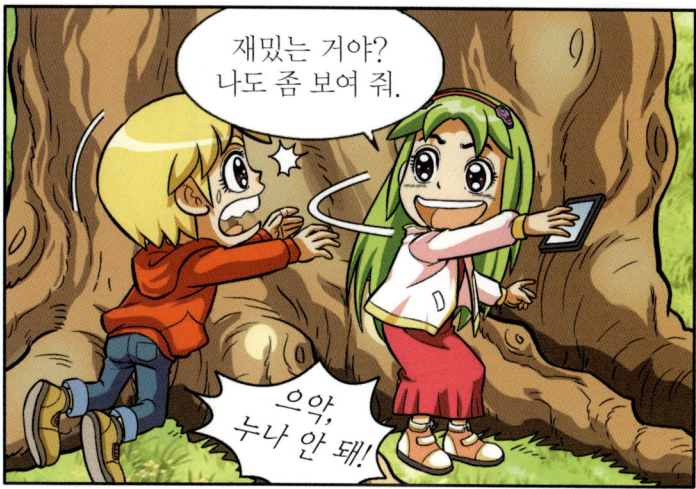
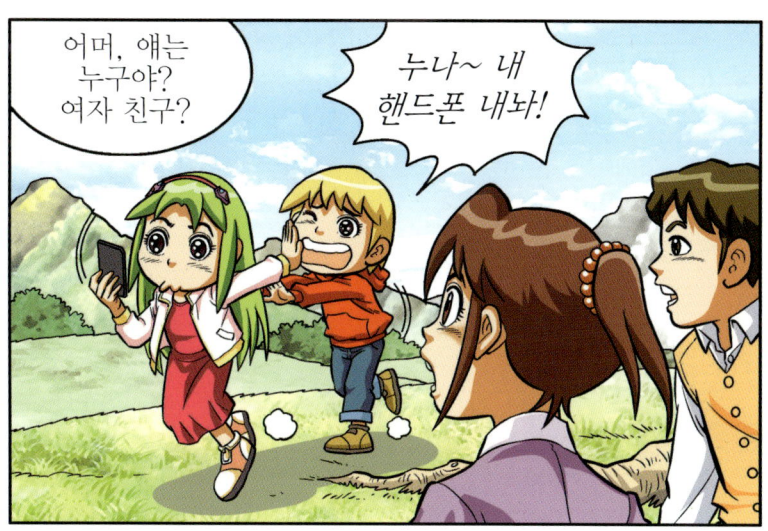
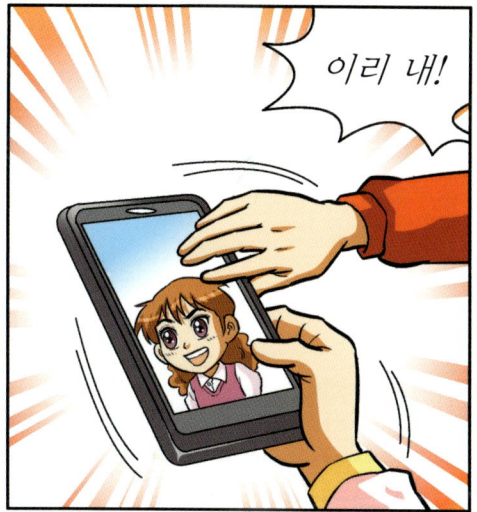
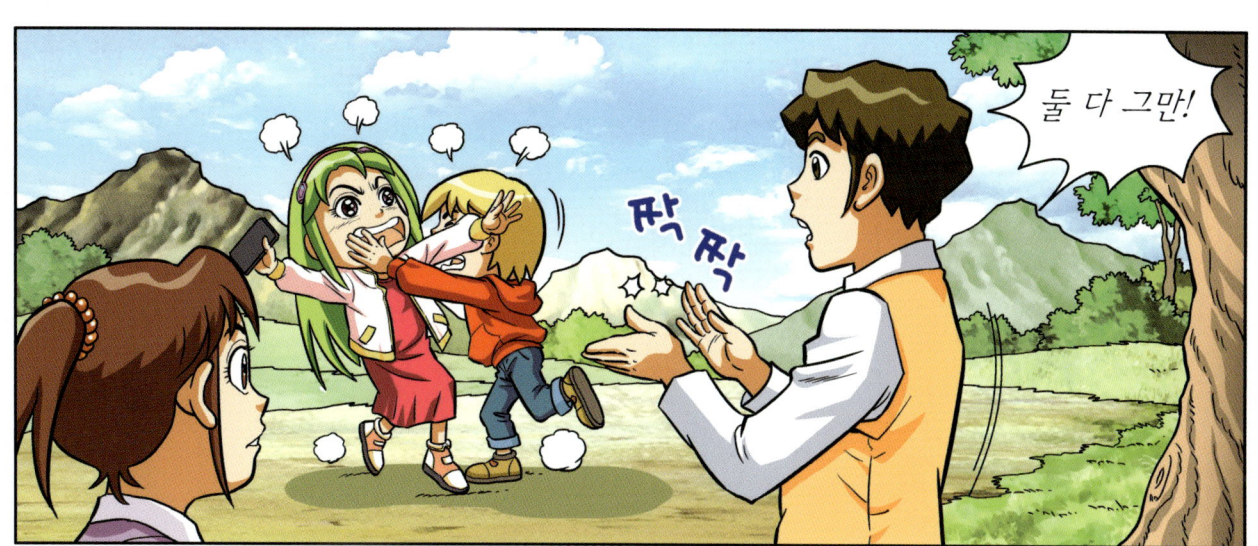

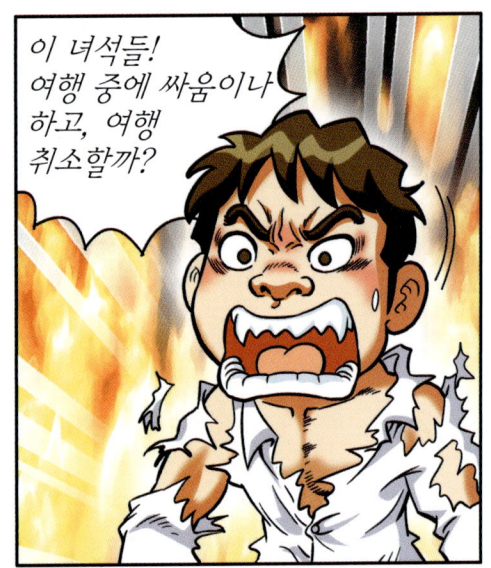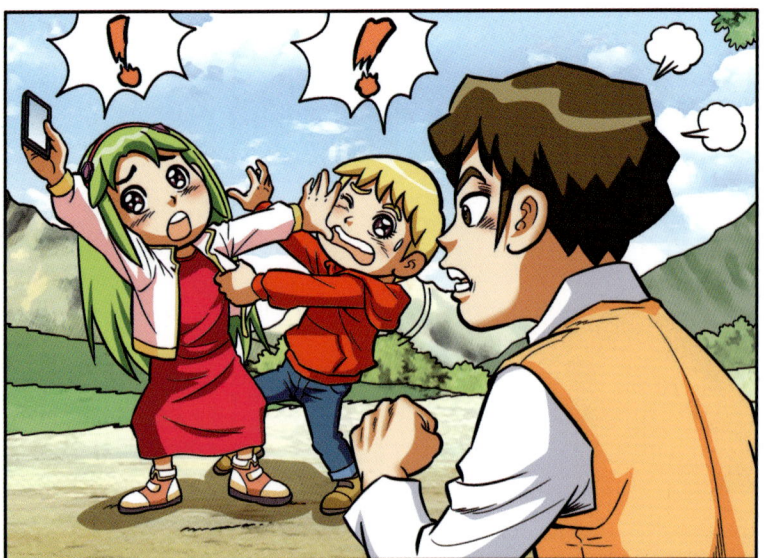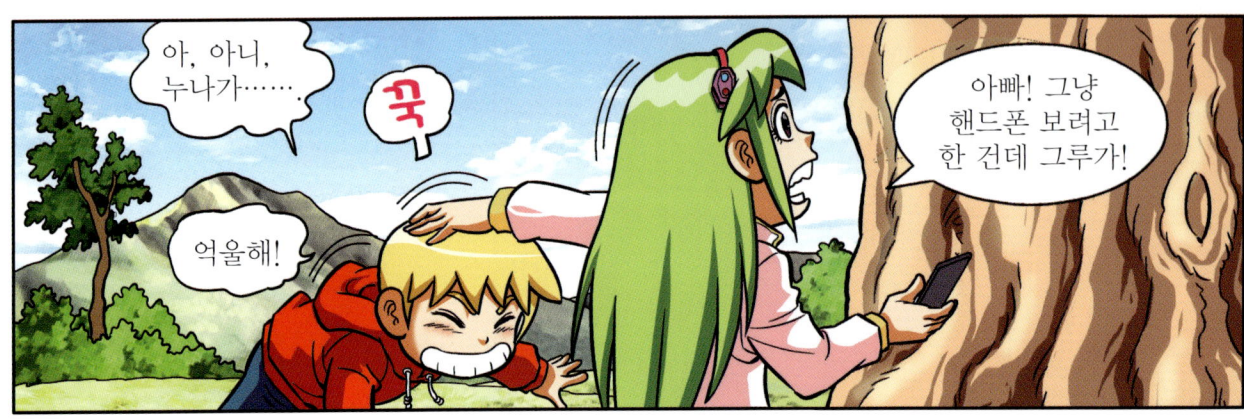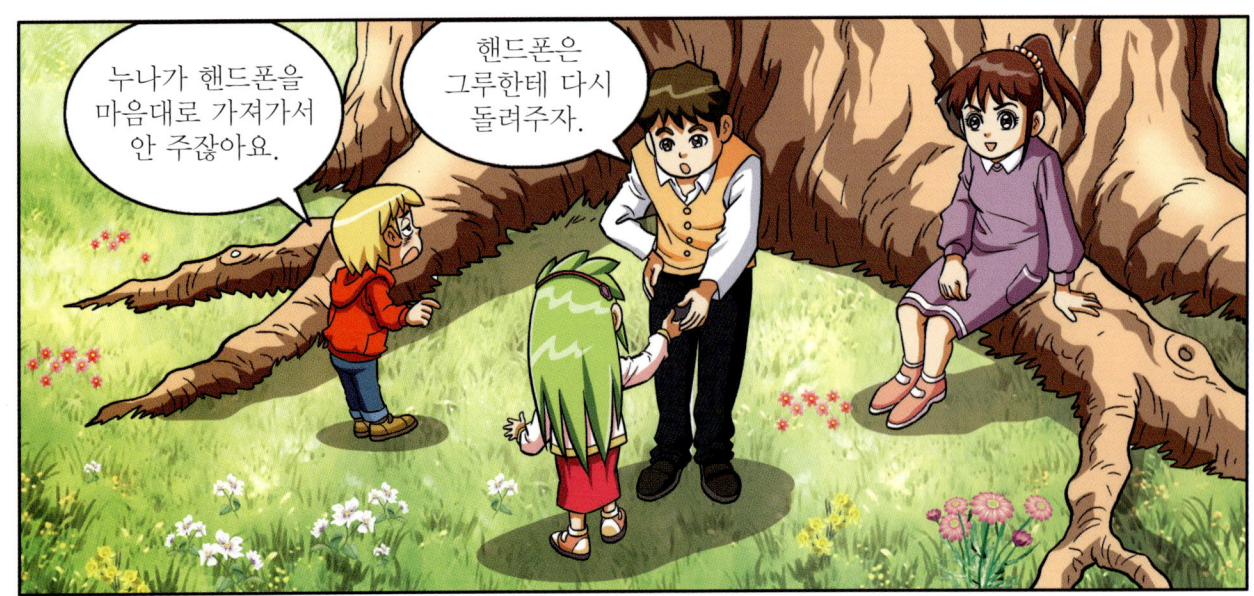

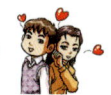

2장 **건강한 이성 교제란?**

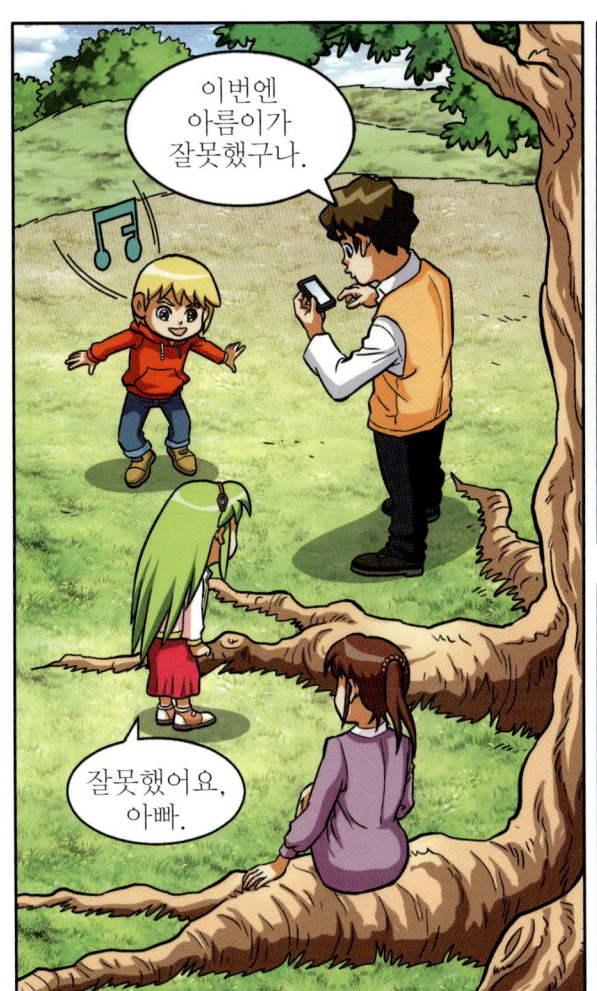
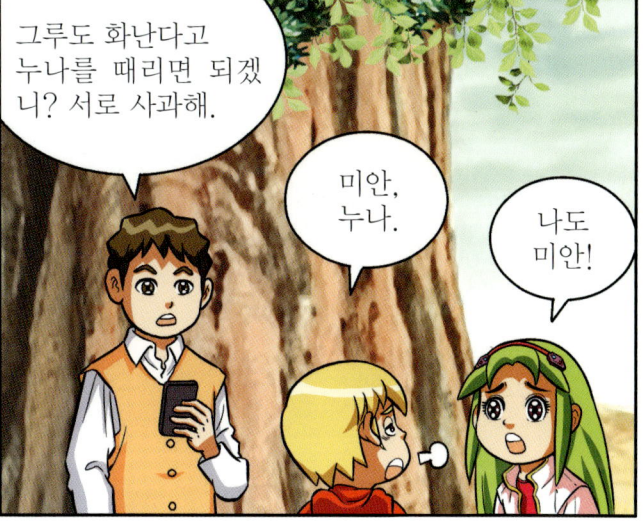
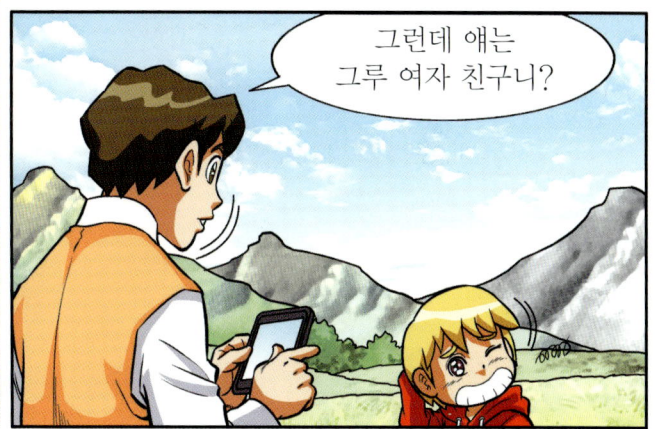
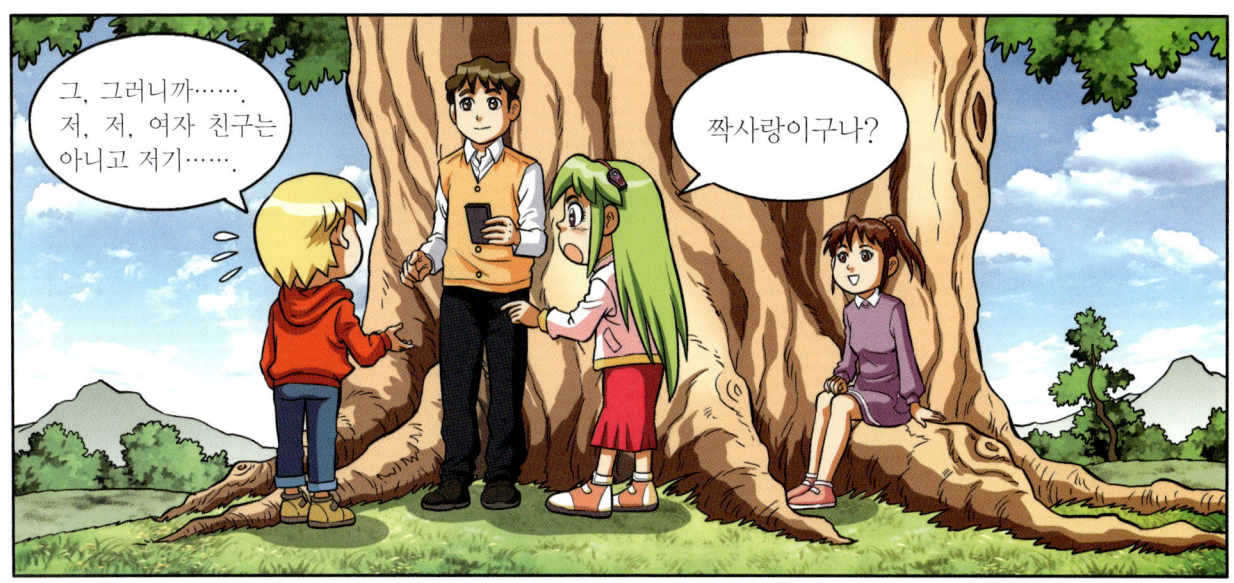

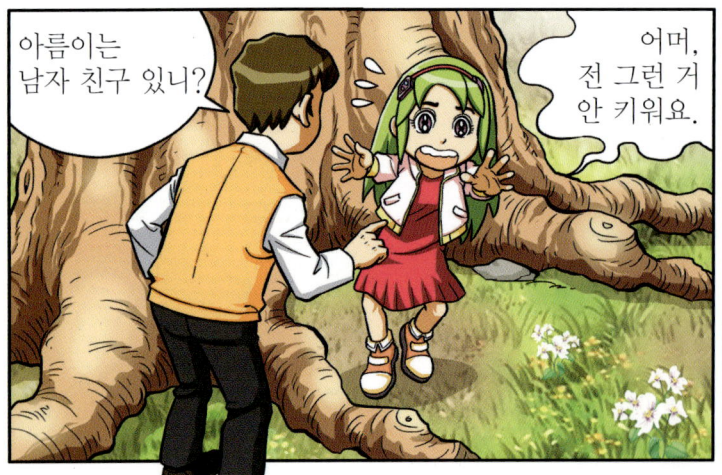
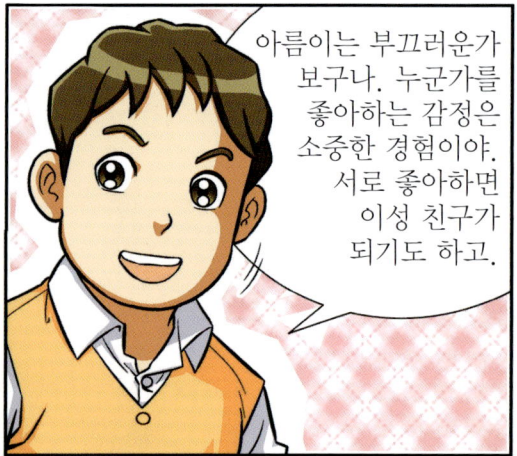
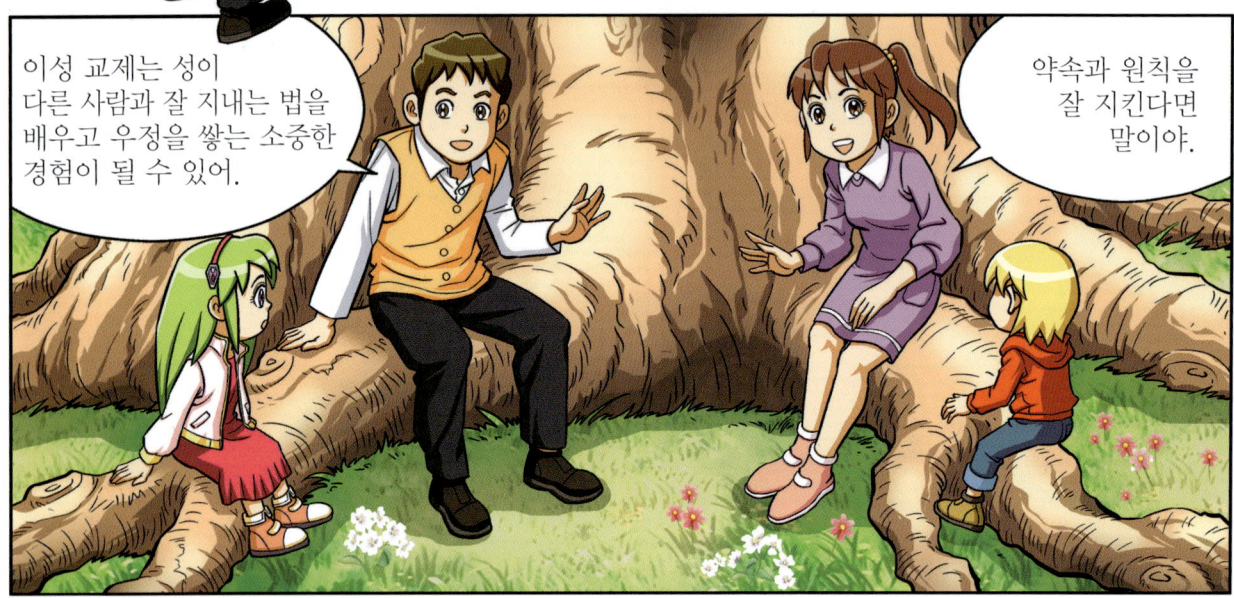
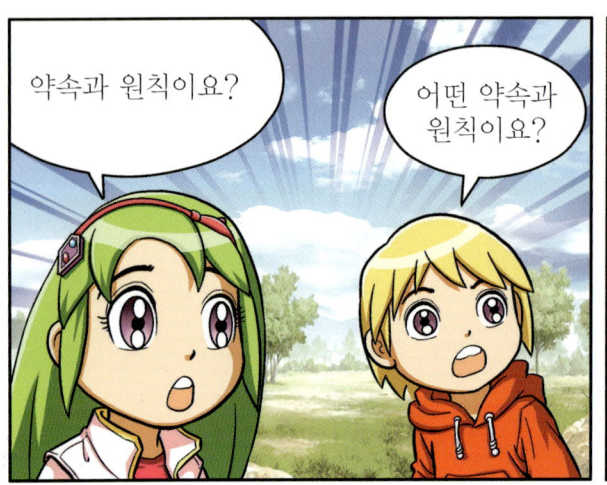
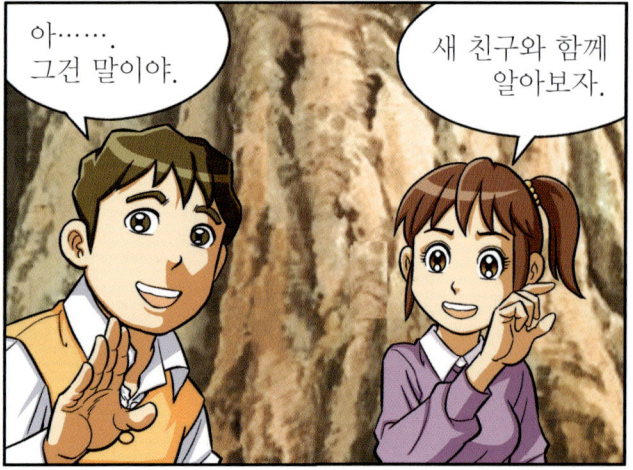

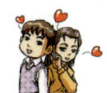

2장 **건강한 이성 교제란?**

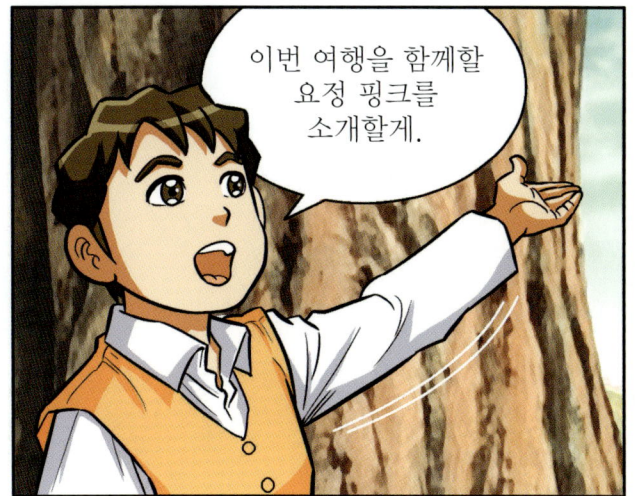
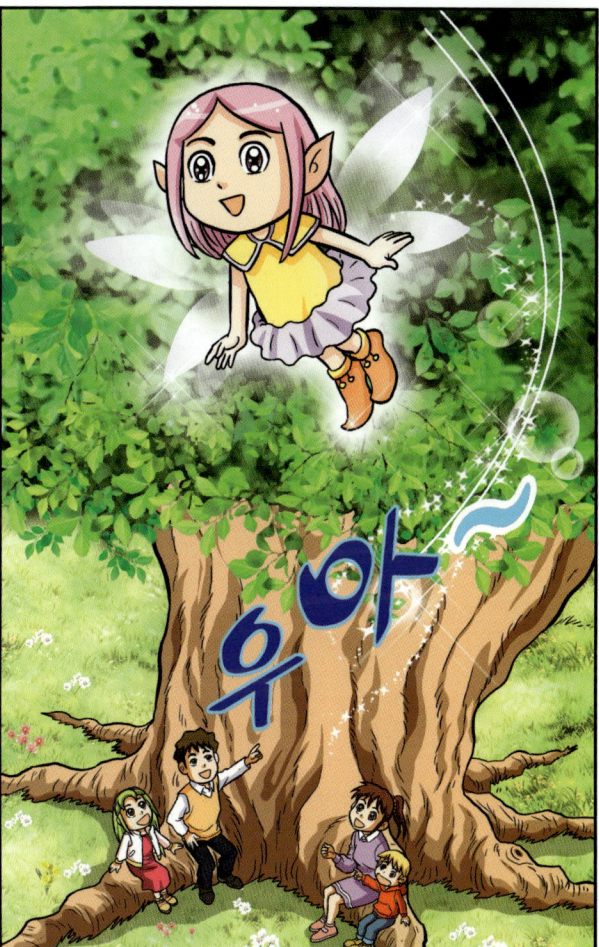
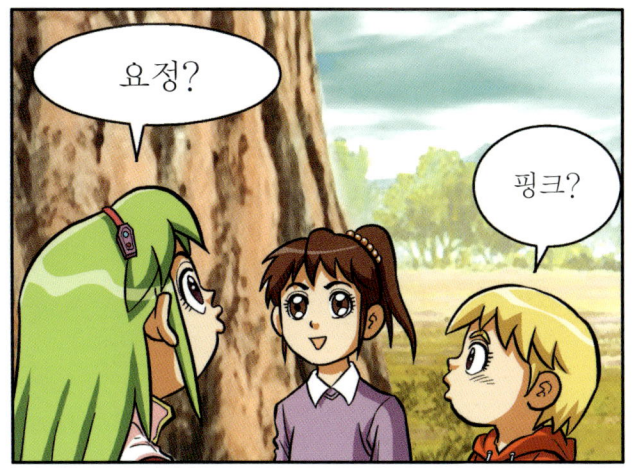
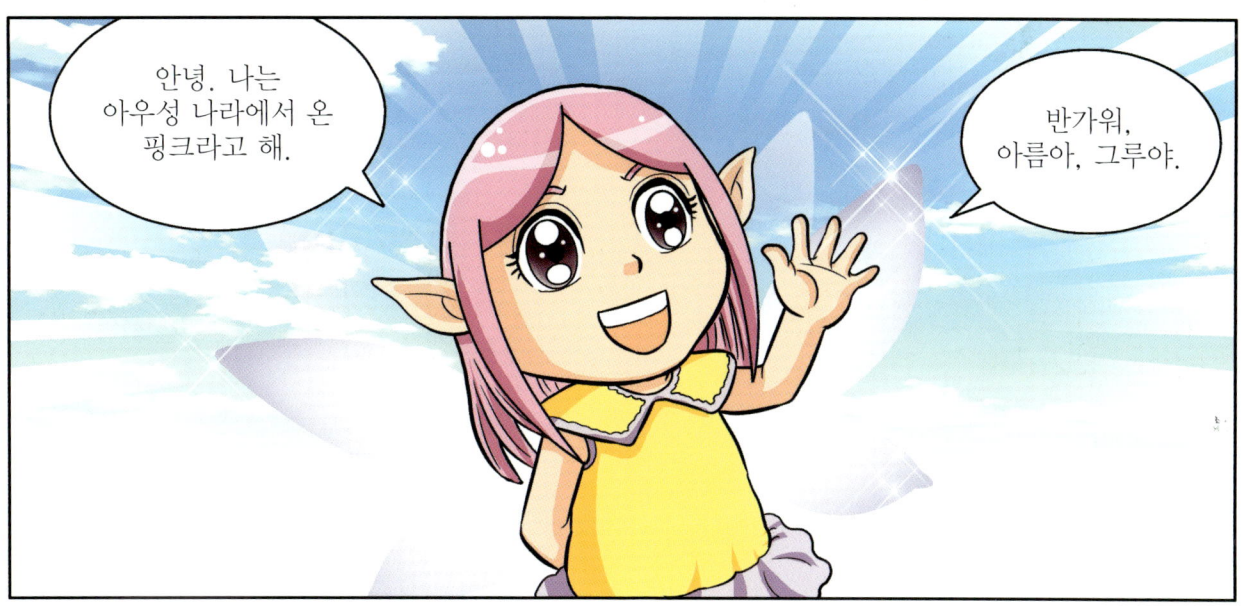

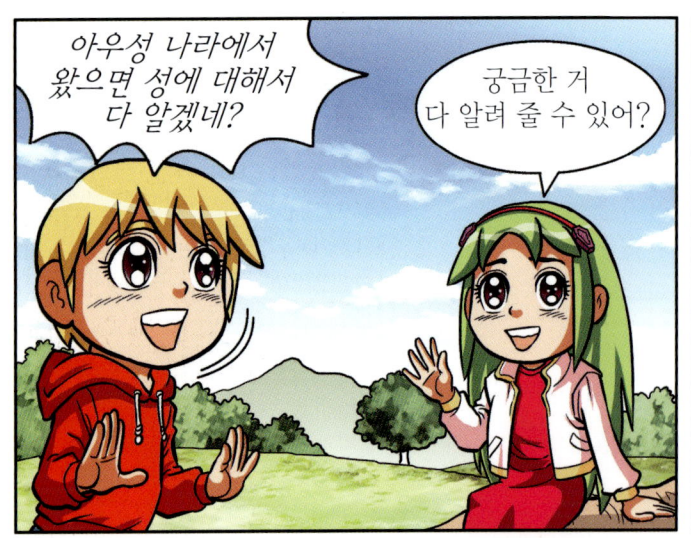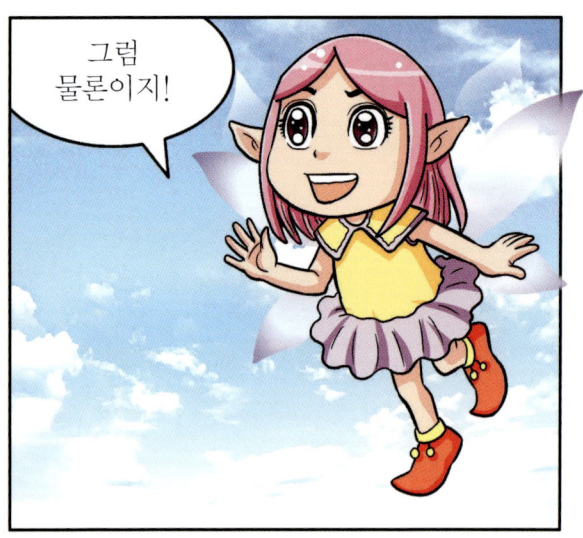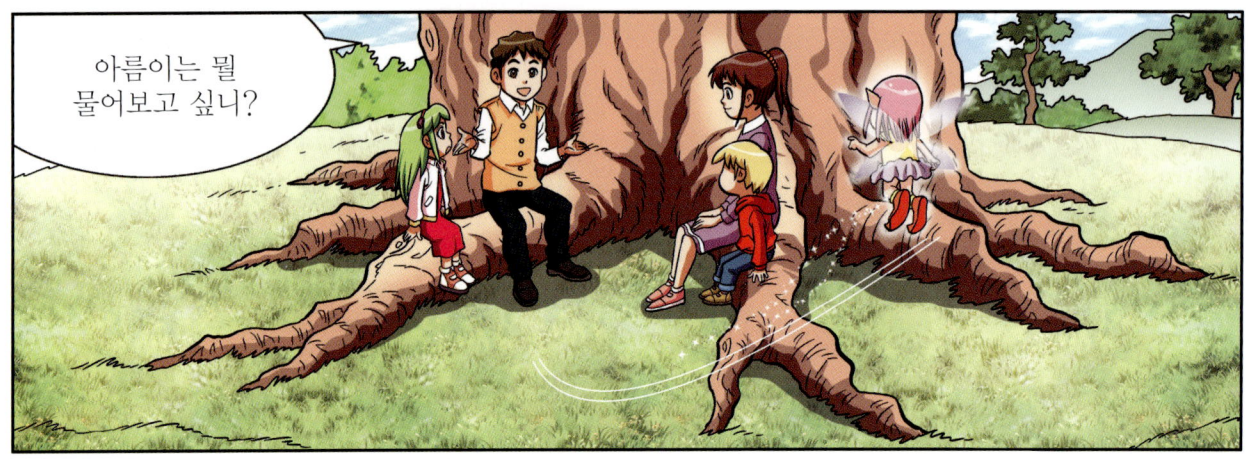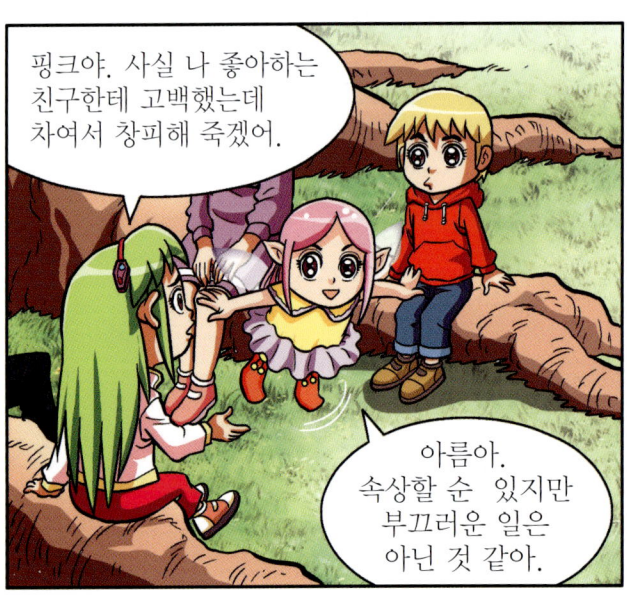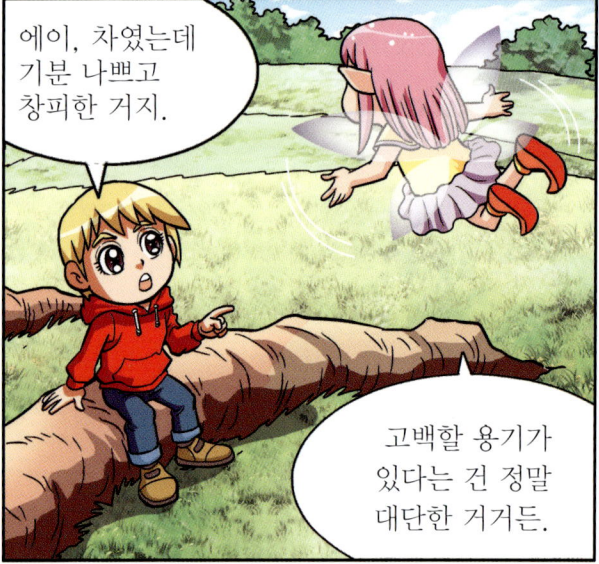

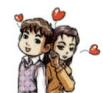

2장 **건강한 이성 교제란?**

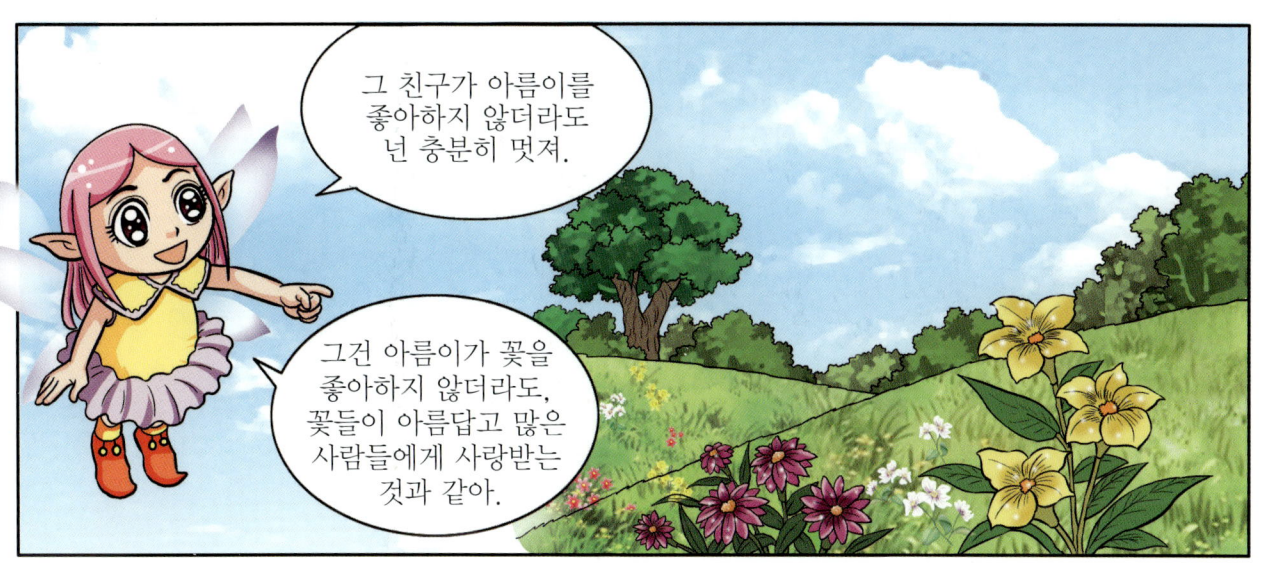

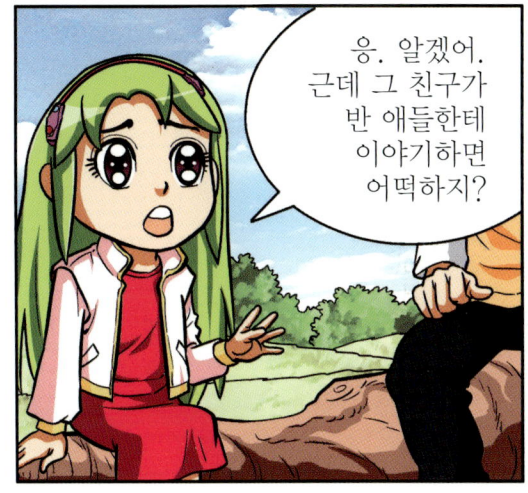

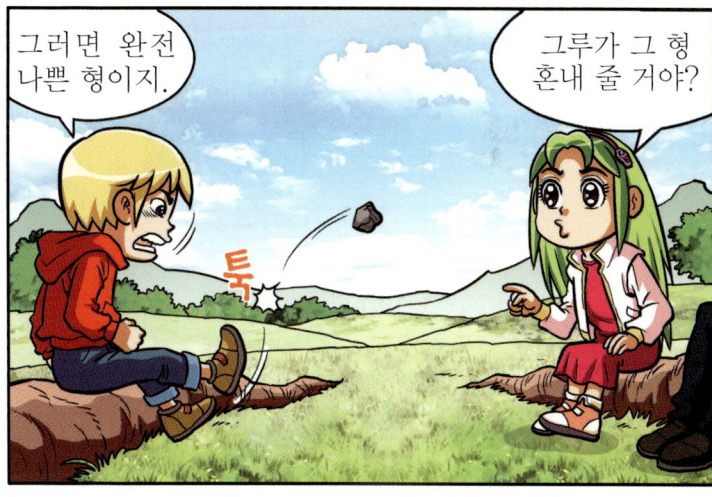

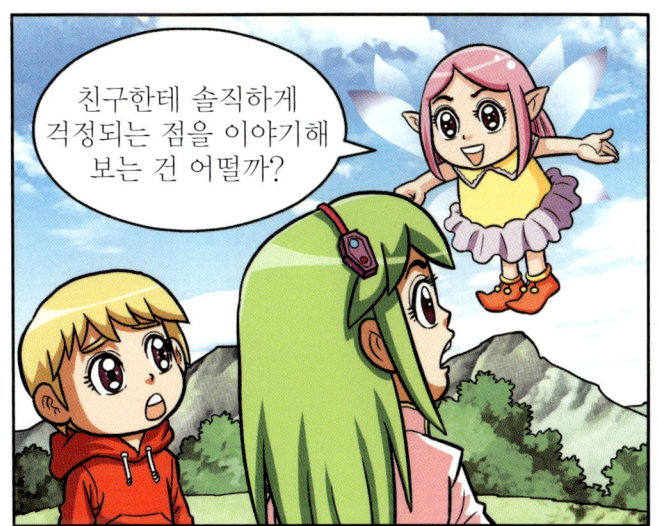

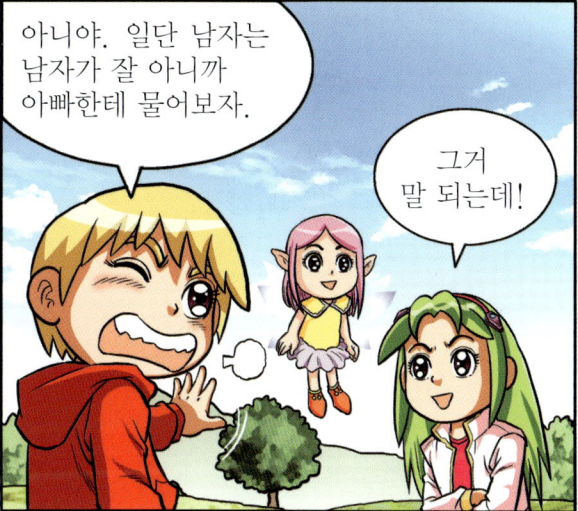

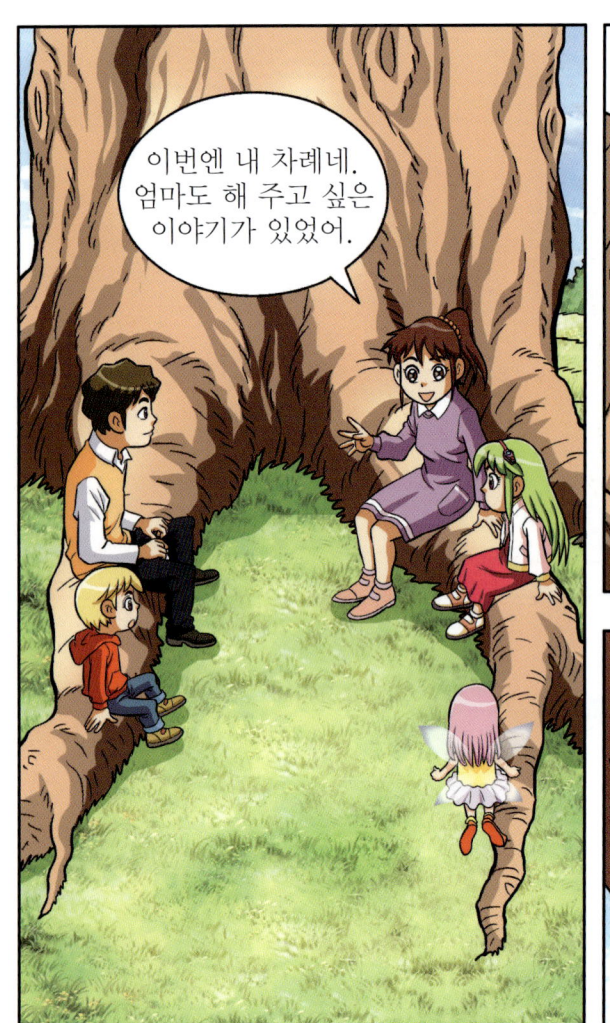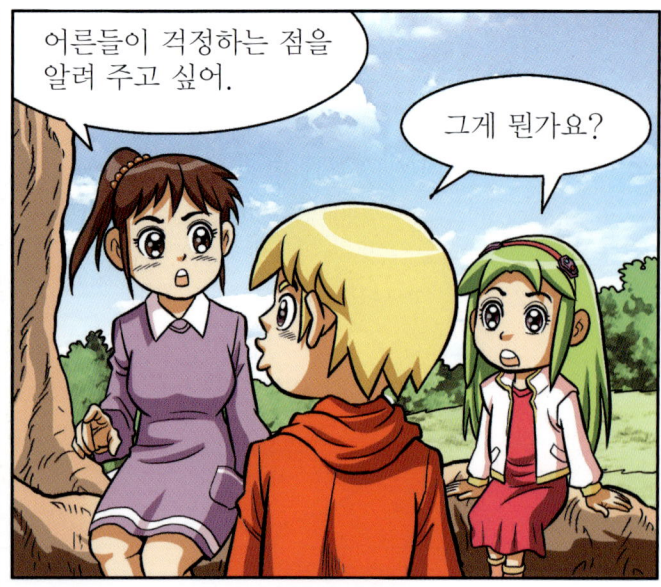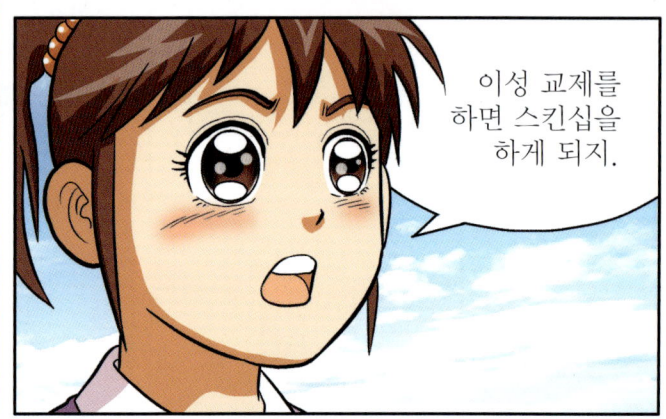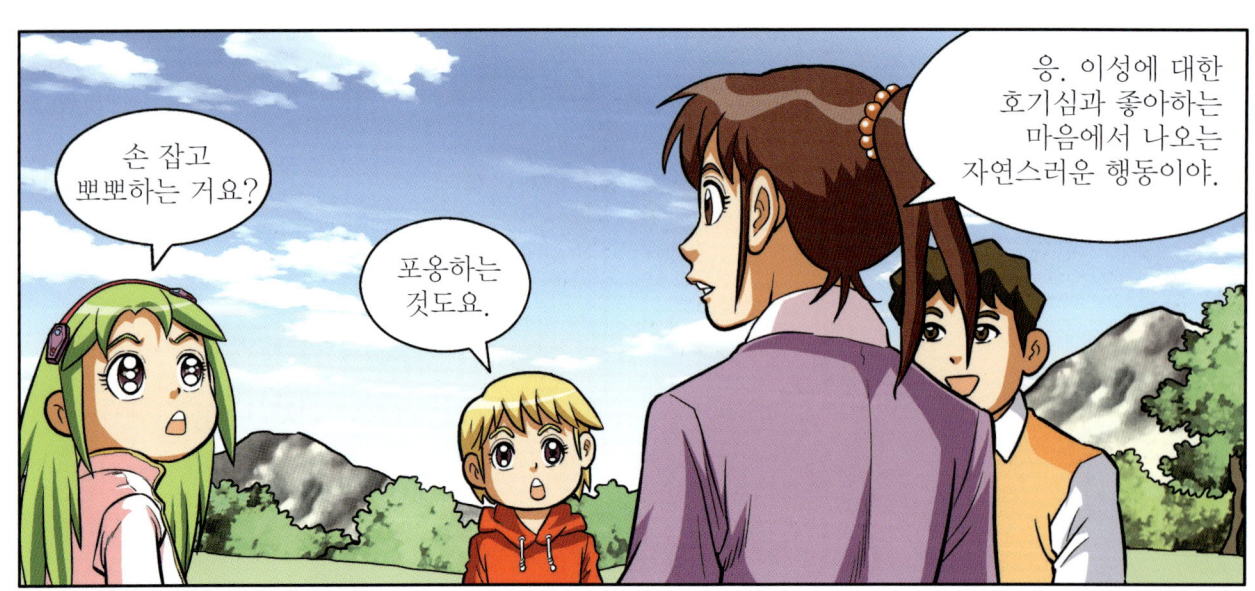

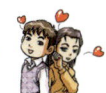

2장 **건강한 이성 교제란?**

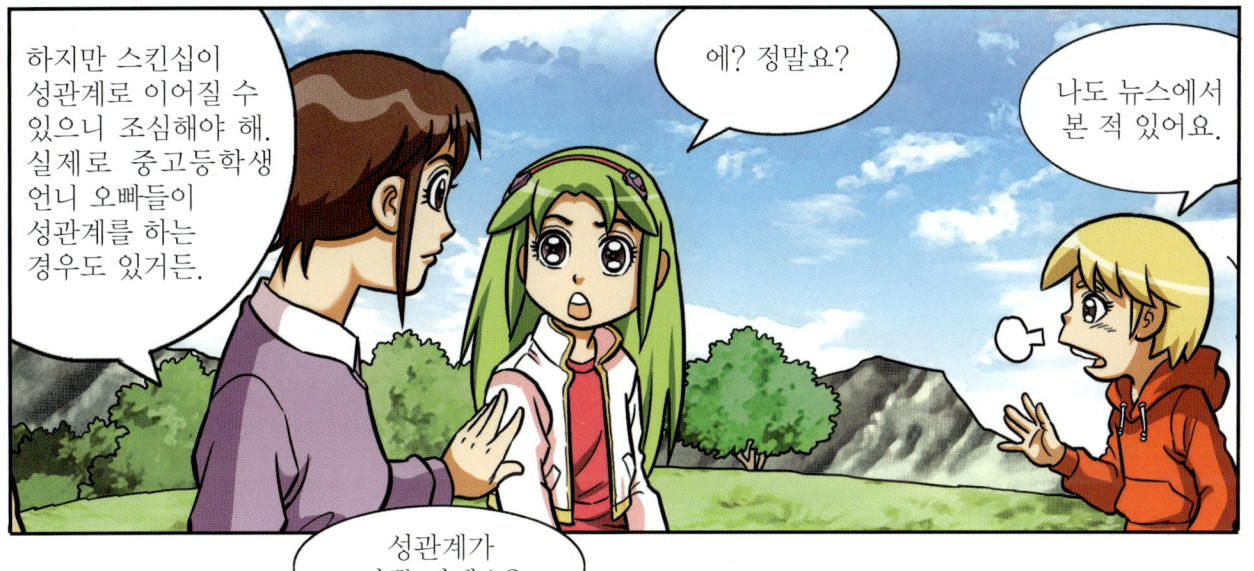

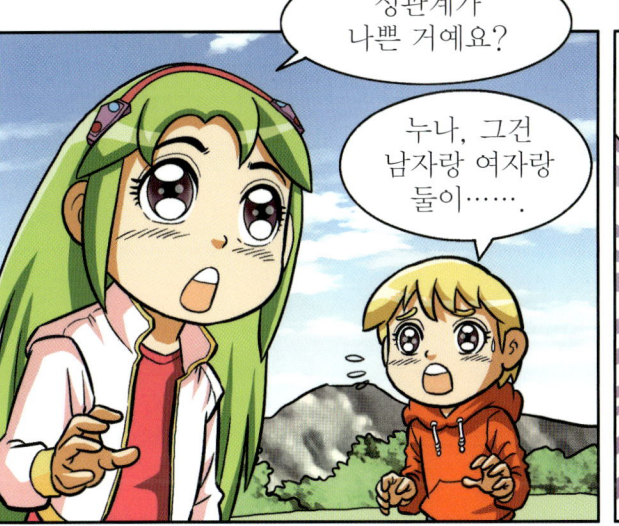

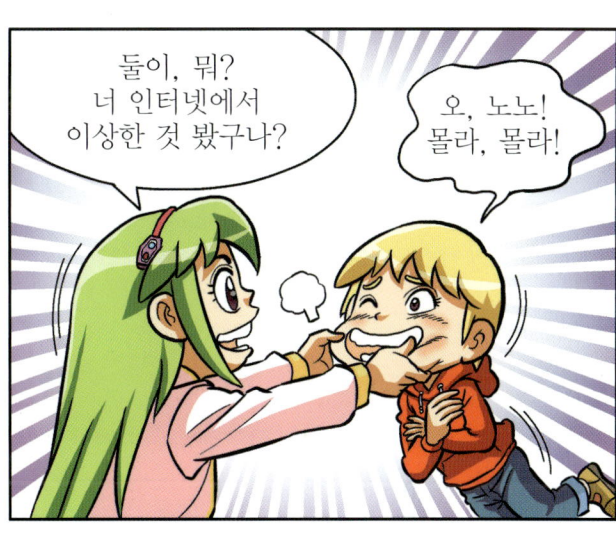

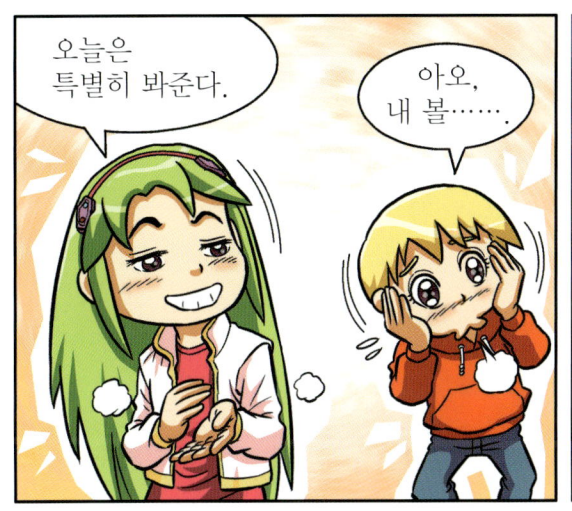

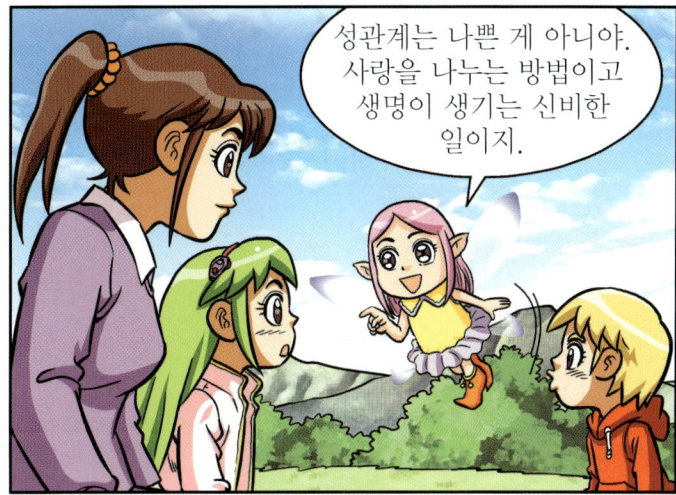

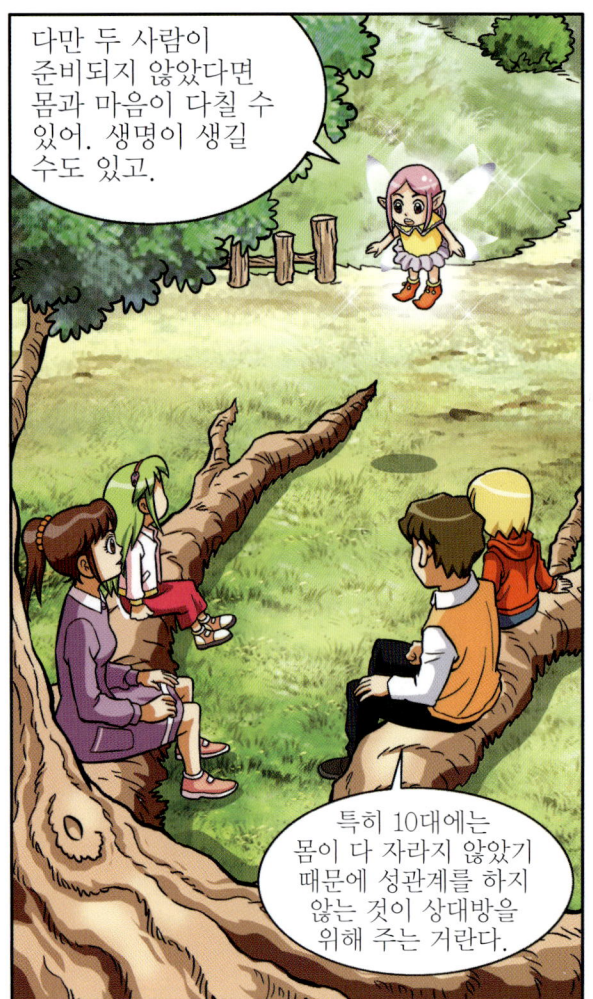
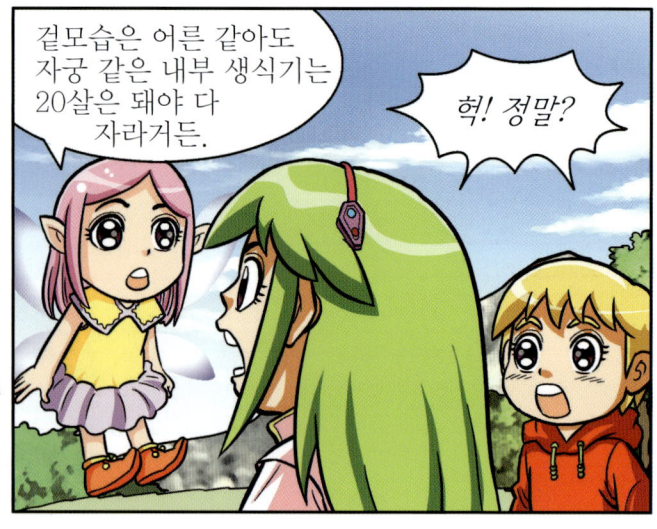
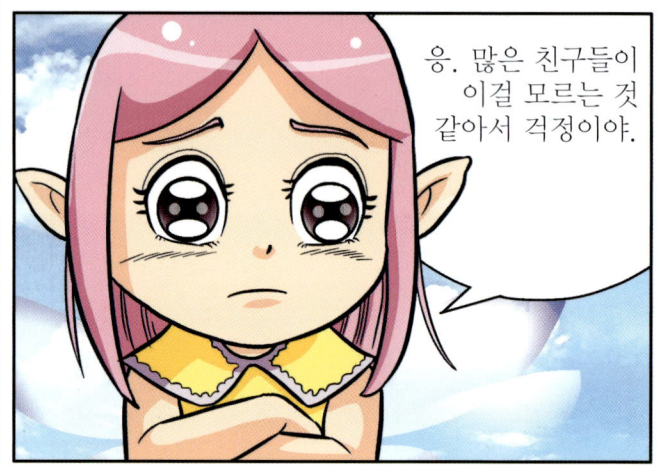
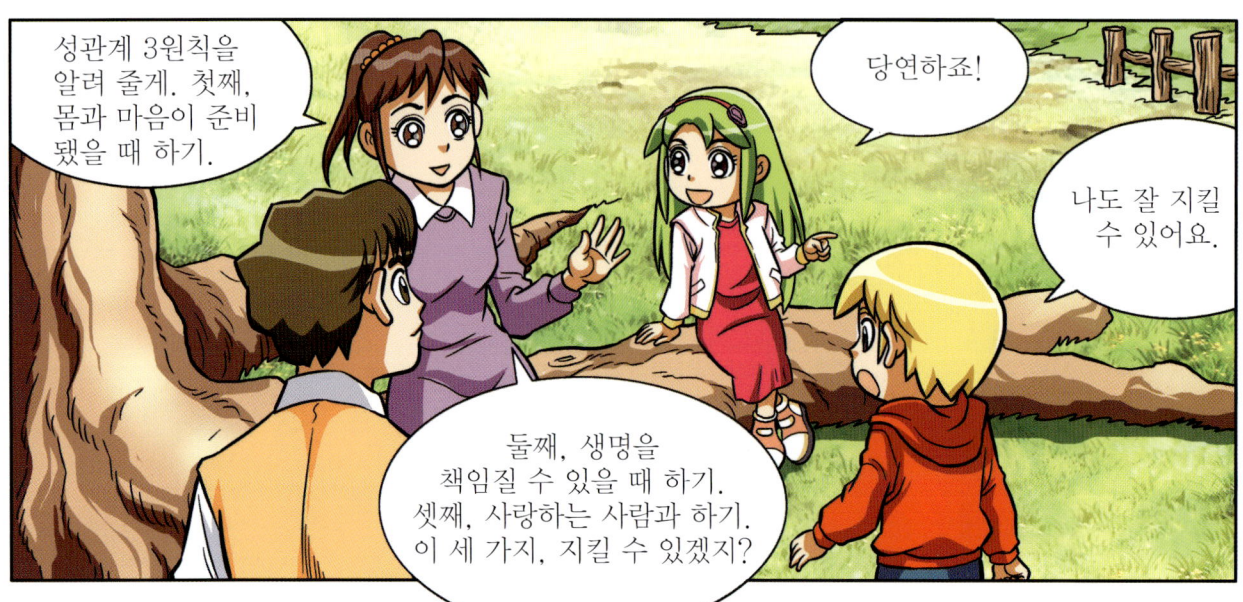

강한 이성 교제란?

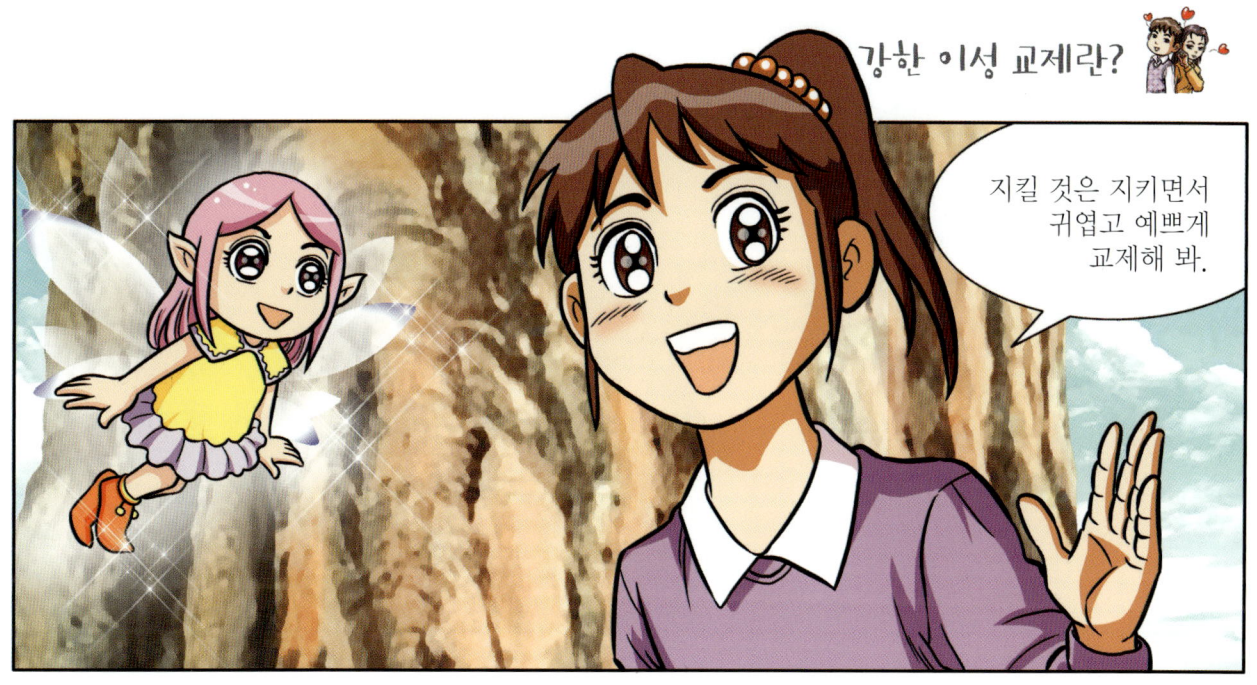

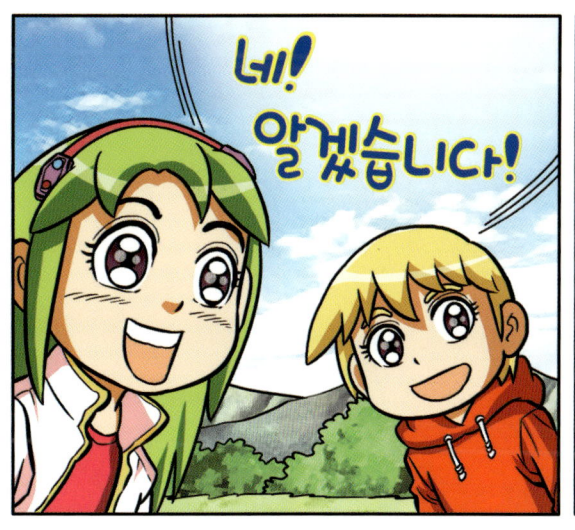

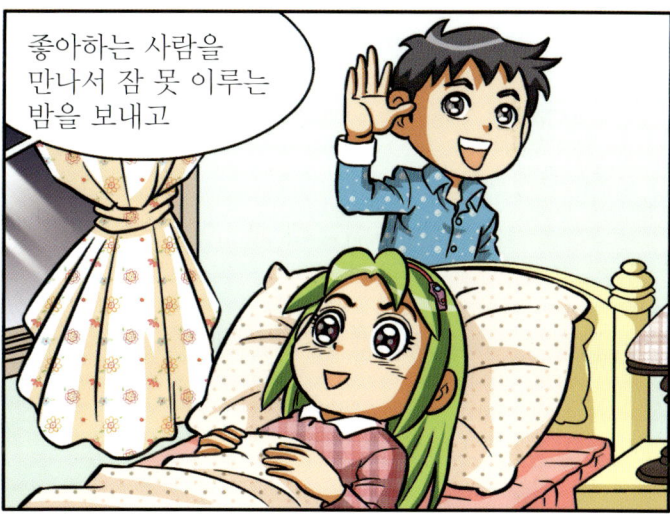

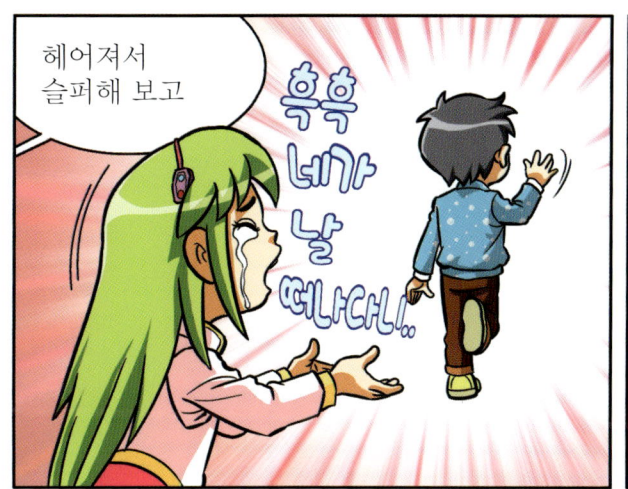

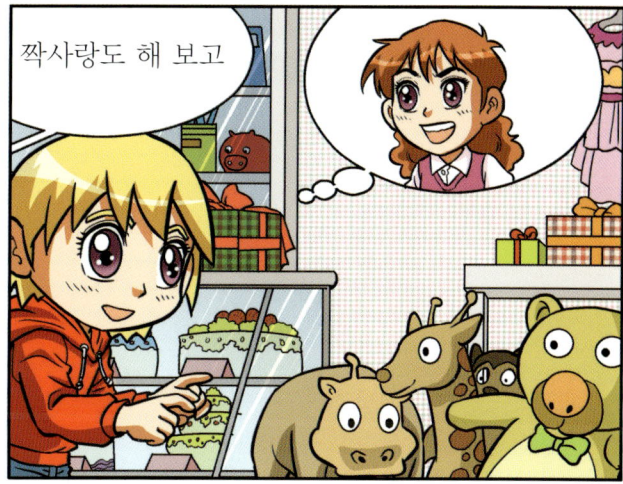

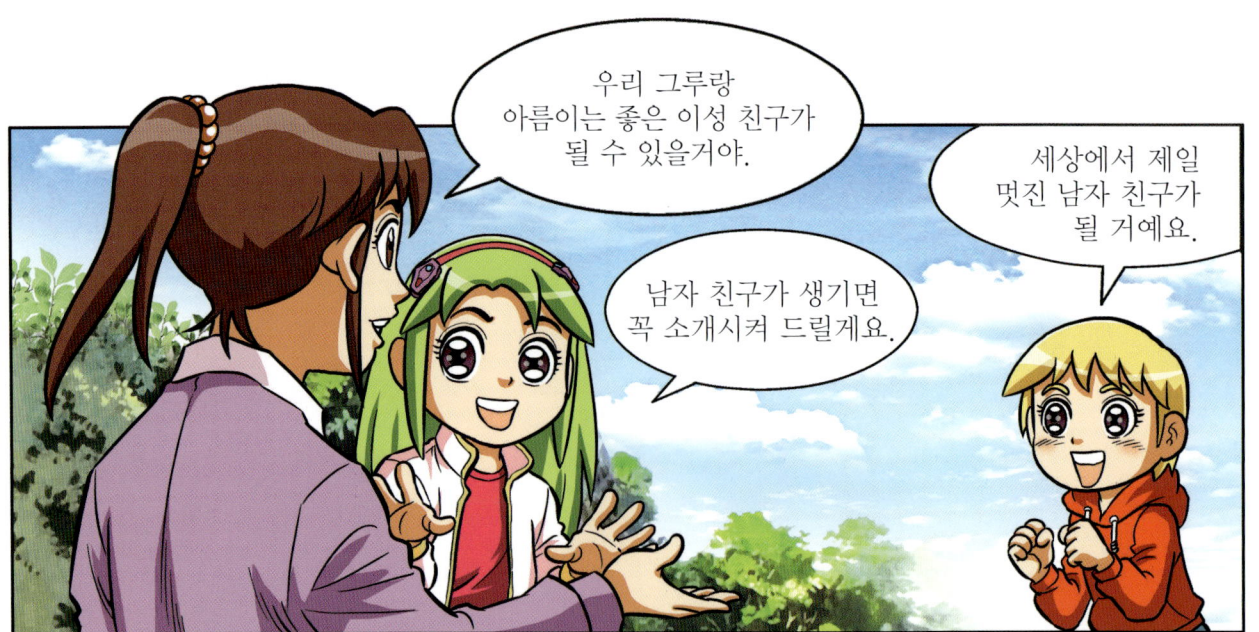

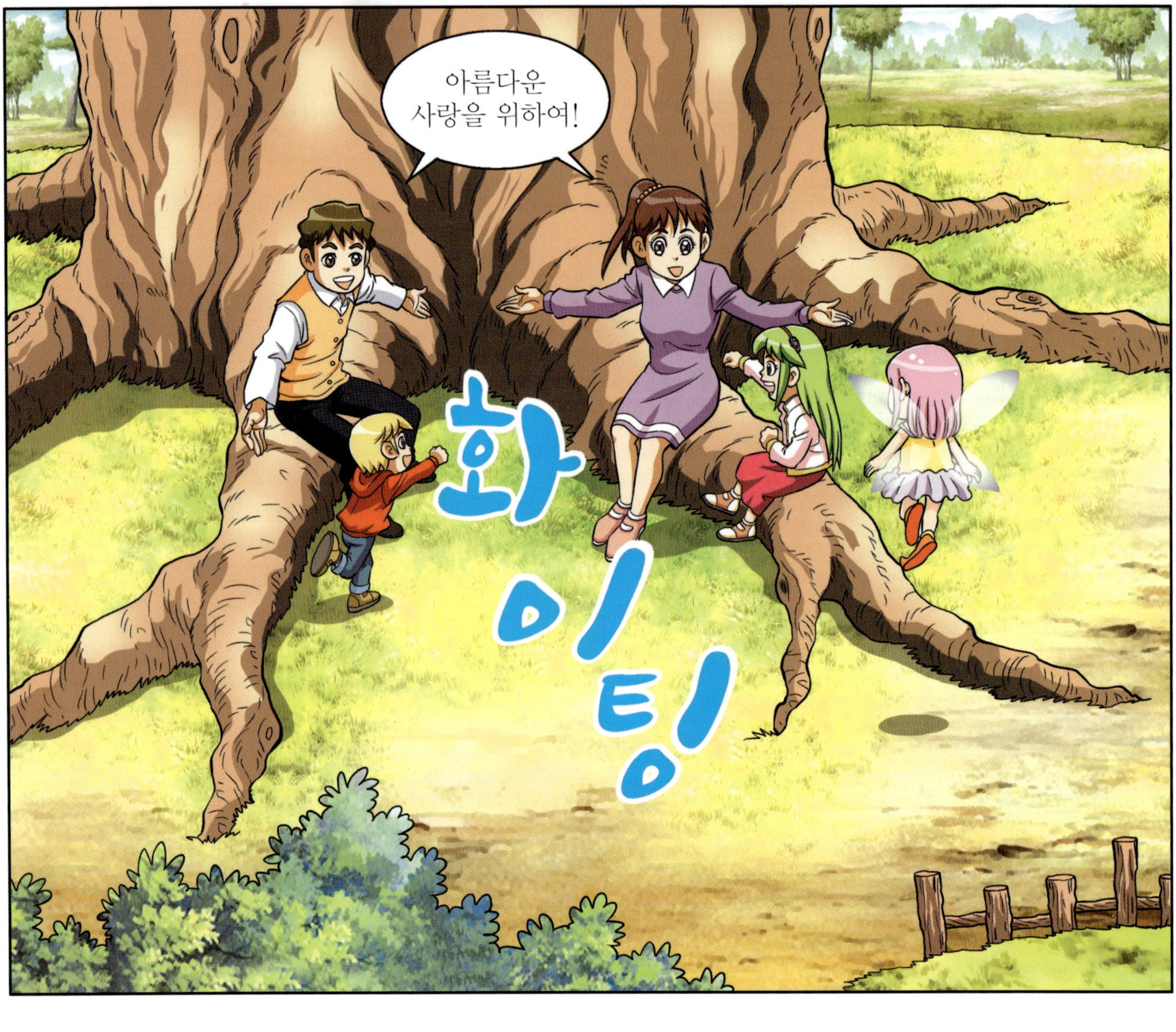

부모님이 고백하지 말라고 하세요.
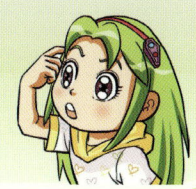

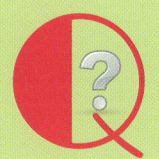 안녕하세요. 11살 여자아이입니다. 같은 반 남자아이한테 고백을 하려는데 부모님이 너무 반대하세요. 사랑에는 연령제한이 없는데 왜 반대하시는 거죠? 제 나이에 연애하는 게 잘못인가요? 설득할 수 있는 방법 좀 알려 주세요.

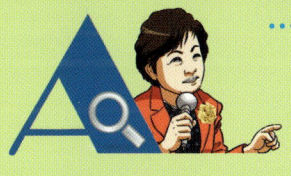 사랑에는 연령 제한이 없다니! 정말 멋진 말이에요. 이런 깊은 생각을 하는 친구가 어떤 사람일지 만나보고 싶네요.
    이성에 관심도 생기고 심장이 콩닥콩닥하는 설렘을 느끼기도 하고 이성 친구와 더 친해지고 싶은 건 자연스럽고 아름다운 변화예요. 초등학교 때라도 둘이 함께 노력한다면 이성 교제는 성별이 다른 사람과 잘 지내는 법을 배울 수 있는 기회가 될 수 있어요. 누군가를 좋아하는 소중한 마음을 진지하게 대하는 모습이 오히려 정말 멋진 걸요. 자기 감정이 어떤지, 왜 이런 감정이 드는지 고민했다는 증거거든요. 거기다 고백할 용기가 있다는 건 정말 대단해요.
하지만 아직은 성장하는 과정이기 때문에 이성 교제를 하기 전에 준비해야 할 것들이 있어요. 부모님은 친구가 아직 이런 준비가 되지 않았다고 생각해서 걱정하고 반대하시는 것일 수 있어요. 궁금해하고 답답해하기보다, 부모님이 걱정하시는 점들을 여쭤보세요. 조언을 듣고 나서 내가 생각하지 못한 부분은 없는지 해결할 방법이 있는지 차분히 앉아서 노트에 하나씩 적어 보세요. 그런 뒤에 고백해도 늦지 않아요. 오히려 내가 진짜 고백할 준비가 되어있는지 생각해 볼 수 있는 시간이 될 거예요.
최종 선택은 친구의 몫이랍니다! 선택도 책임도 친구가 하는 거죠! 다만 남자 친구의 생각, 결정도 소중하고 중요하다는 것 잊으면 안 돼요! 그 친구가 나를 좋아하지 않더라도 그 마음과 생각을 받아들이는 것까지가 사랑에 대한 책임이랍니다.

제가 13살인데 뽀뽀해도 되나요?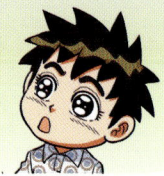

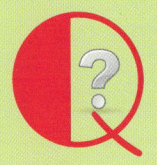 안녕하세요. 13살 6학년입니다. 옆 반에 좋아하는 여자 친구가 있습니다. 친구들은 우리를 커플이라고 합니다. 저와 여자 친구도 그 말이 좋습니다. 그 여자 친구와 손을 잡고 걸어가다 보면 뽀뽀를 하고 싶을 때가 있습니다. 좋아하는 마음으로 뽀뽀를 해도 될까요?

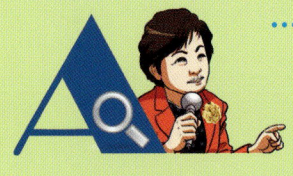 뽀뽀라니! 귀엽고 사랑스럽네요. 사랑을 표현하는 것은 좋습니다. 하지만 언제 어디서든 좋은 건 아니죠. 연필로 꼭 알려야 하는 사실을 쓸 수도 있고 그리운 사람에게 편지를 쓸 수도 있지만, 상처가 되는 말을 쓰거나 문화 유산에 낙서를 해서 흠을 낼 수 있죠. 뽀뽀도 똑같아요. 뽀뽀는 사랑을 표현하는 방법이지만 누가 어떻게 사용하느냐에 따라 좋을 수도 나쁠 수도 있어요.

좋은 뽀뽀를 하려면 두 가지를 생각해 봐야 해요.

첫 번째, 우선 둘 다 뽀뽀하고 싶어야 한답니다. 서로 좋아하는 사이라도 기분에 따라 하고 싶지 않을 때가 있을 수 있고, 손잡고 포옹하는 것은 좋지만 뽀뽀는 싫을 수 있죠. 사람마다 좋아하는 사랑 표현법이 다르거든요. 여자 친구한테 물어봐야 해요.

두 번째는 문화입니다. 혹시 텔레비전에서 프랑스 사람들의 인사법을 본 적 있나요? 성별, 나이에 상관없이 처음 보는 사람하고도 볼에 뽀뽀하면서 인사해요. 우리나라는 어떤가요? 특별한 사이인 연인이나 부부끼리 뽀뽀를 해요. 친구나 처음 본 사람하고는 잘 하지 않는 표현이죠. 뽀뽀를 내가 누군가에게 한다면 상대방은 내가 상대방을 좋아하는 것이라고 생각할 거랍니다. 이 두 가지를 생각해 볼 때 친구 생각은 어때요? 뽀뽀해도 될 것 같나요?

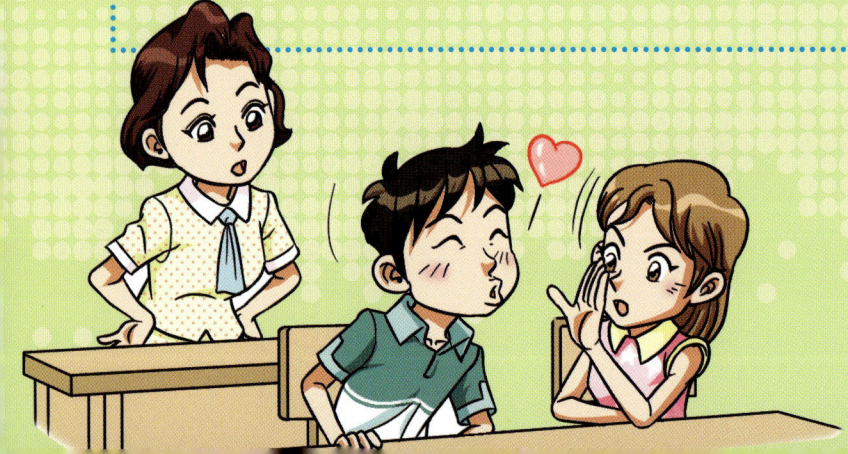

왜 그 친구는 저를 좋아하지 않을까요?

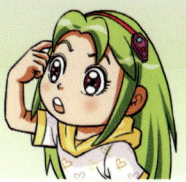

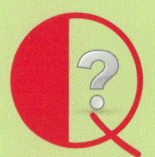 제가 좋아하는 J군이 여자 친구 P양이랑 저를 자꾸 비교해요. P양은 이쁘고 날씬하고 선생님들도 귀여워하세요. 그럴 때마다 '나는 왜 이렇게 안 예쁘고 뚱뚱하지?' 하는 생각을 하게 됩니다. 제가 어떻게 해야 할지 빨리 알려 주세요.

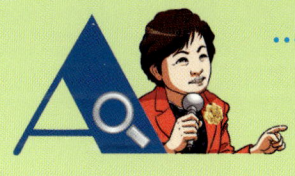 좋아하는 색으로 그 사람의 성격이나 기분을 알 수 있다는 말 들어 본 적 있나요? 성격과 기분에 따라 좋아하는 색이 정해지기 때문이에요. 어떤 색이 더 예쁘고 훌륭해서가 아니죠. 누군가를 좋아하는 것도 똑같아요.

J군이 친구를 좋아하지 않는 건 안 예쁘고 뚱뚱하다고 생각해서가 아니에요. 그냥 P양이 좋은 거죠. 외모가 아닌 P양의 성격이나 말투가 좋은지도 몰라요.

또 한 가지, 예쁘다는 기준은 다양하답니다. 오똑한 코에 진한 쌍커풀을 가진 사람들을 예쁘다고 생각하는 사람도 있고, 검은 머리에 쌍거풀 없는 작은 눈을 굉장히 예쁘다고 생각하는 사람도 있지요. 같은 얼굴이어도 예쁘다고 생각하는 사람 안 예쁘다고 생각하는 사람들이 있는 거죠. 그렇기 때문에 다른 사람의 평가에 맞추어서 나를 비하하는 것은 바보 같은 짓이에요.

자신을 어떻게 생각하느냐에 따라 마음, 기분, 행동이 달라지기 때문에 스스로의 장점을 발견하는 건 정말 중요해요. 이번 기회에 스스로가 예쁘다고 칭찬하면 좋겠어요.

자, 이제 자리에서 거울앞으로 가서 소리 내서 말해 주세요. "나는 예쁘다" 꼭 해 보는 거예요.

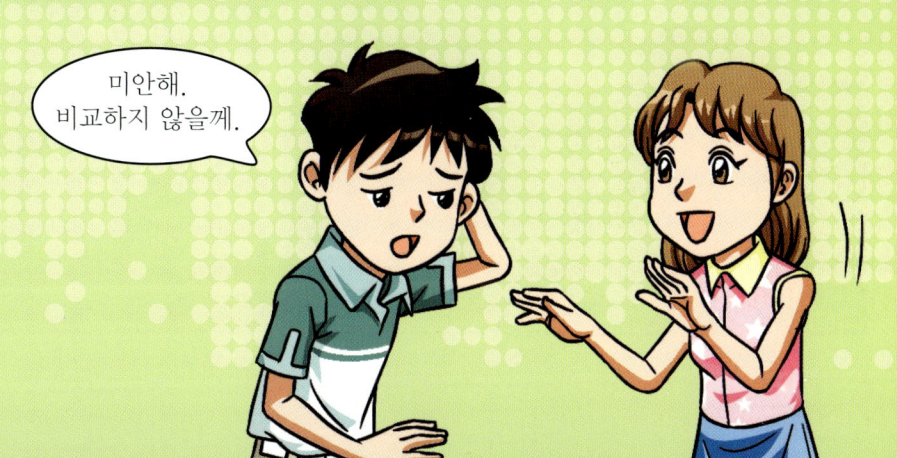

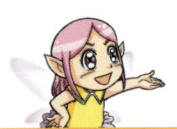

3장 속옷을 입는 데는 이유가 있다!

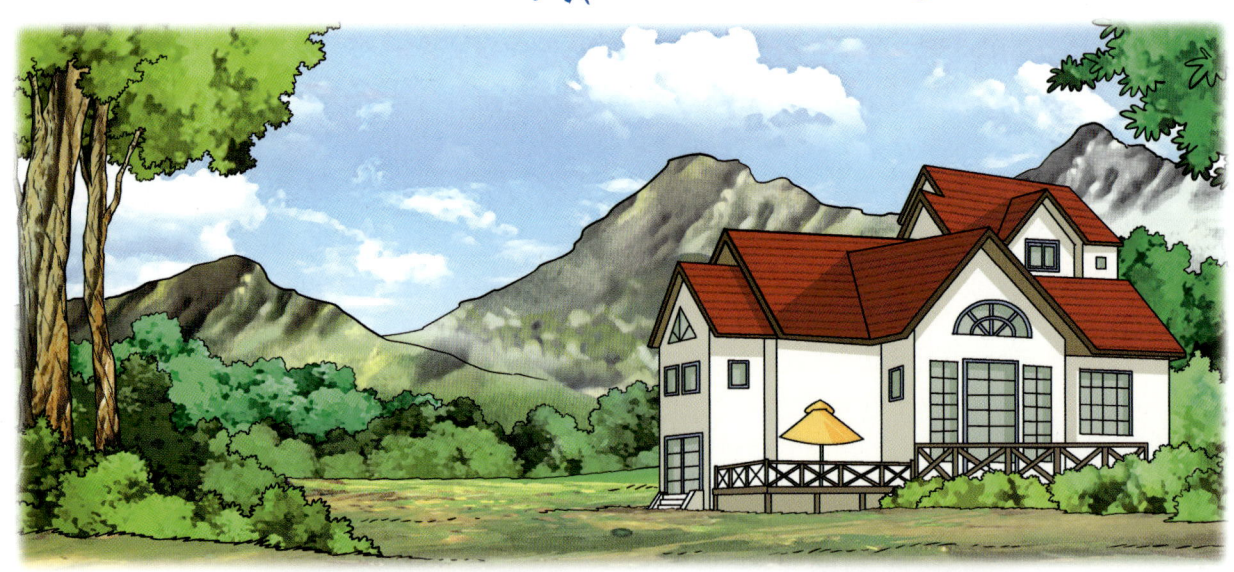

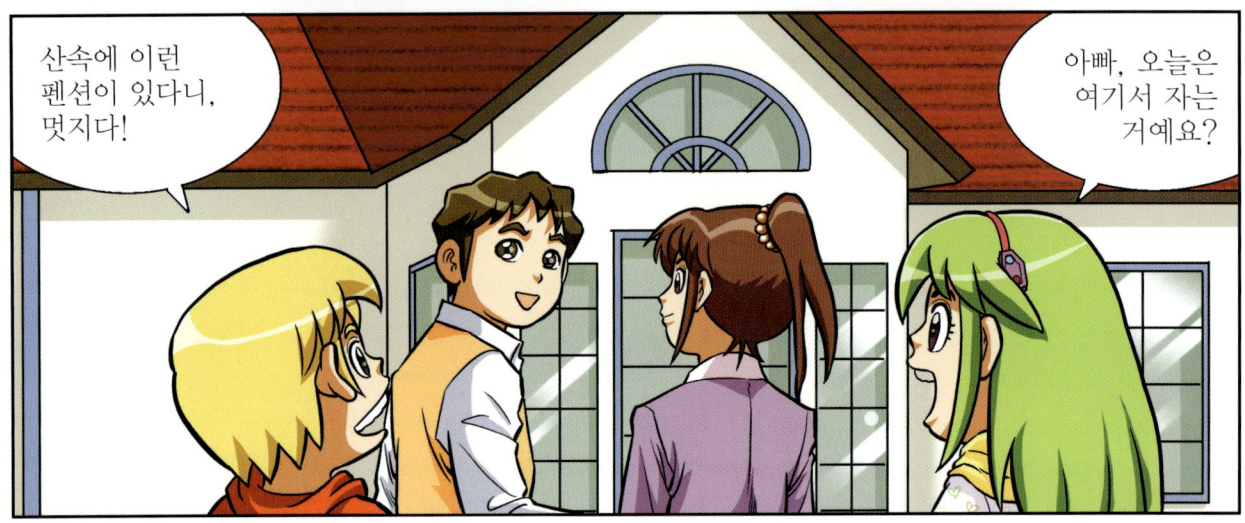

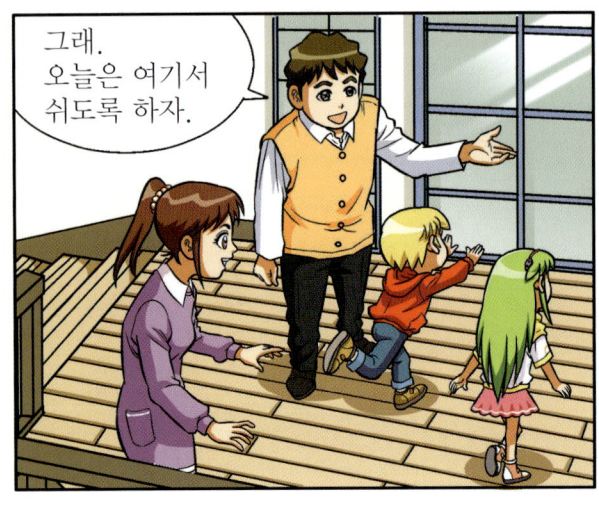

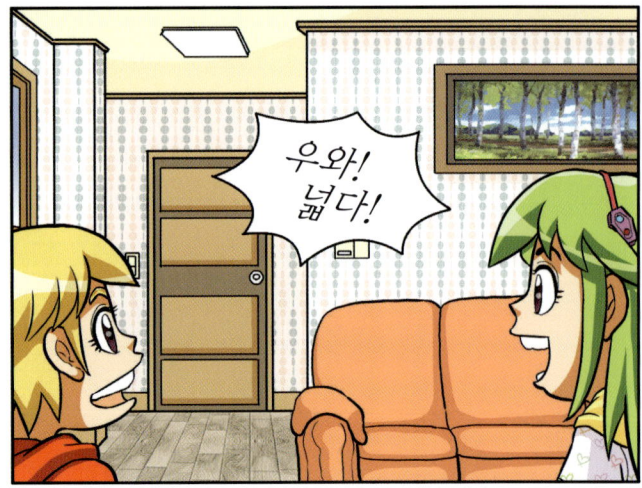

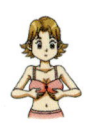

3장 속옷을 입는 데는 이유가 있다!

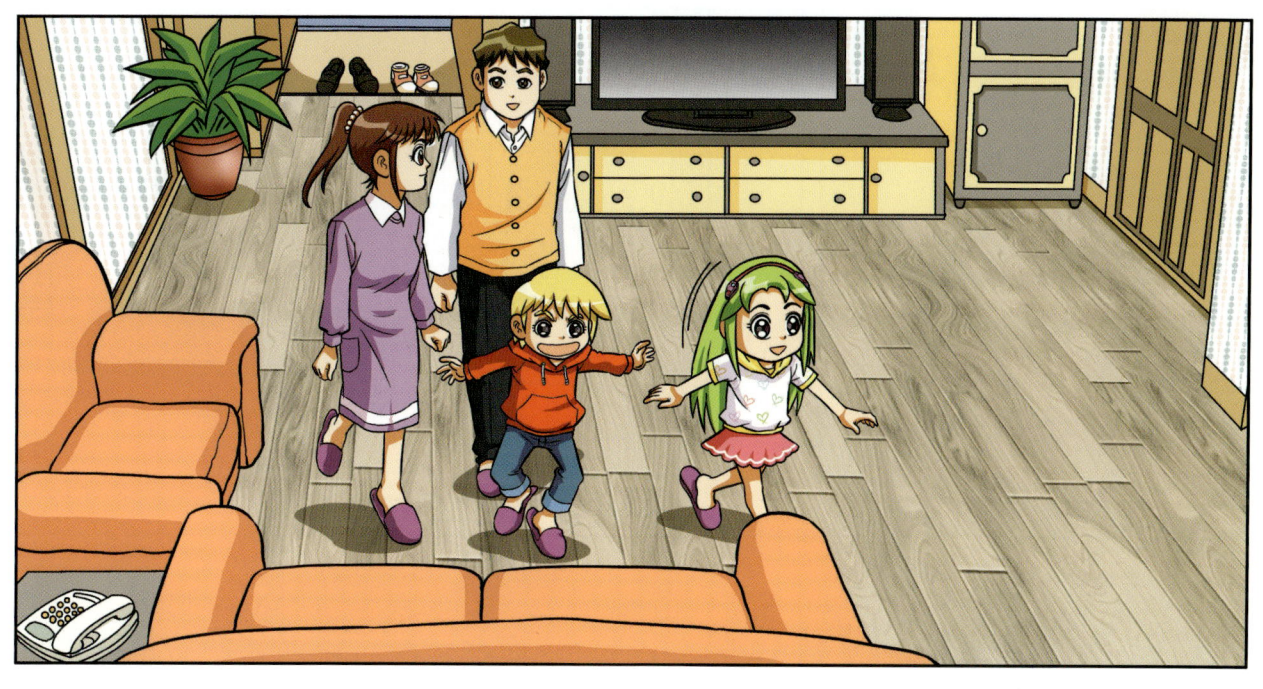

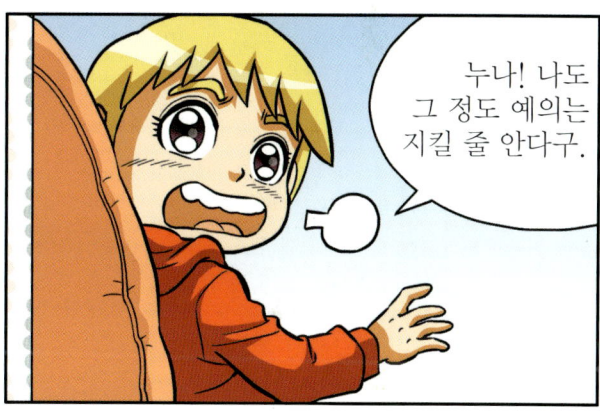

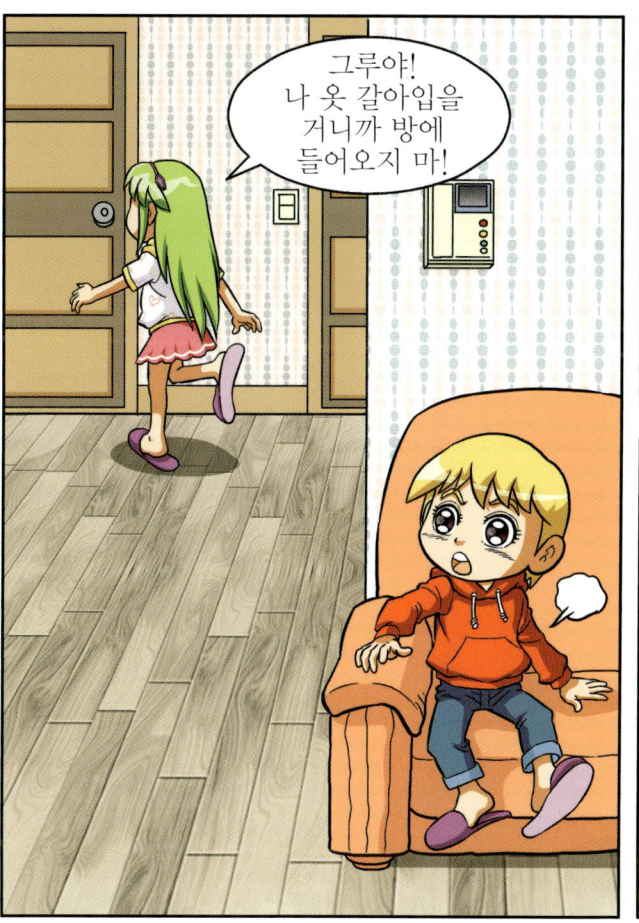

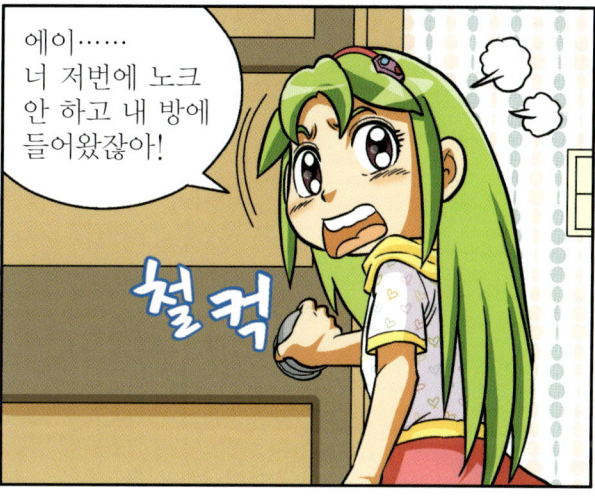

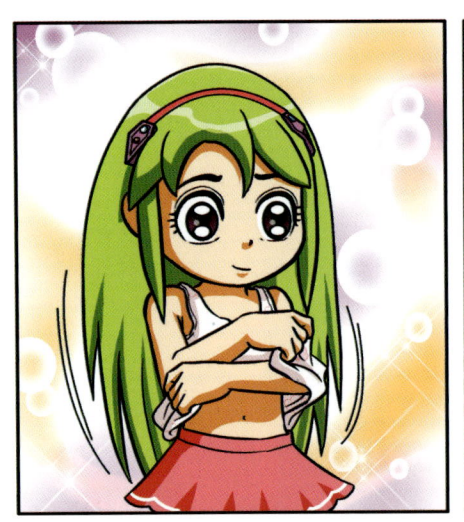
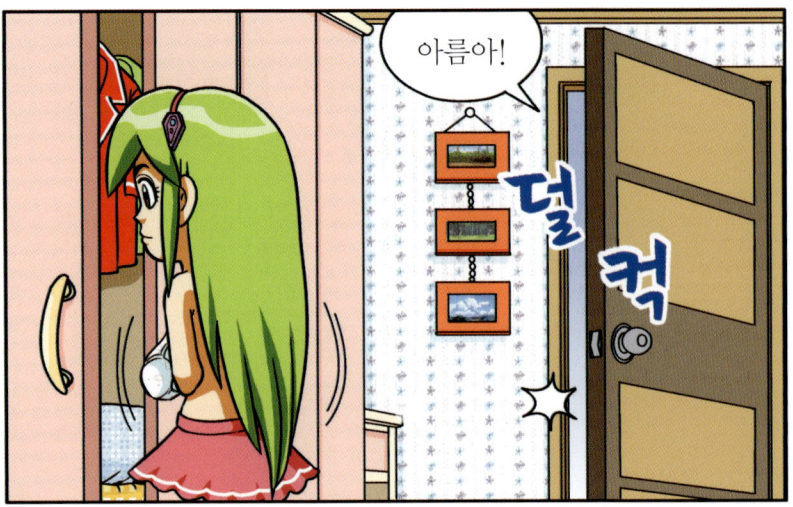
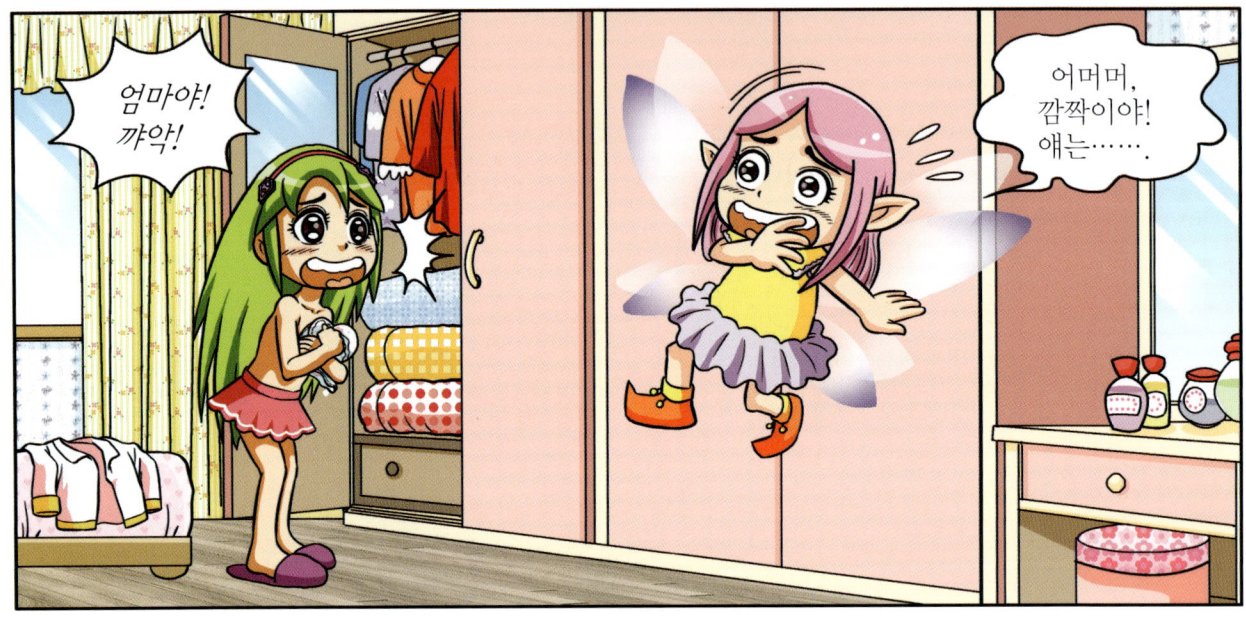
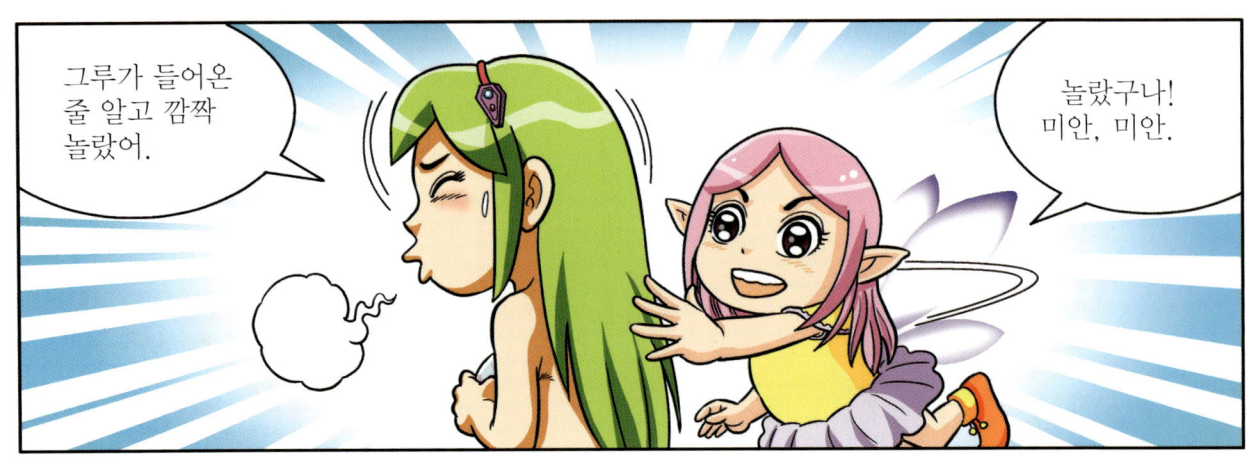

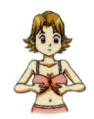

3장 속옷을 입는 데는 이유가 있다!

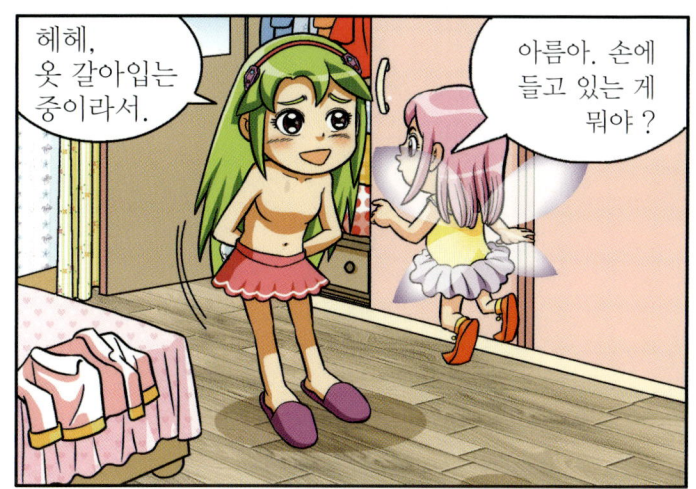
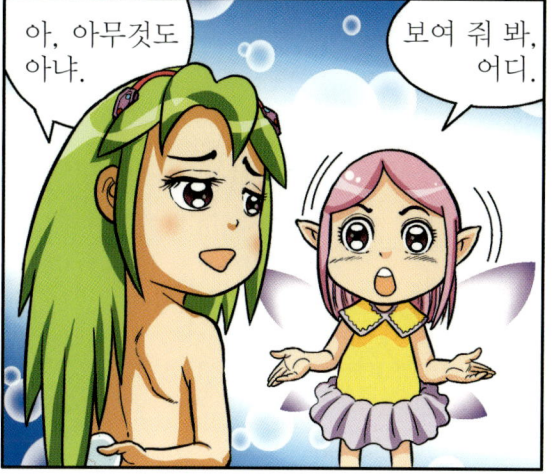
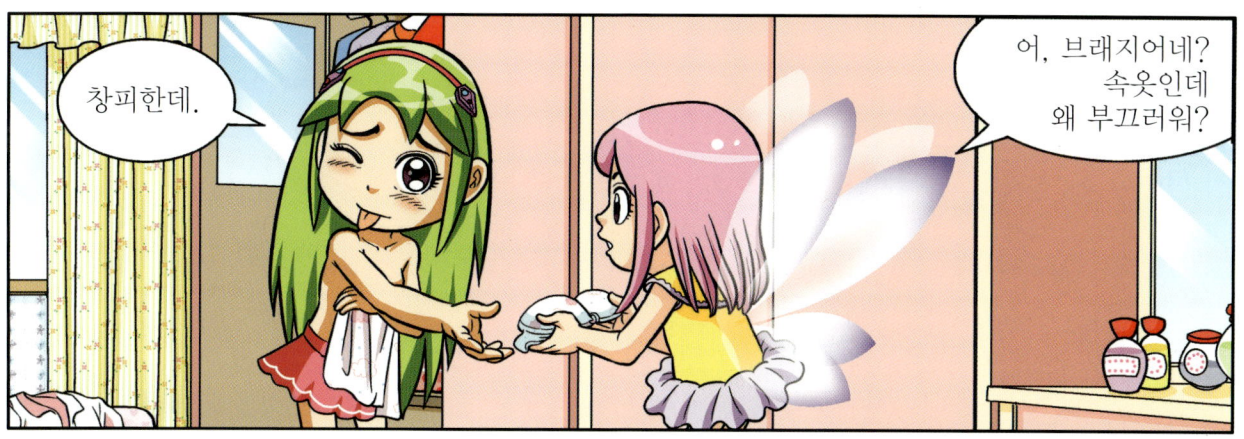
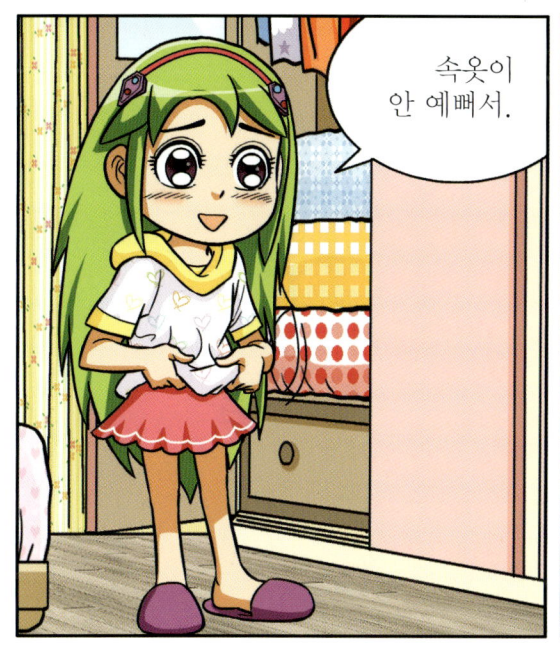
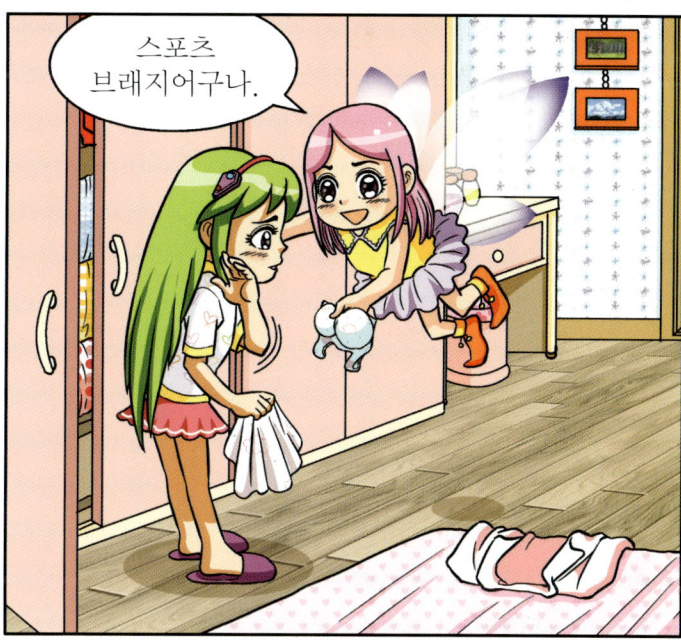

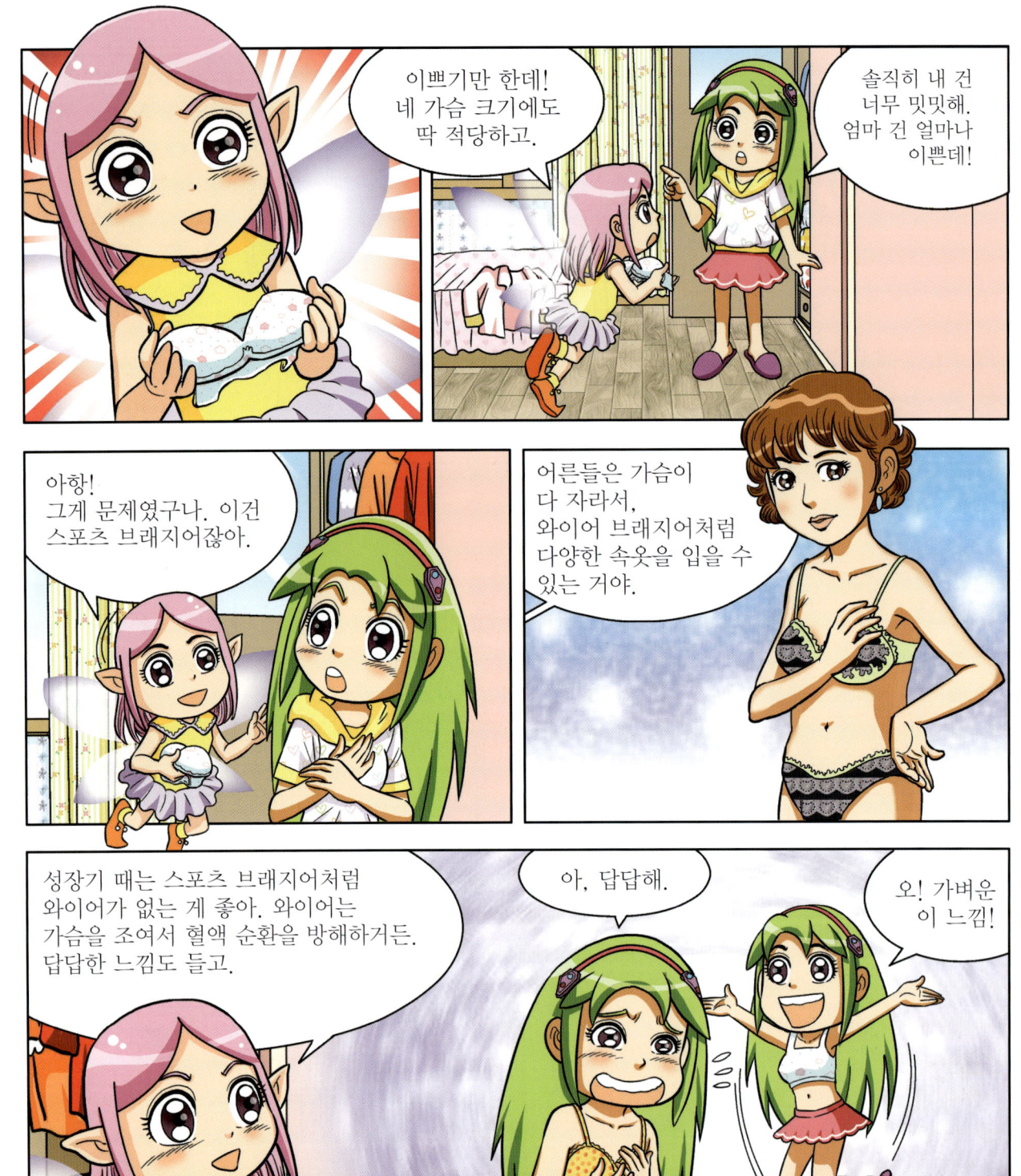

3장 **속옷을 입는 데는 이유가 있다!**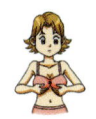

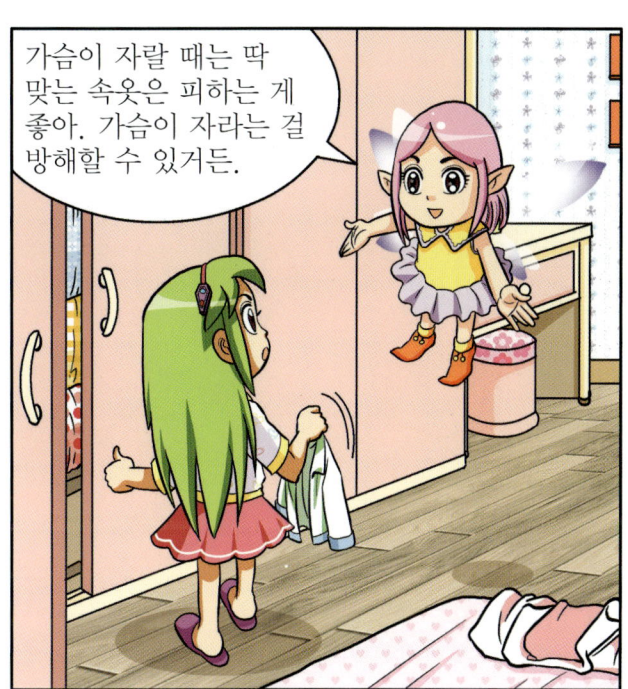
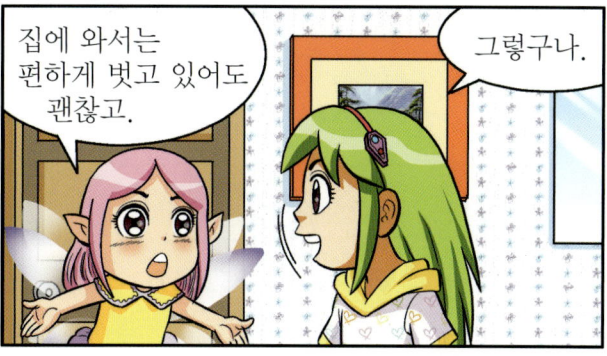
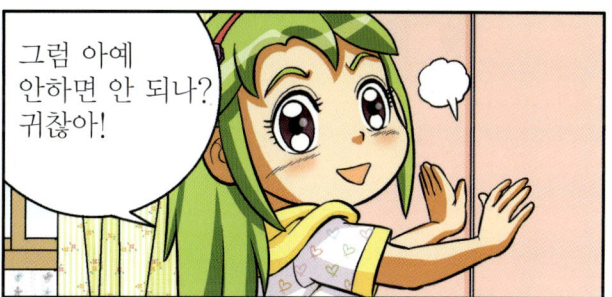
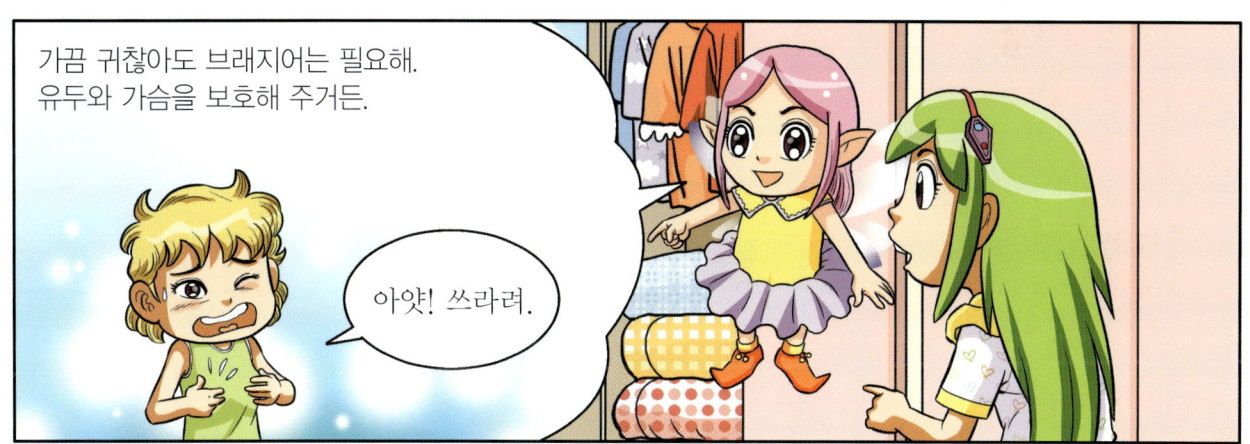
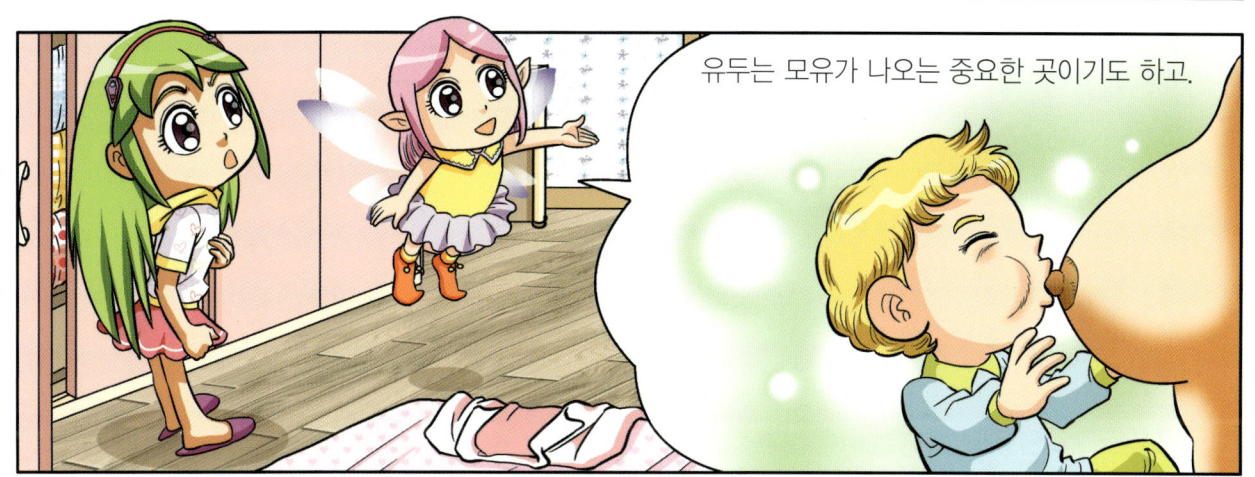

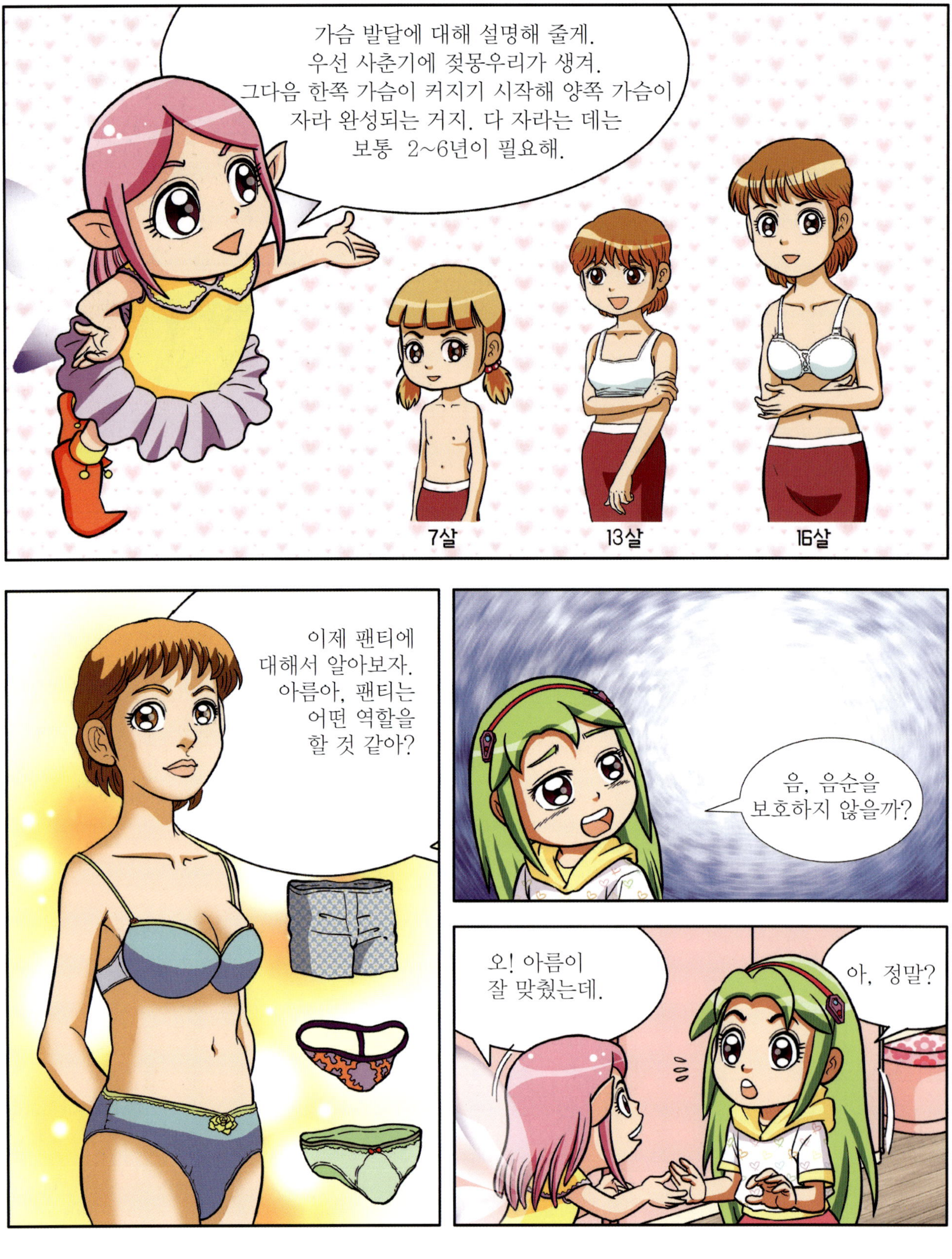

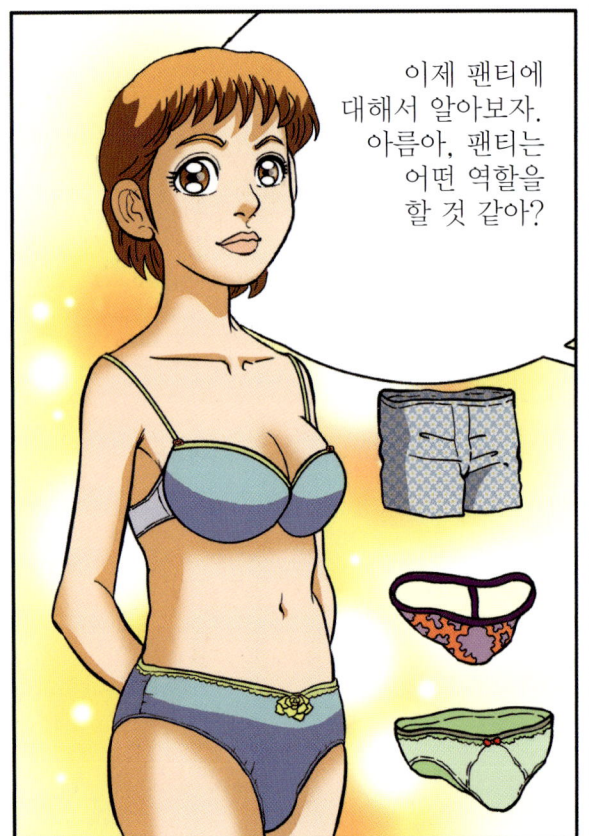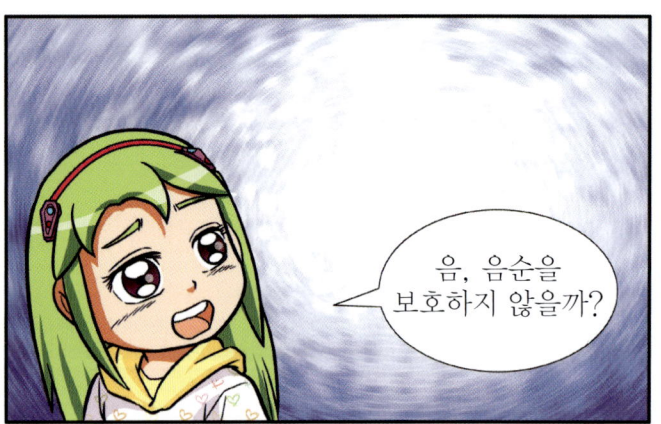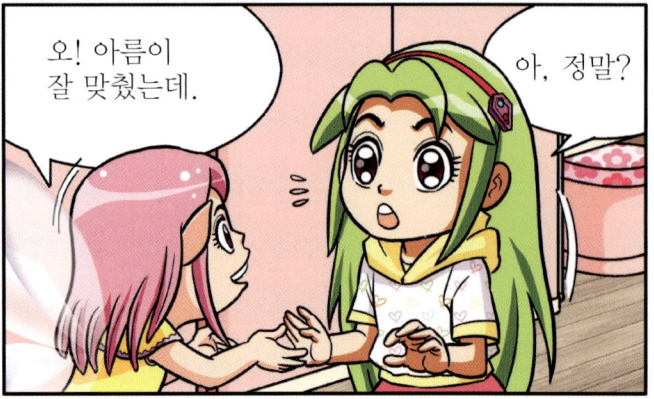

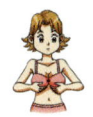

3장 속옷을 입는 데는 이유가 있다!

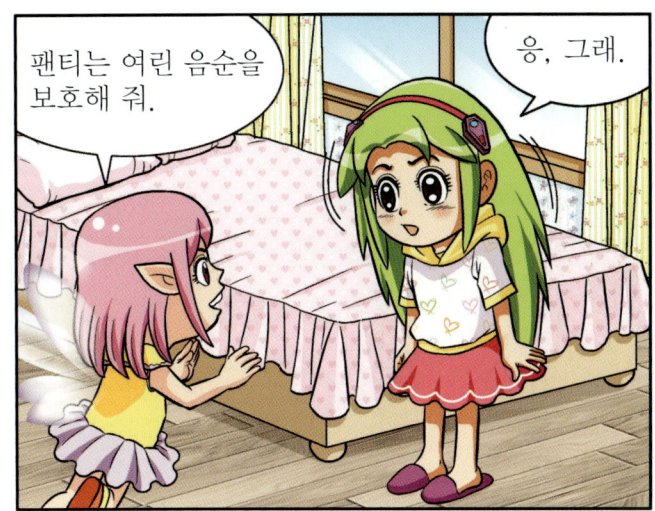

팬티는 여린 음순을 보호해 줘.

응, 그래.

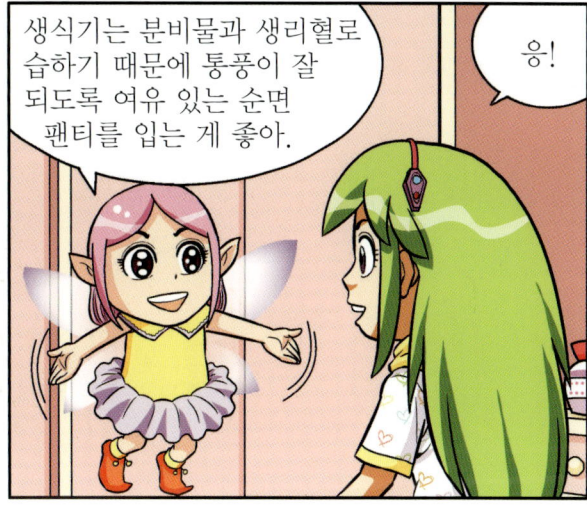

생식기는 분비물과 생리혈로 습하기 때문에 통풍이 잘 되도록 여유 있는 순면 팬티를 입는 게 좋아.

응!

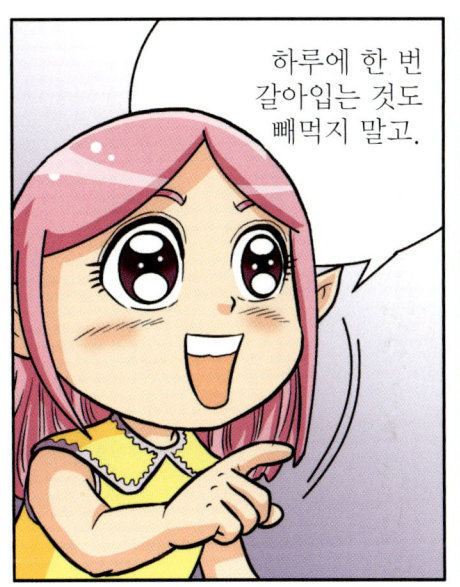

하루에 한 번 갈아입는 것도 빼먹지 말고.

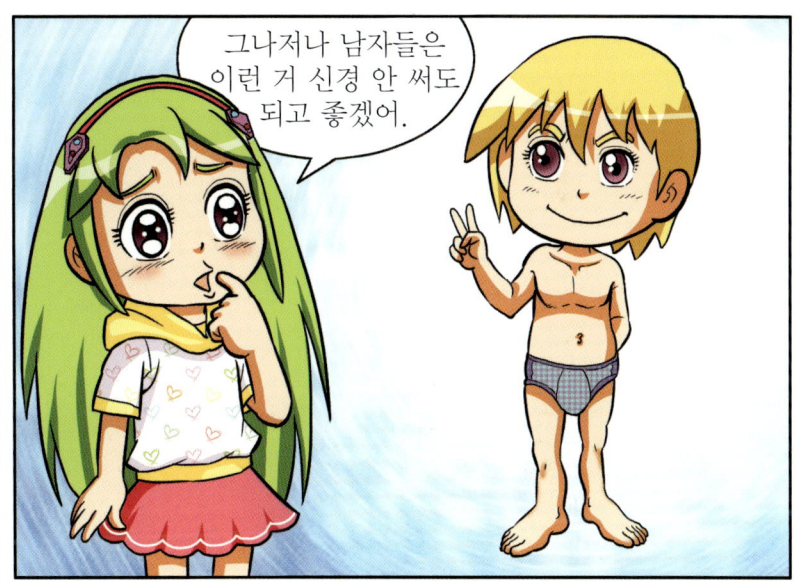

그나저나 남자들은 이런 거 신경 안 써도 되고 좋겠어.

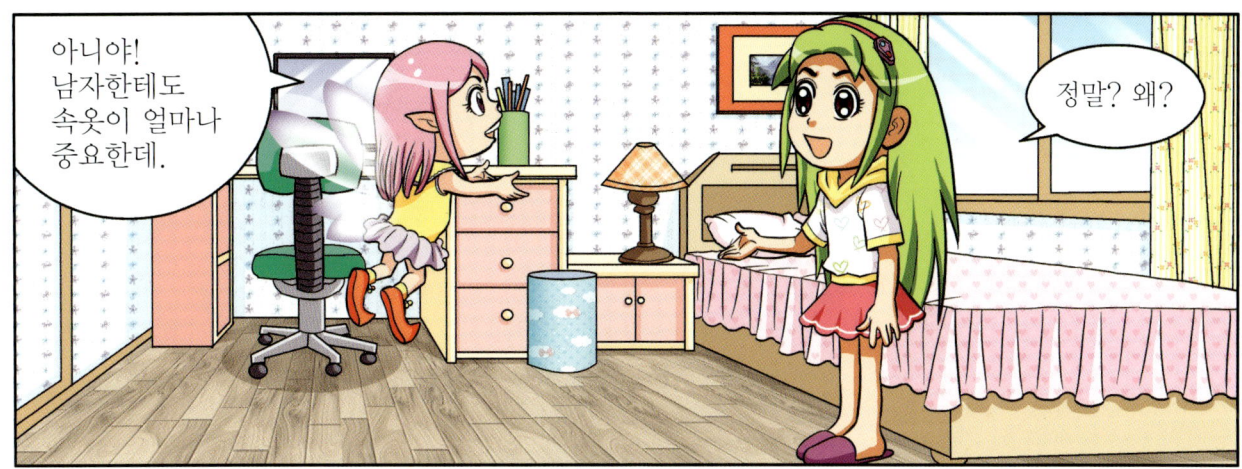

아니야! 남자한테도 속옷이 얼마나 중요한데.

정말? 왜?

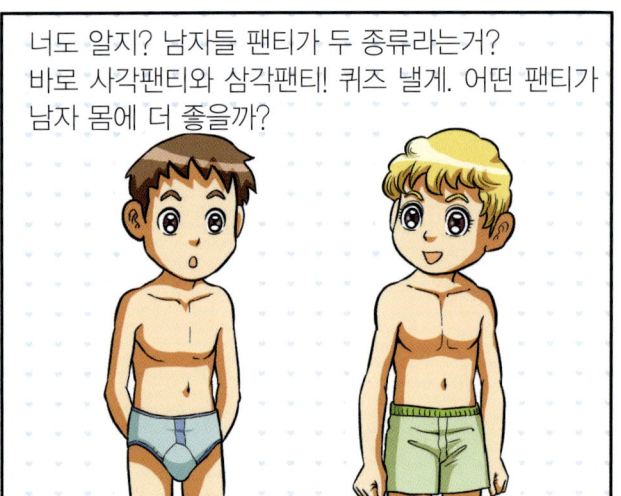
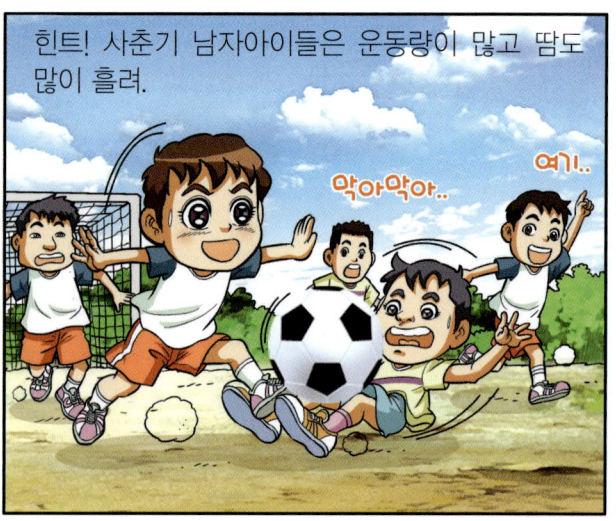
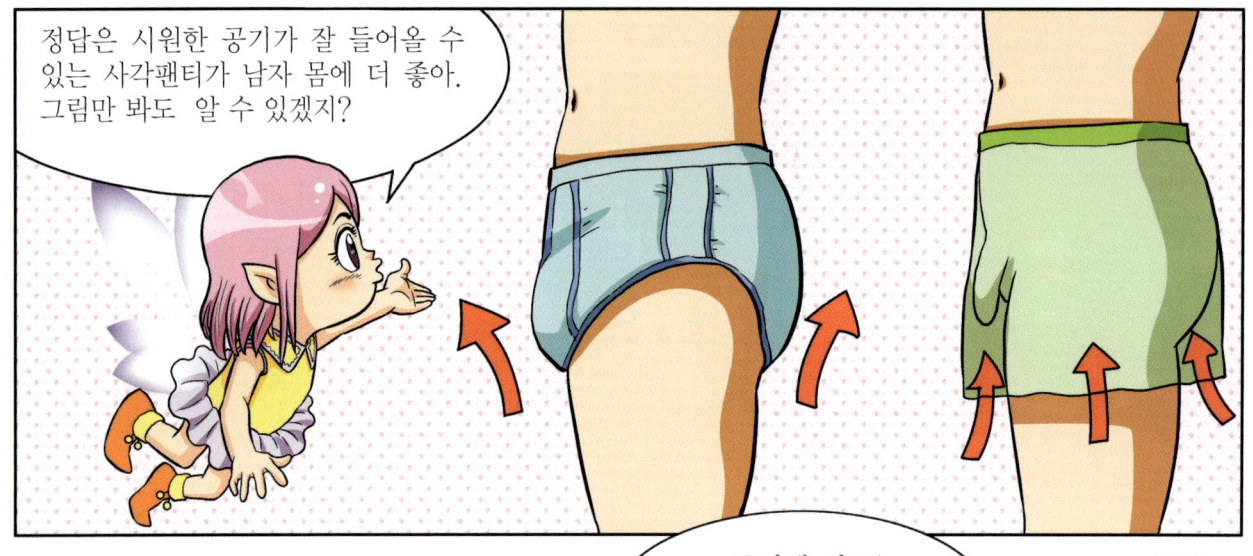
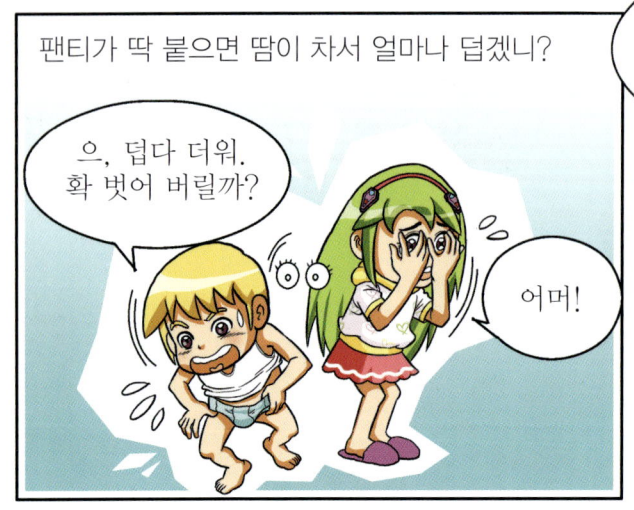
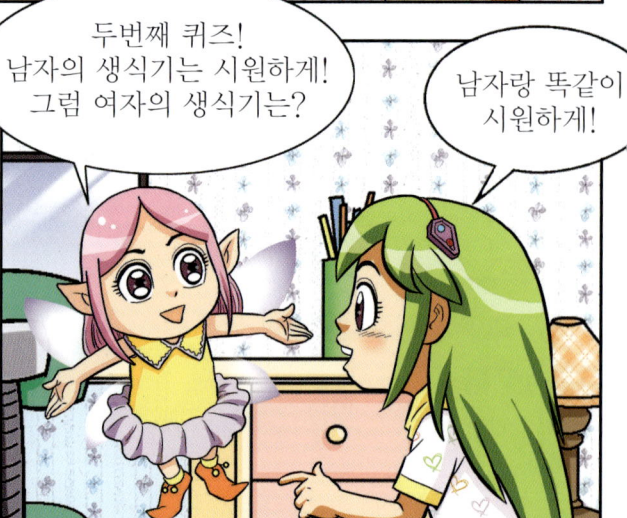

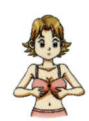
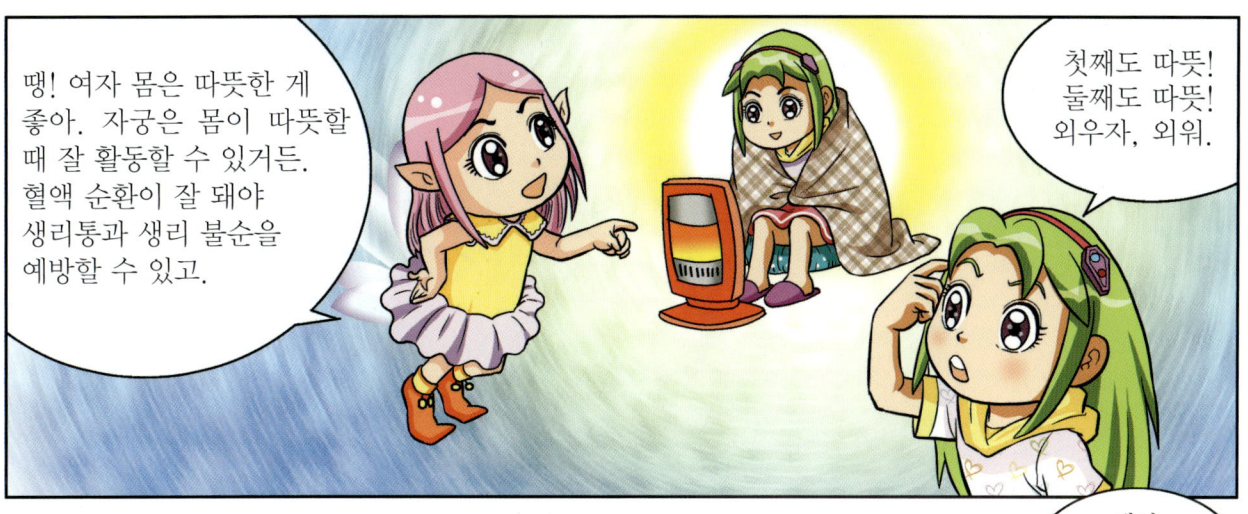
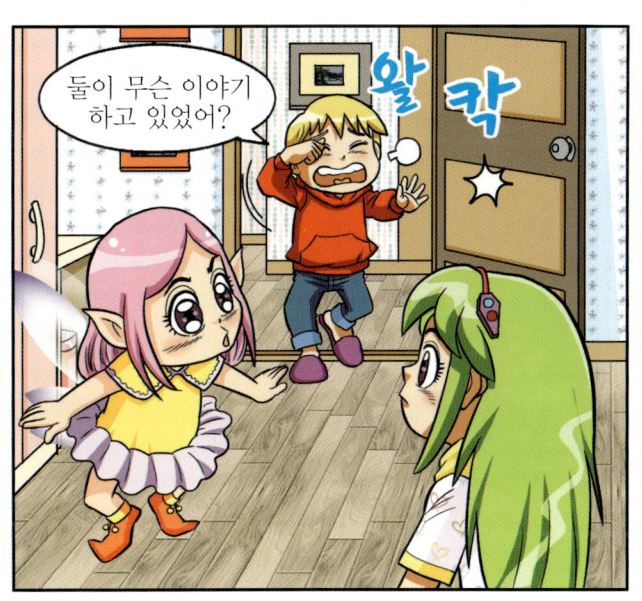
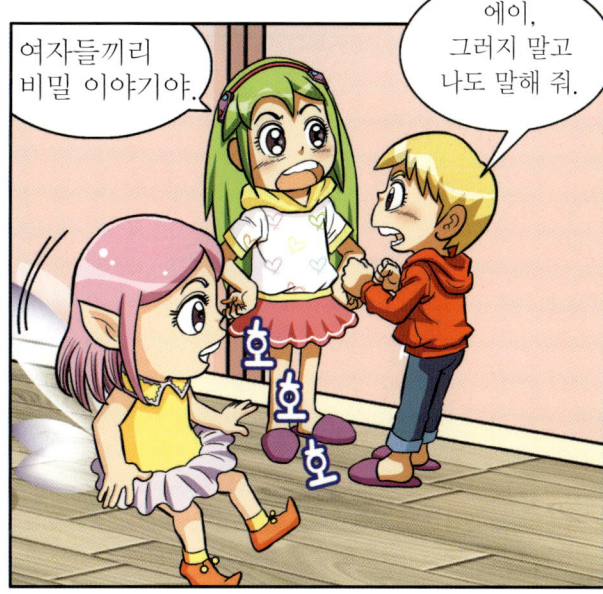
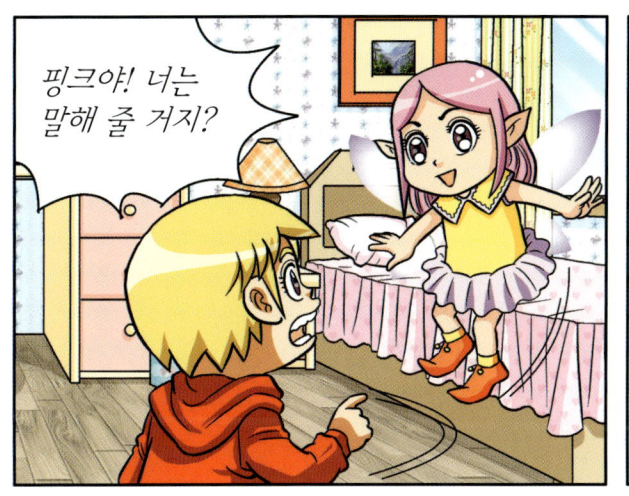
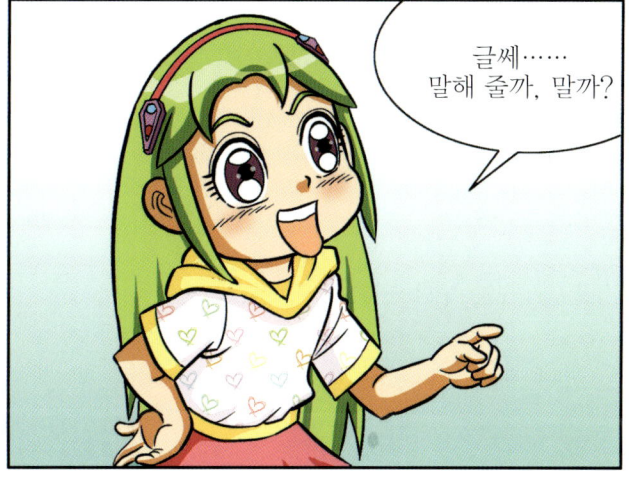

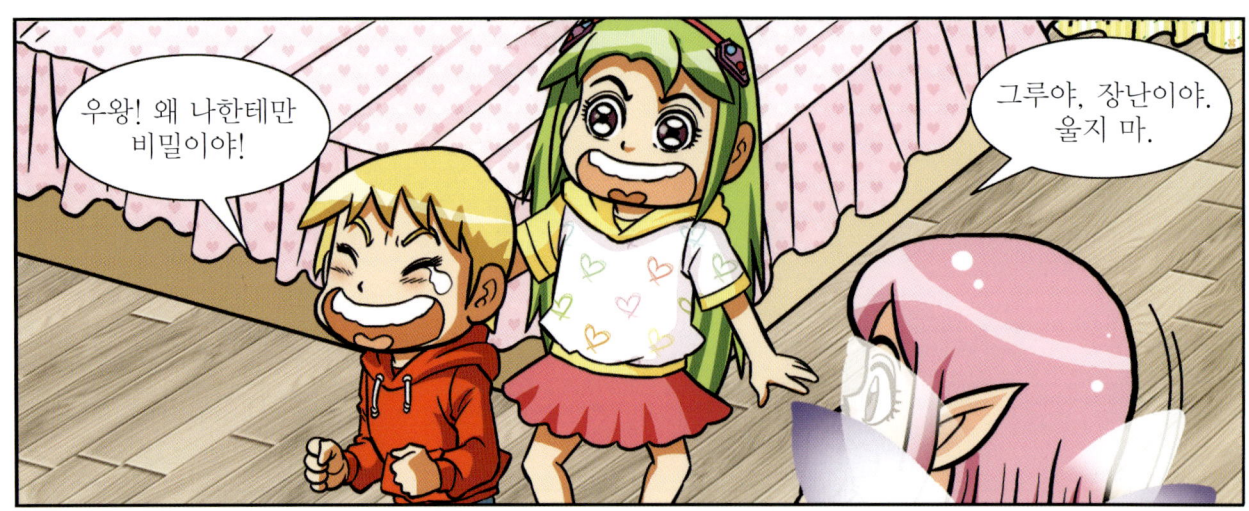
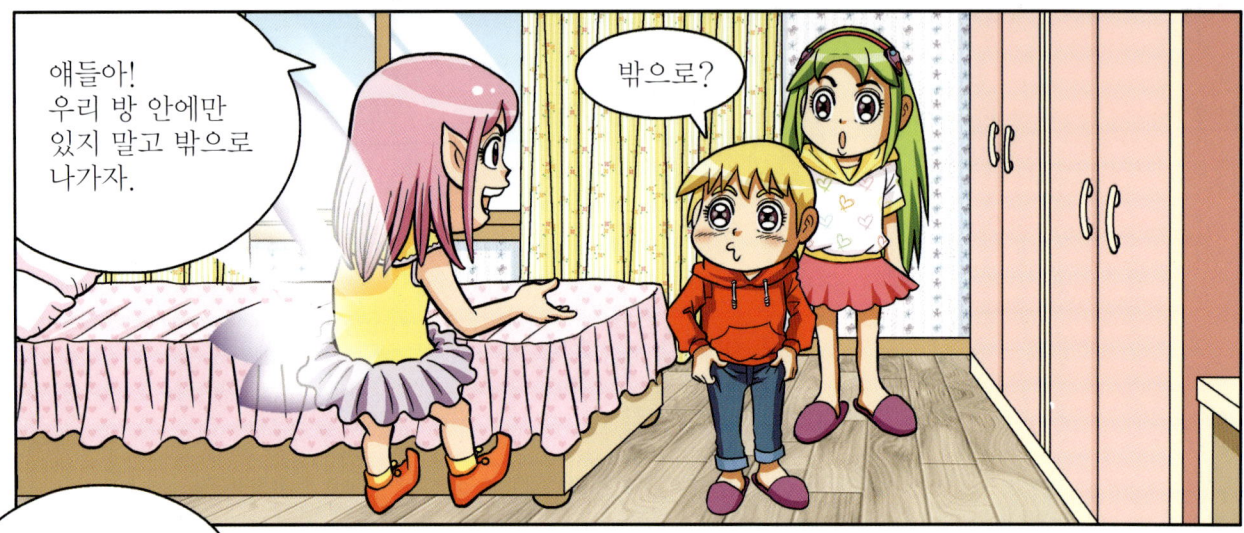
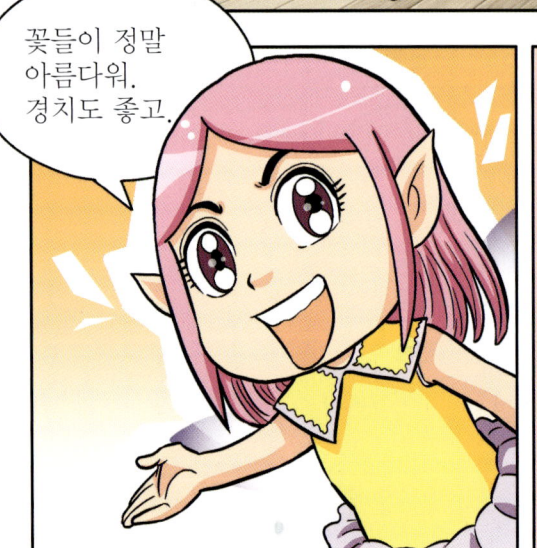
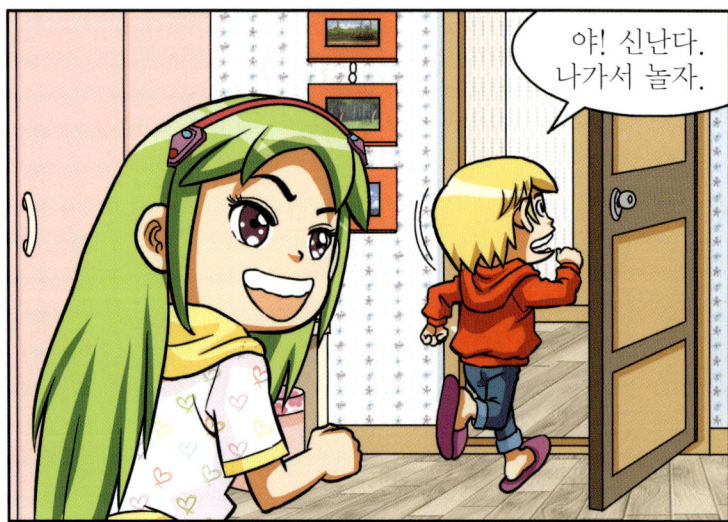

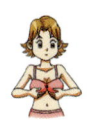
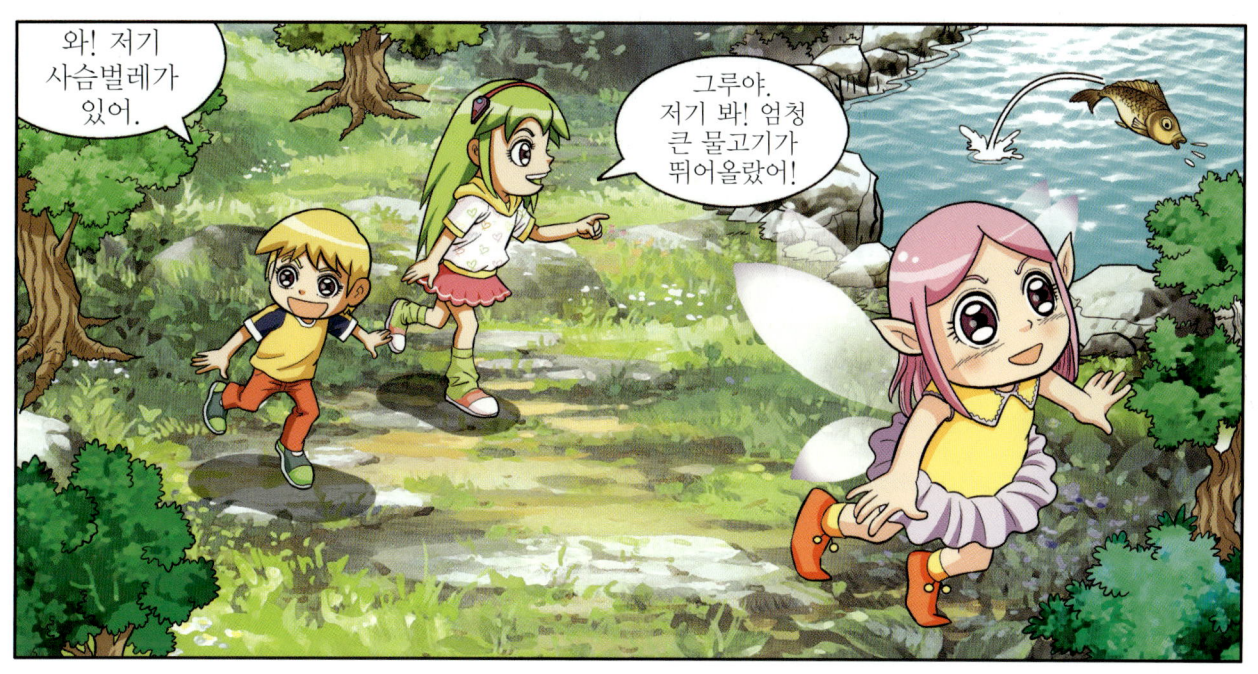
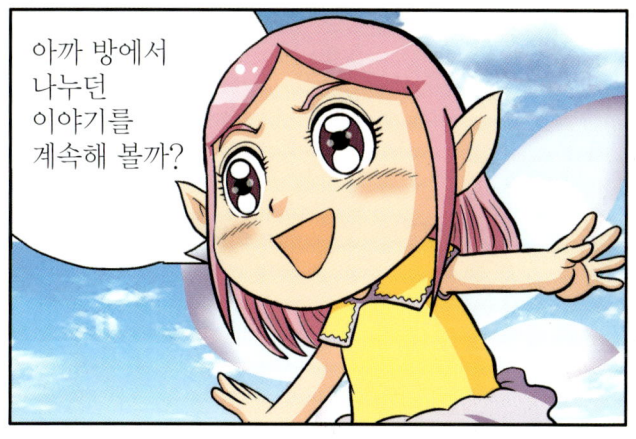
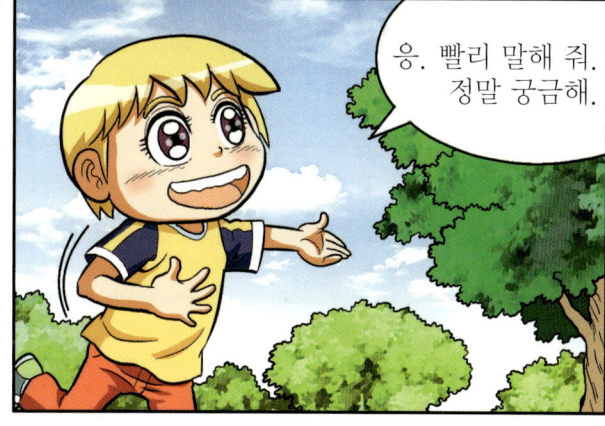
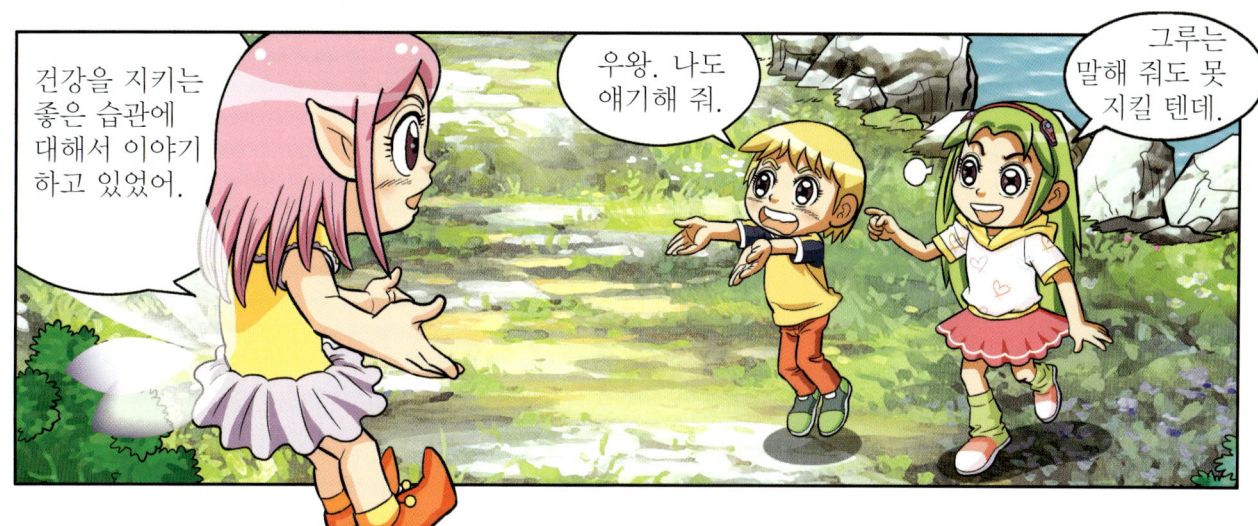

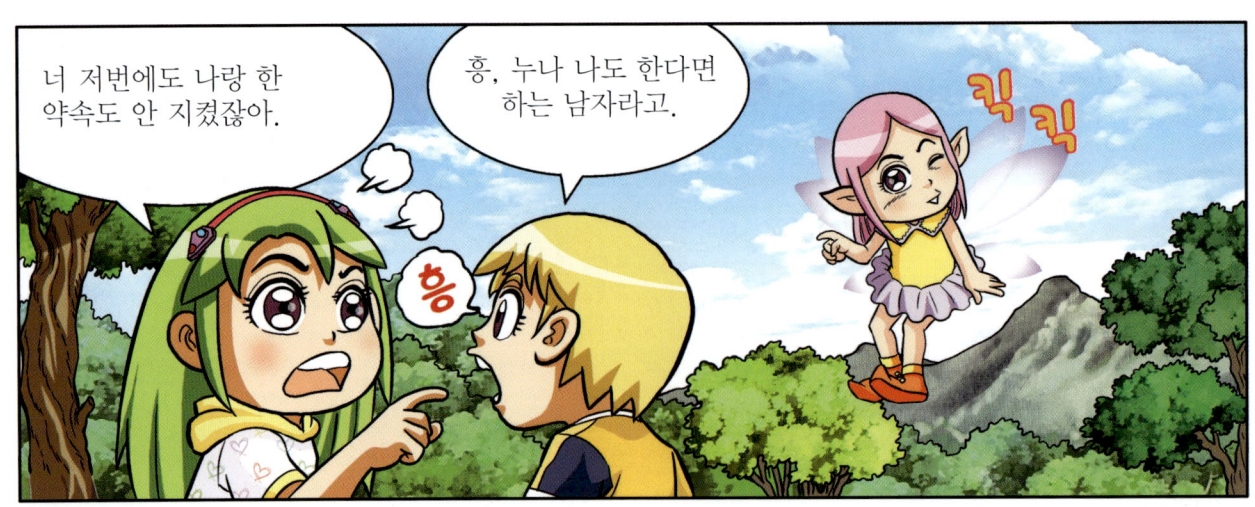

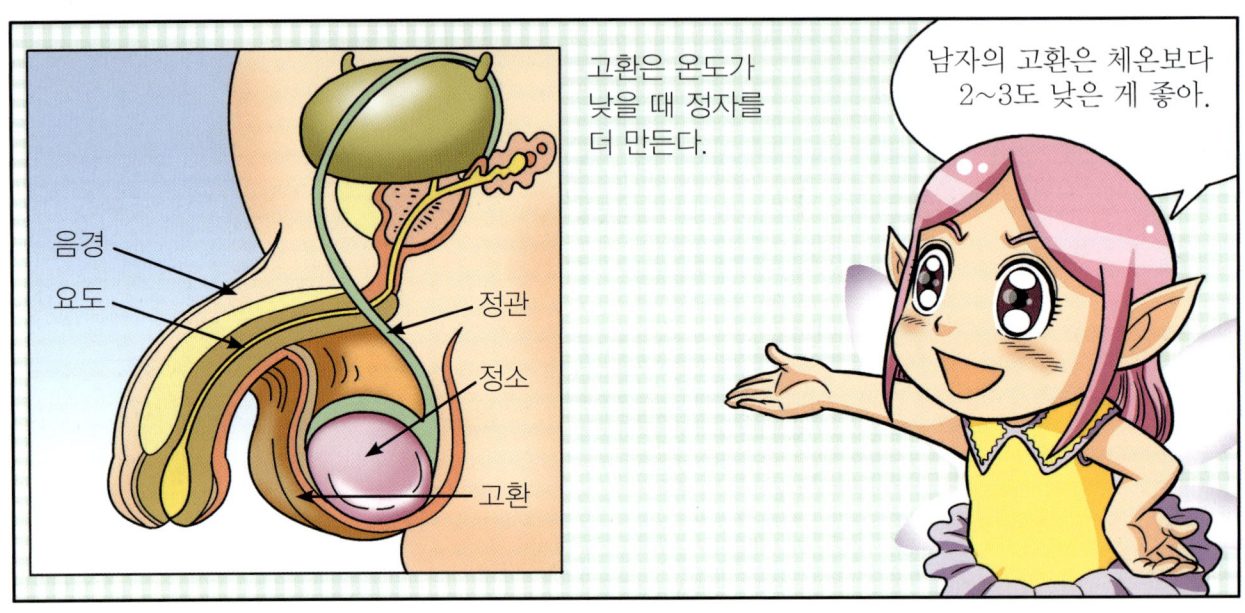

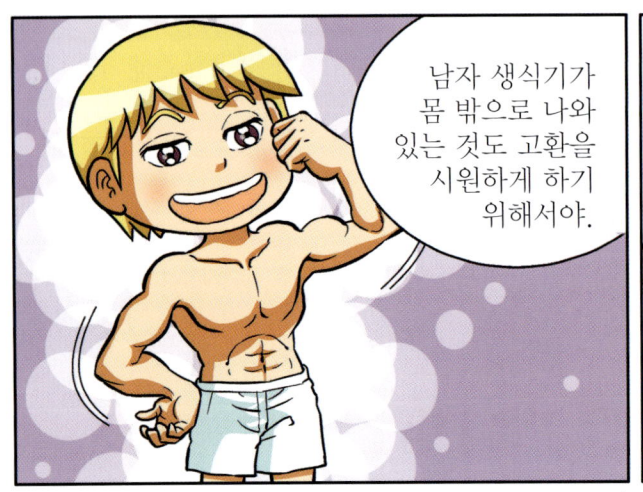

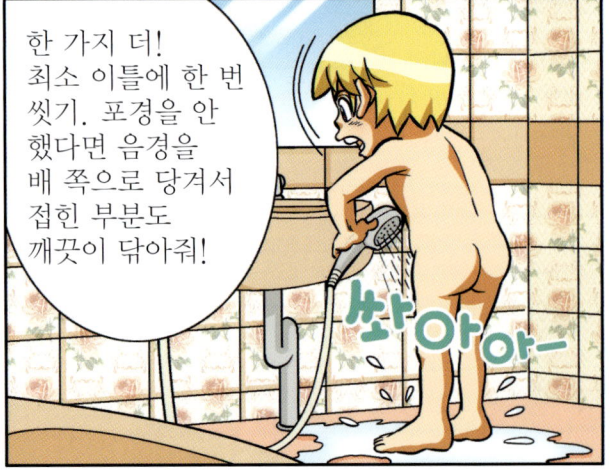

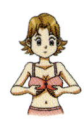

3장 **속옷을 입는 데는 이유가 있다!**

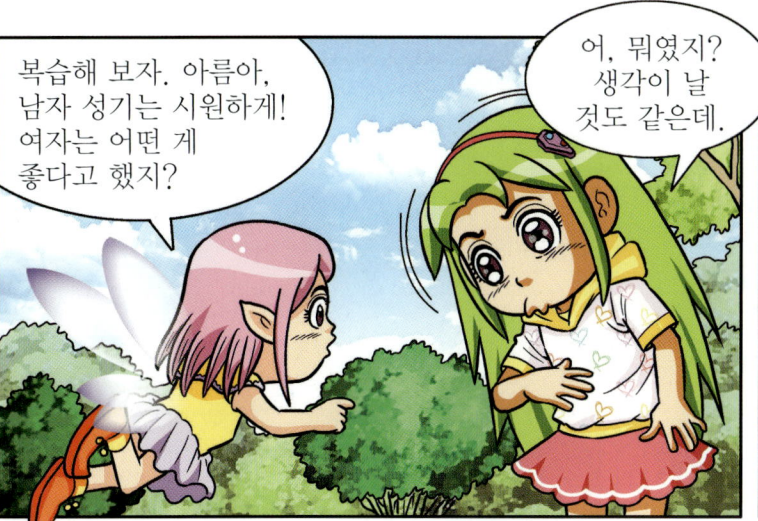
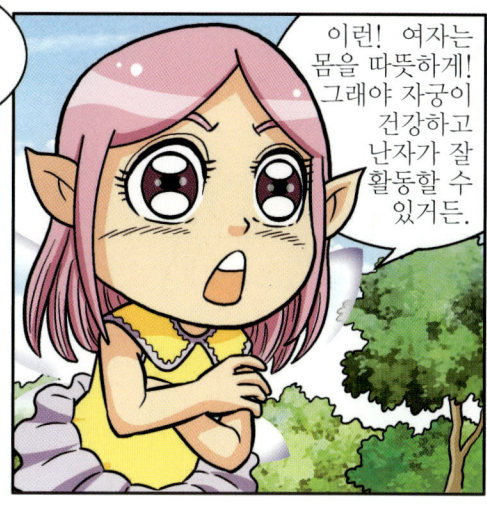
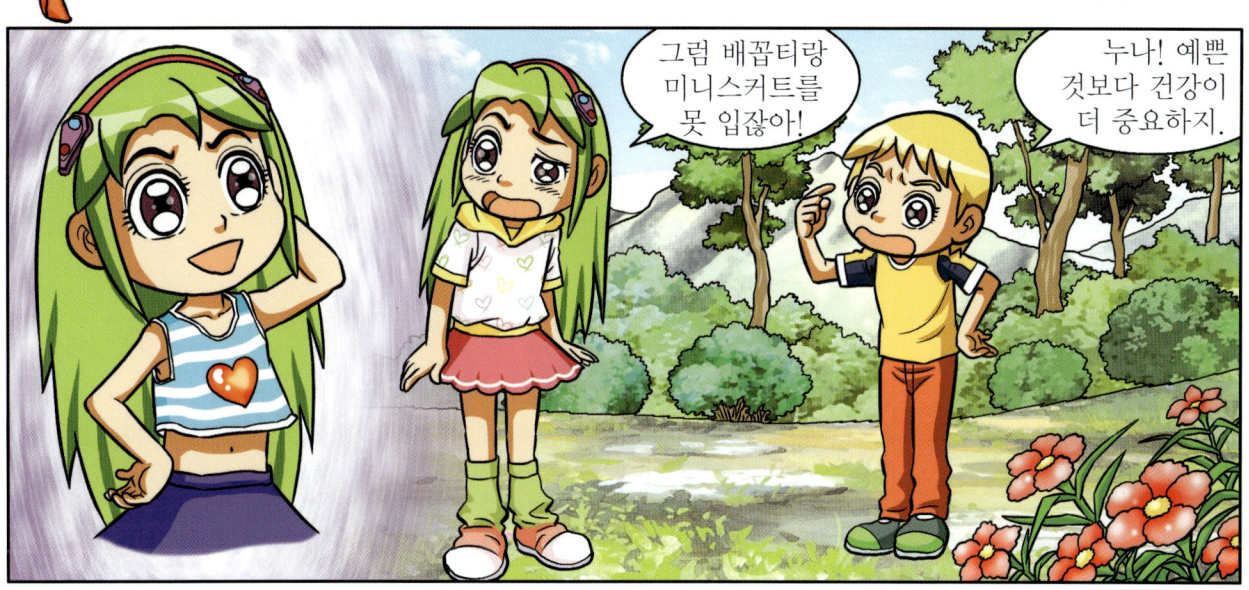
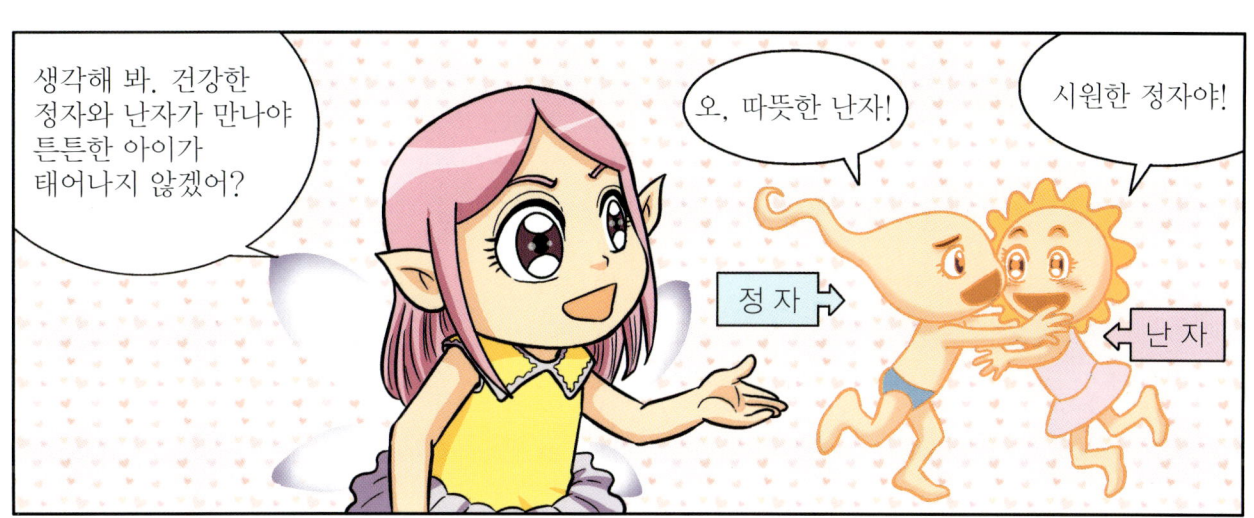

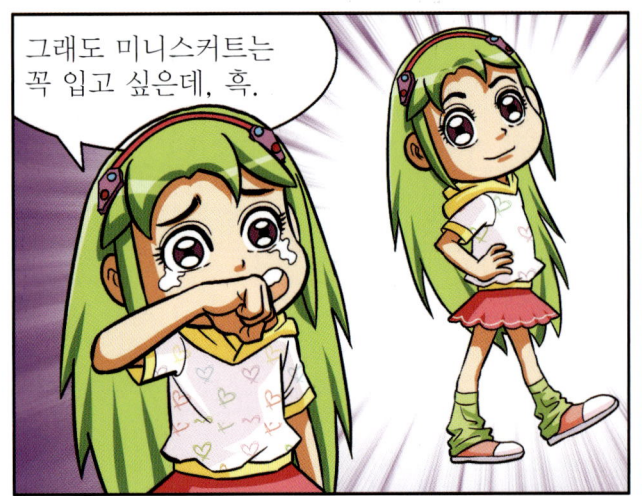
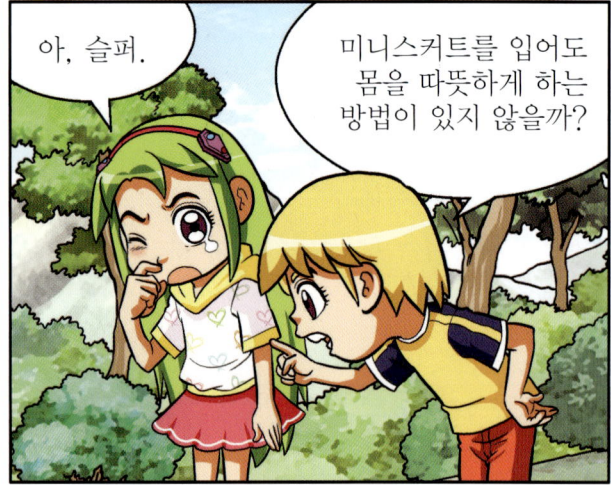
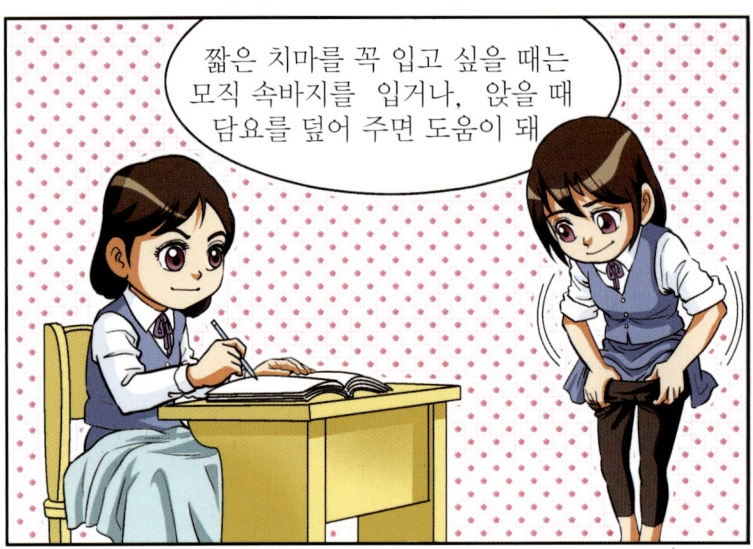
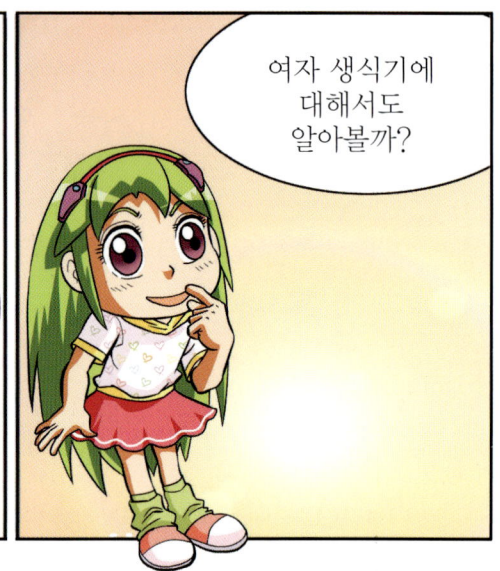
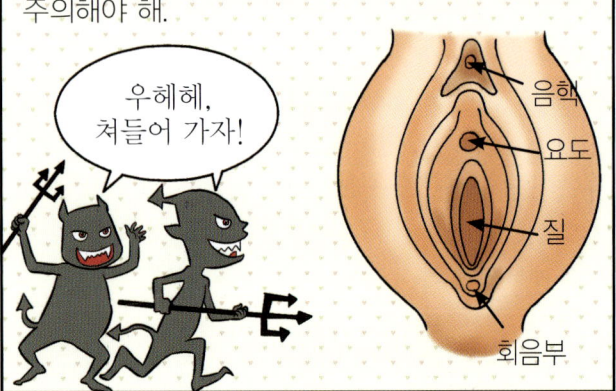
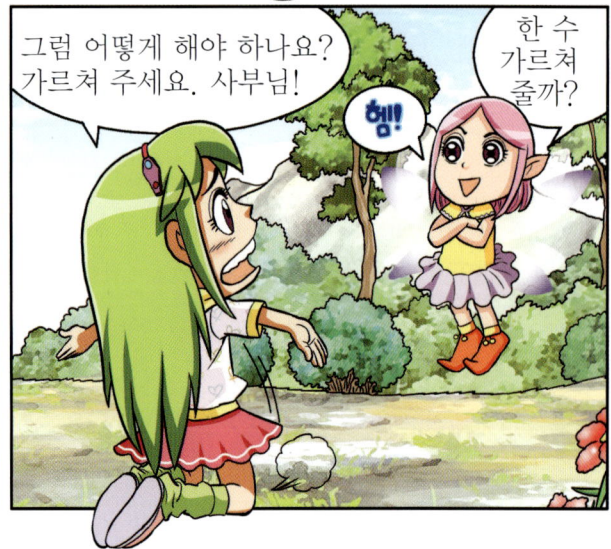

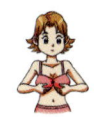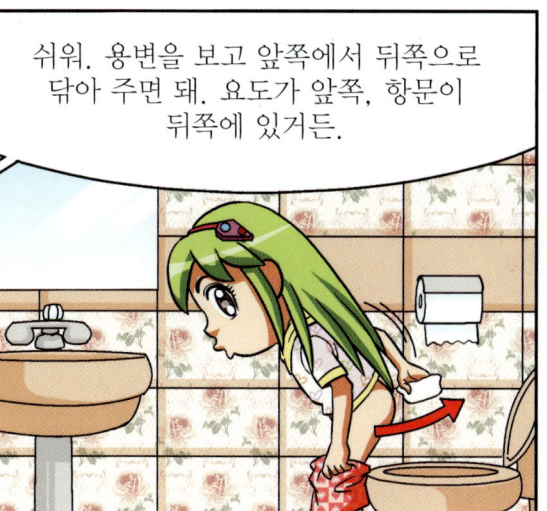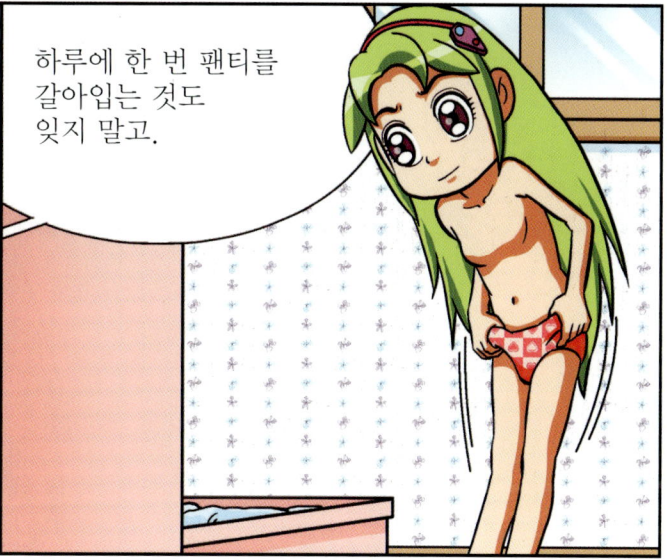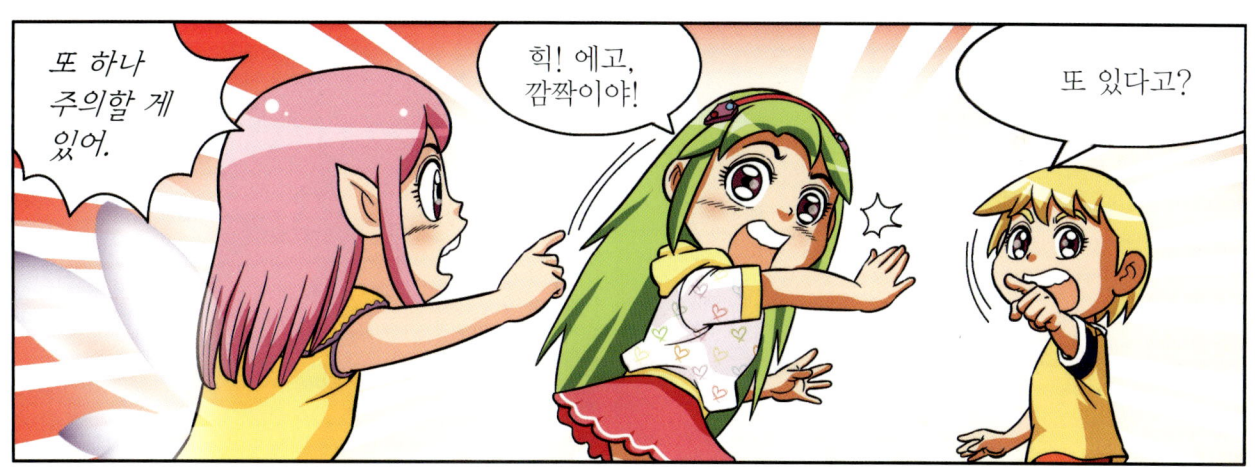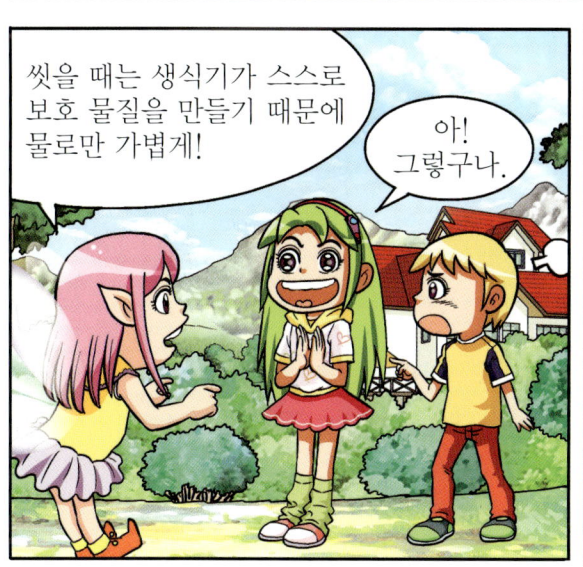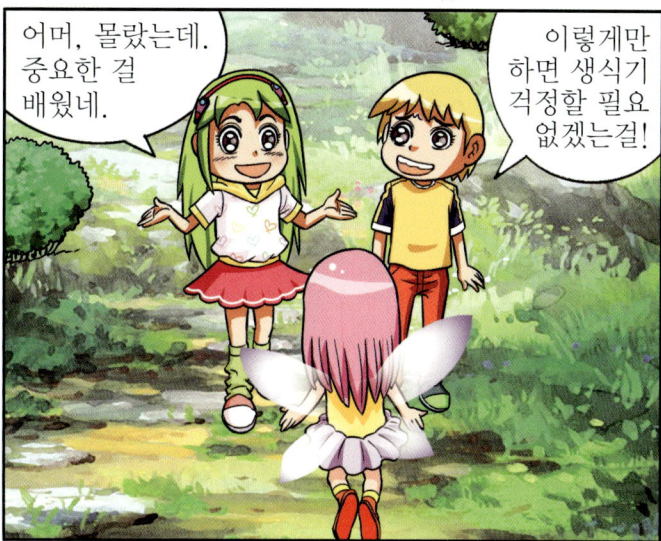

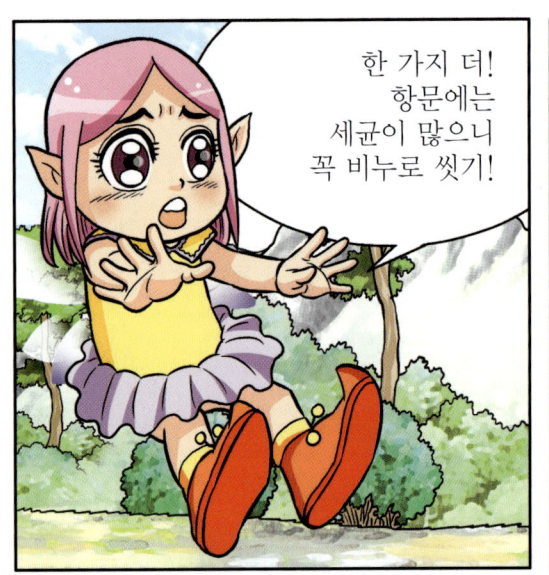
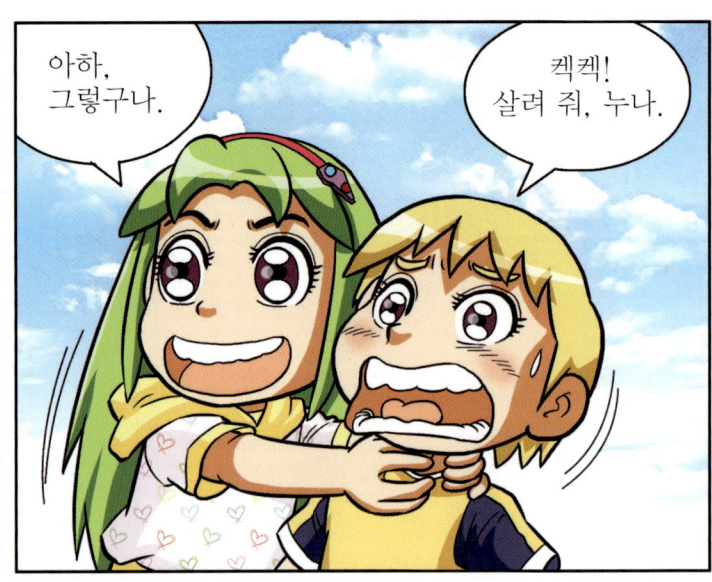
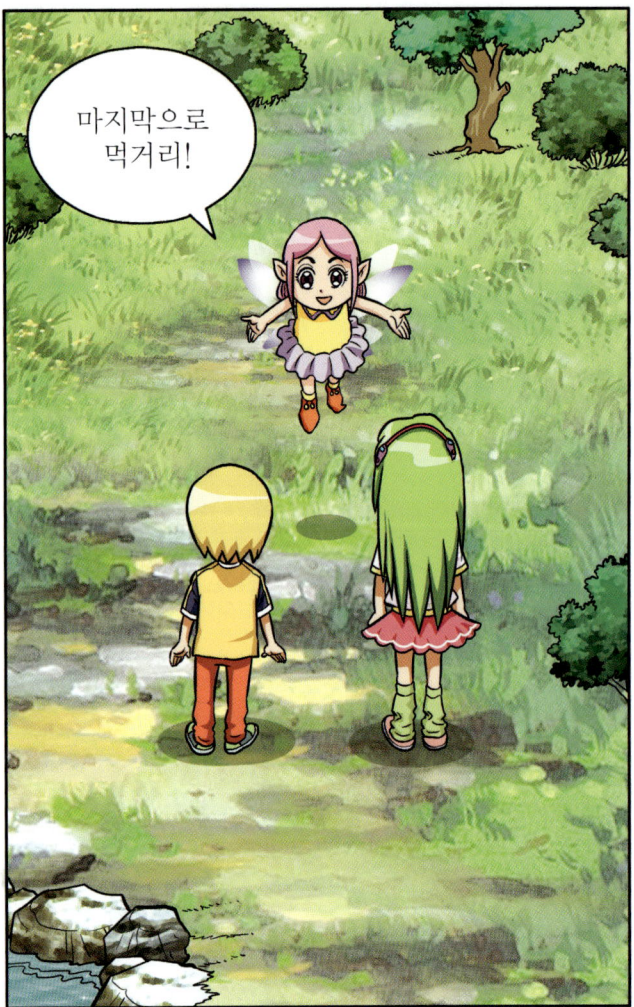
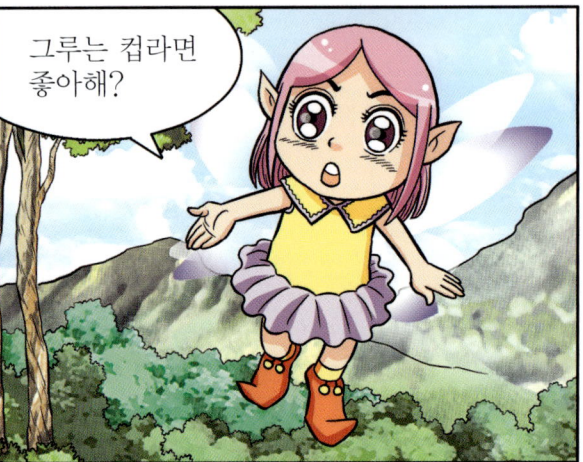
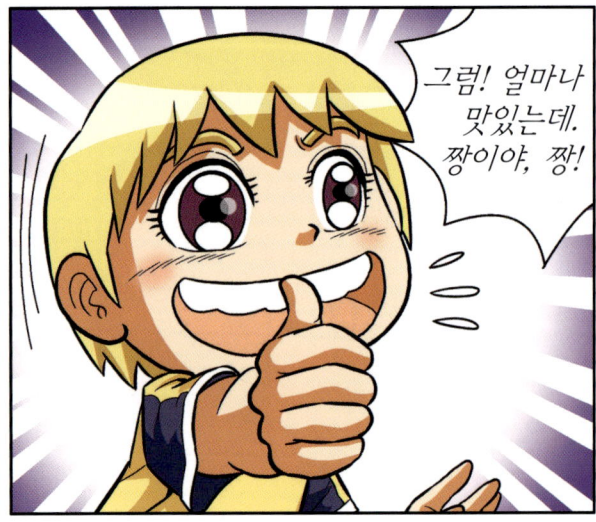

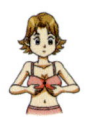

3장 **속옷을 입는 데는 이유가 있다!**

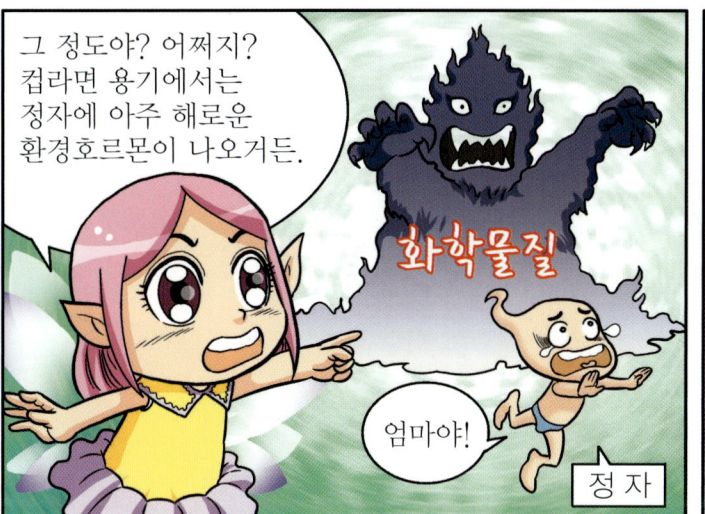
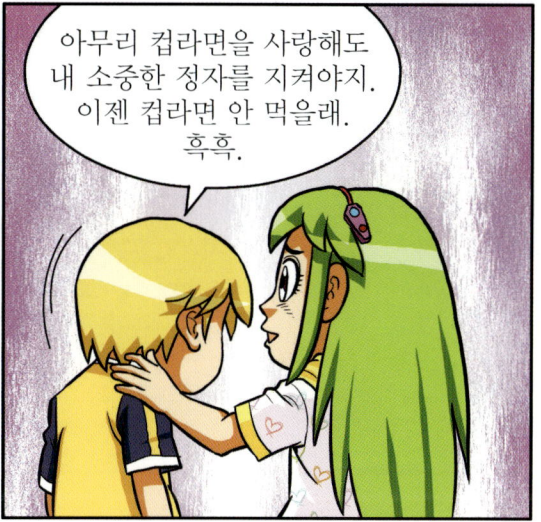
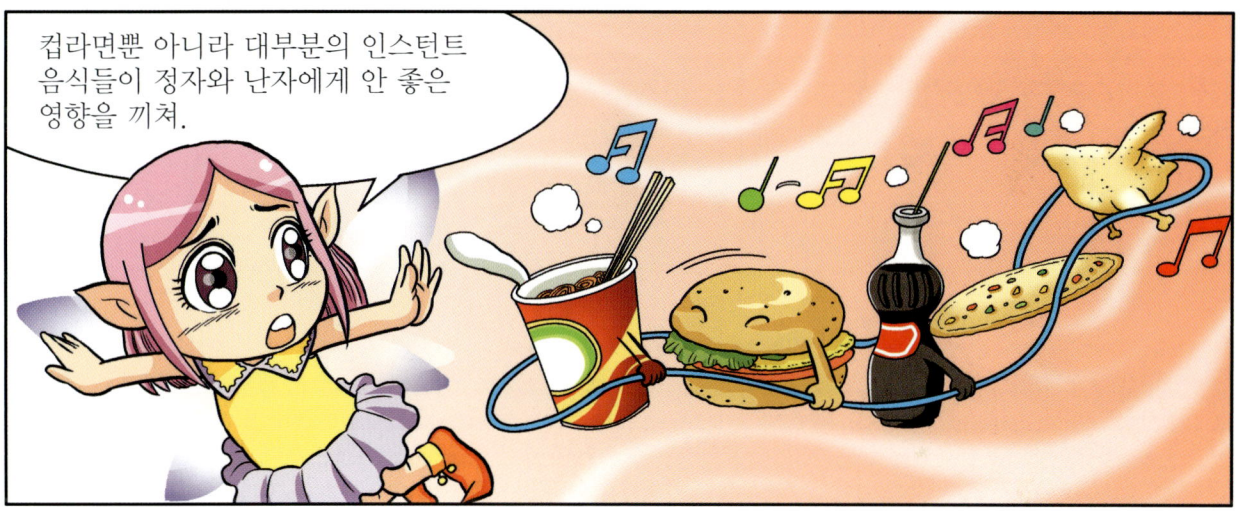
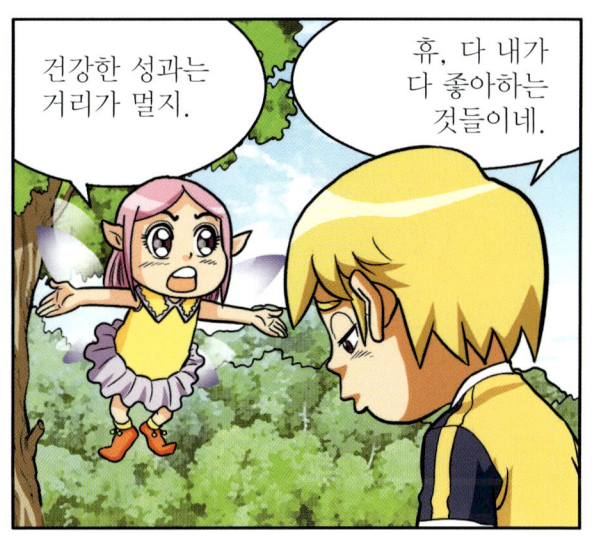
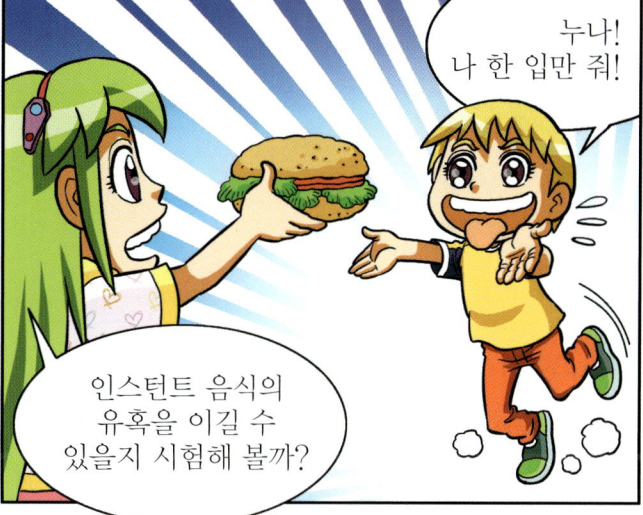

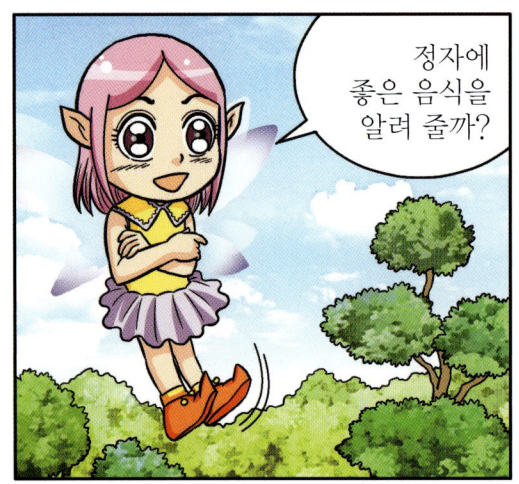
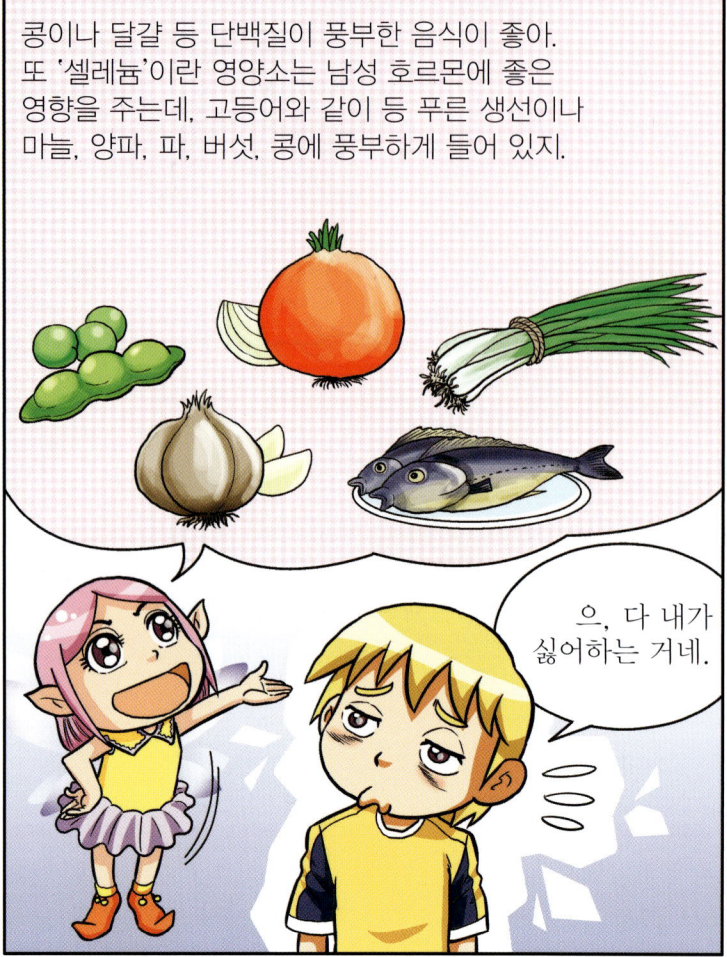
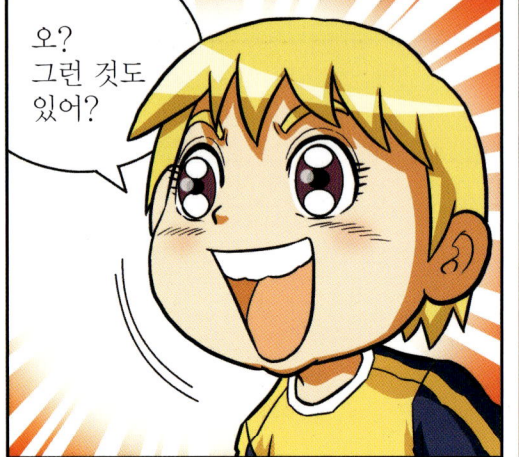
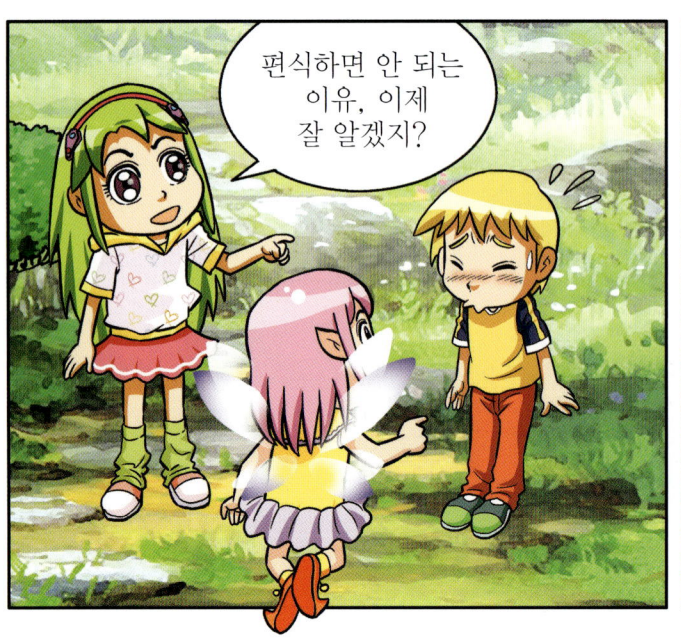
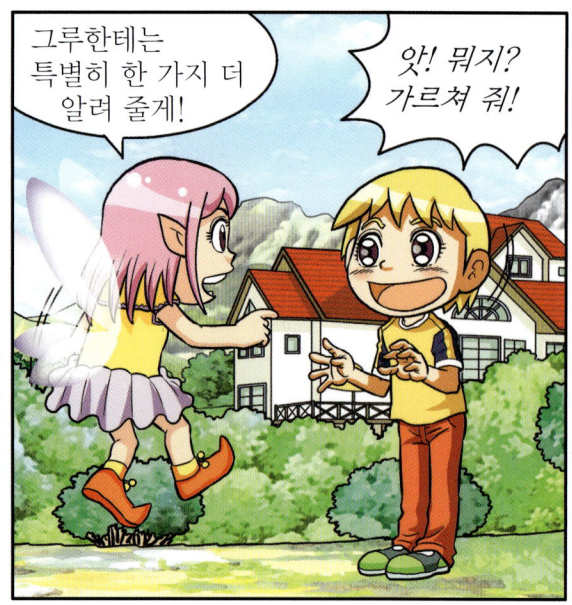

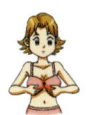

3장 속옷을 입는 데는 이유가 있다!

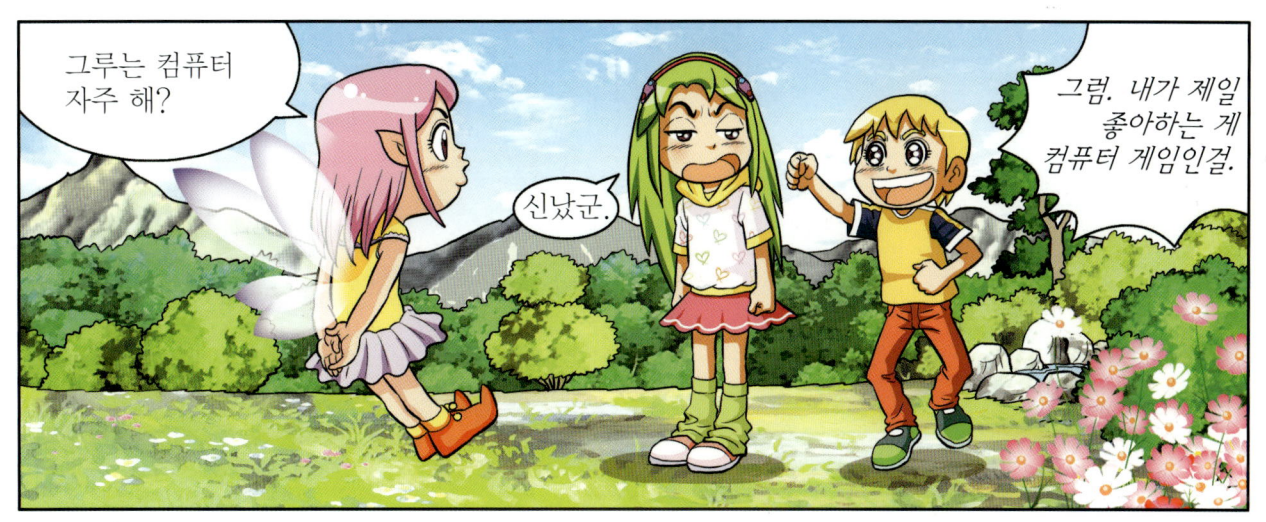

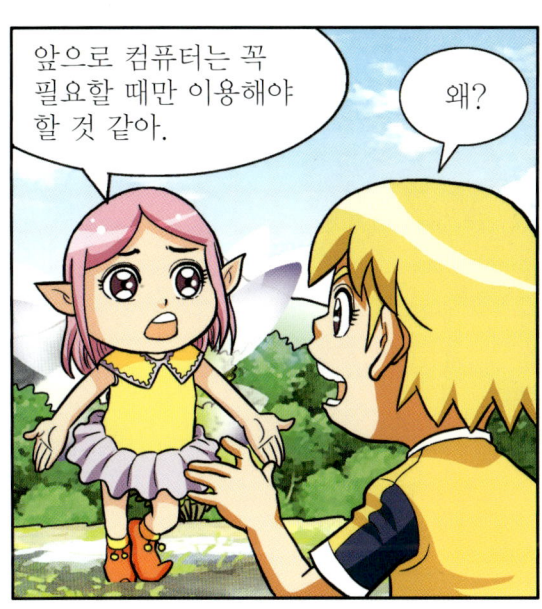

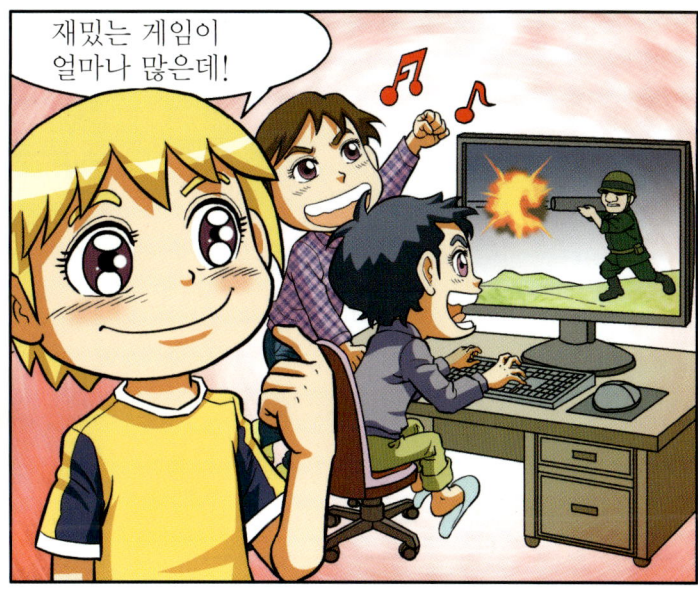

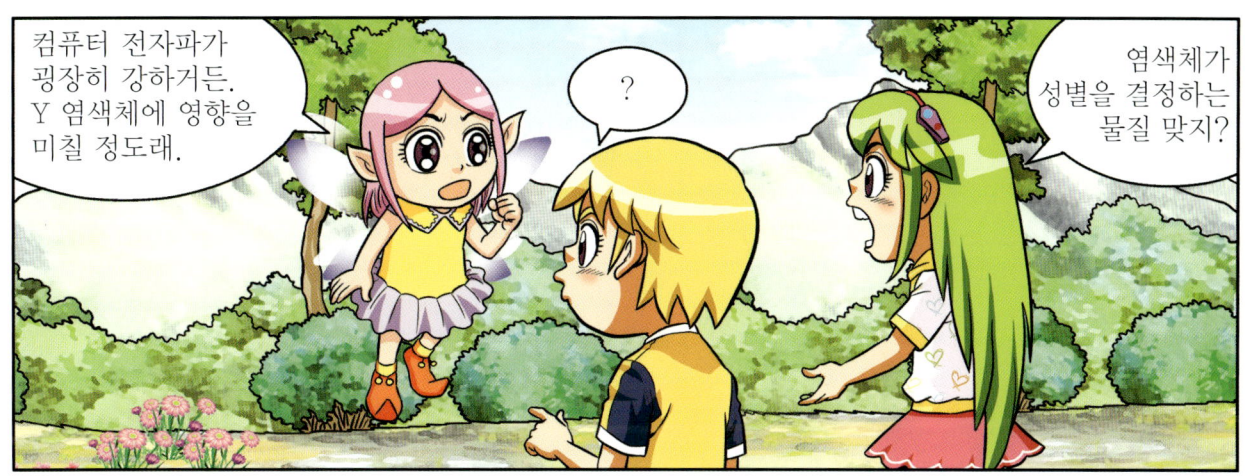

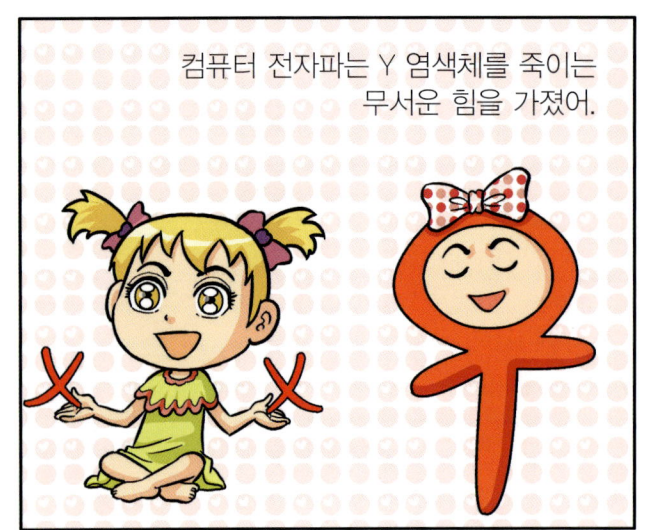
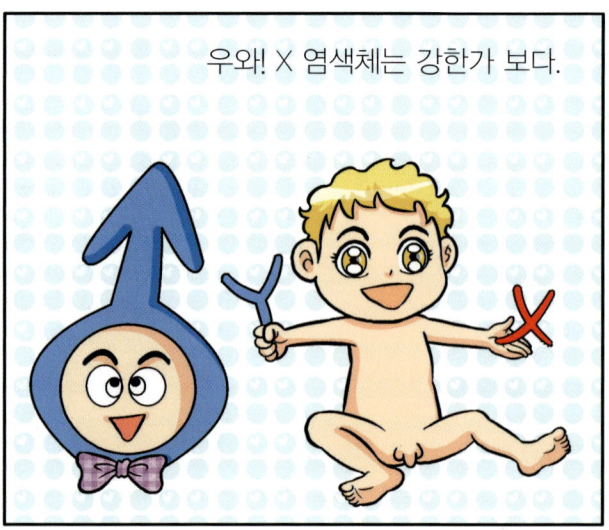
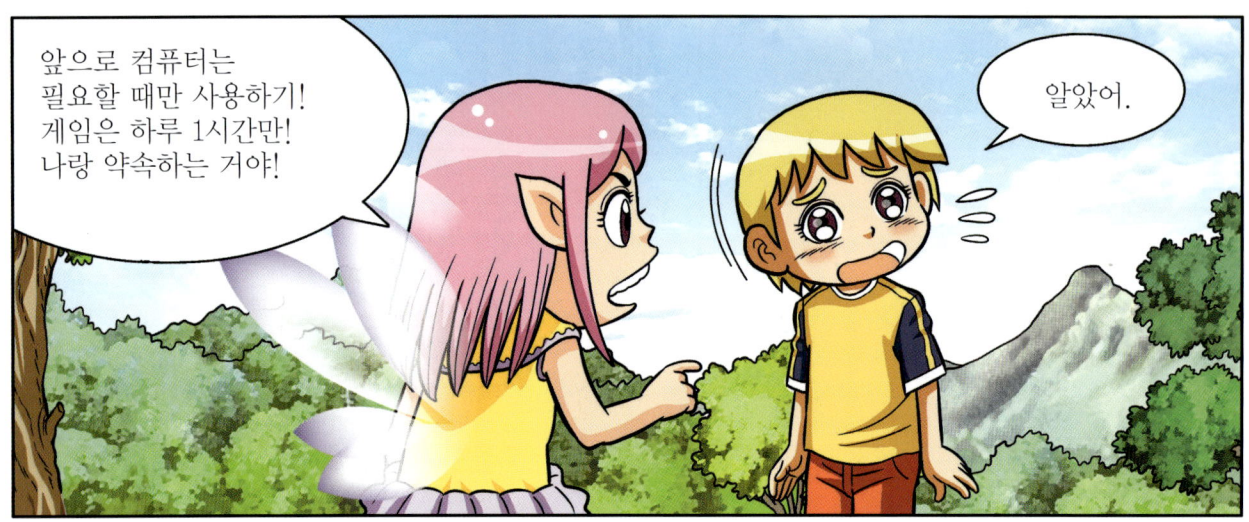
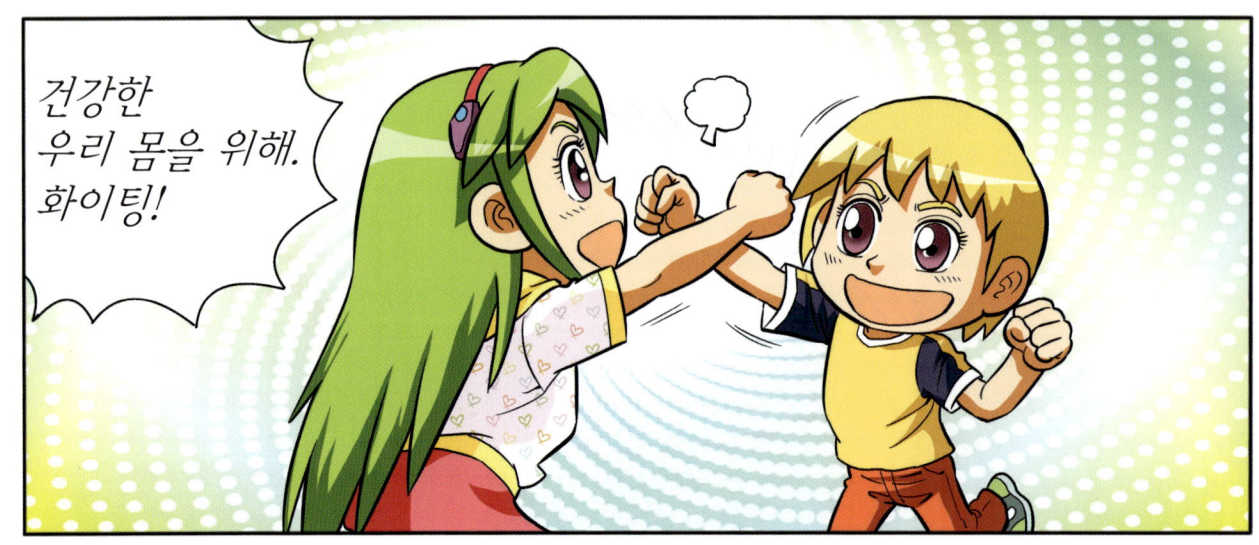

멍울이 뭔지 궁금해요.
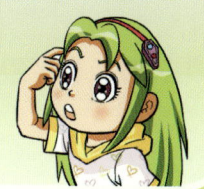

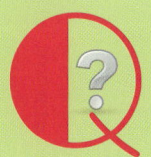 아직 사춘기도 안 왔고 생리도 안 하는 5학년인데 일주일 전부터 오른쪽 가슴이 아파요. 엄마께 말씀드렸더니 멍울이 생겼다고 하시더라구요.
멍울이 뭐예요? 이거 언제 없어지나요?

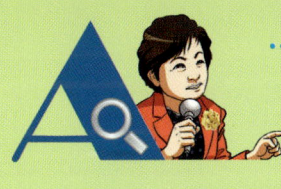 이제 사춘기가 찾아왔군요. 멍울이 바로 그 신호예요. 혹시 겨드랑이 털이 조금씩 나오진 않았나요? 겨드랑이 털이 나올 때랑 가슴이 나올 때가 비슷하거든요.
우선 멍울은 유두 아래로 지방이 모여서 생긴 볼록하게 나온 모양을 표현한 말이에요.
여성의 가슴은 젖을 만드는 유선과 유관 주변으로 폭신폭신하게 지방이 쌓여서 봉긋한 모양이 되는 거예요. 그 출발이 멍울인 거죠. 이제 유두와 유두 아래 유륜의 색도 점점 진해질 거예요. 언젠가 엄마가 되어 아기에게 젖을 먹일 수 있도록 몸이 준비하고 있는 거랍니다.
멍울을 건드리면 지금처럼 아프고 콕콕 쑤시는 느낌이 들지만 조금씩 사라지고 멍울에서 동산 모양의 가슴으로 자라기 시작할 거예요.
자! 이제 청소년 브래지어를 준비해 봐요.

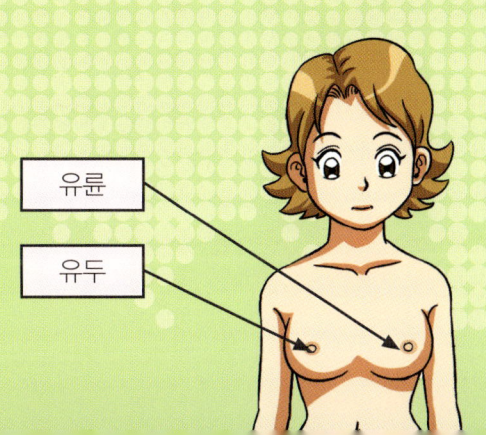
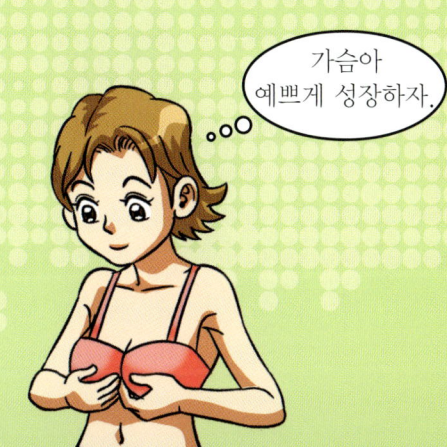

겨드랑이 털 잘라도 되나요?

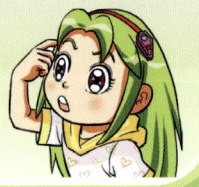

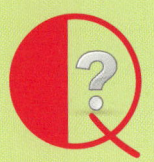 전 지금 초등학교 6학년이에요. 제가 겨드랑이와 생식기 쪽에 털이 났어요. 생식기는 안 보여서 괜찮지만 겨드랑이 털을 혹시 다른 사람들이 볼까 봐 반팔 옷을 못 입겠어요. 생식기와 겨드랑이에 있는 털을 너무 자르고 싶은데 괜찮나요? 어떡해야 하는지 좀 가르쳐 주세요.

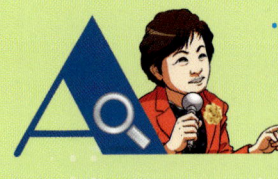 이제 조금씩 털들이 보이기 시작했나 봐요? 긴팔, 긴바지를 입는 겨울에는 상관없지만, 여름에는 아무래도 신경이 쓰일 수 있죠. 어른들도 겨울에는 겨드랑이 털을 기르고 여름에만 면도하는 경우가 많아요. 귀찮기도 하거든요.

우선 털을 밀거나 뽑아도 큰 부작용은 없어요. 다만 뽑거나 자르면서 작은 상처나 염증이 날 수는 있답니다. 특히 생식기 부분은 살이 여리고 털이 음순을 보호하는 역할을 하기 때문에 제모하지 않는 게 좋겠어요.

또 아직은 음모가 안 난 친구도 있겠지만 조금만 시간이 지나면 너 나 할 거 없이 다 털이 난답니다. 모두 겨드랑이랑 생식기에 털이 나는 건 당연합니다. 다른 사람들은 친구의 털에 관심이 없는데 주변의 시선 때문에 제모를 할 필요는 없다는 거예요. 뽑을지, 자를지 아니면 그냥 자라게 둘지는 친구가 선택하면 됩니다. 털 자르기, 뽑기에는 생각보다 다양한 방법들이 있지만 가장 많이 하고, 비용이 적게 드는 방법은 여성용 면도기를 사용하는 거예요.

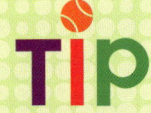 **여성용 면도기를 사용할 때…**

1. 겨드랑이를 따뜻한 물로 적신다.
2. 털이 난 부분에 비누나 면도용 크림을 바른다.
3. 면도기 칼날이 제자리를 잘 끼워져 있는지 확인한다.
4. 위에서 아래로 면도해 주고 물로 면도기를 한 번 헹군다.
5. 같은 방법으로 털을 깎는다.
6. 차가운 물로 겨드랑이를 잘 씻는다.
7. 수건으로 겨드랑이를 톡톡 두들기듯 말려 주고 순한 로션을 바른다.

치구가 뭔가요?

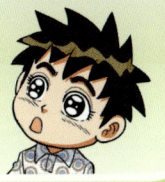

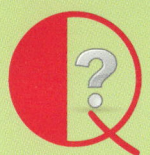 저는 12살 남학생인데요. 음경 껍데기를 벗기면 안에 하얀 거 있잖아요. 그건 어떻게 제거해요? 닦으려고 젖히면 아픕니다.

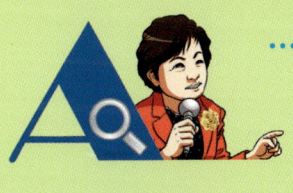

처음 보는 하얀색 물질에 깜짝 놀랐죠?
내가 무슨 큰 병에 걸렸나 싶어서 말도 못 하고 고민하는 친구들이 정말 많답니다.
그 물질은 치구입니다. 치구는 포피와 귀두 사이에서 만들어진 깨끗하고 미끌미끌한 것으로 귀두를 촉촉하게 하고 부드럽게 움직이게 하죠. 포피가 자연스럽게 젖혀질 수 있도록 하는 역할이죠.
다만, 너무 오랫동안 씻지 않으면 냄새가 날 수 있으니 하루에 한 번 미지근한 물로 닦아 내면 돼요. 씻을 때는 아프지 않을 정도까지만 젖혀서 씻어 주면 됩니다.

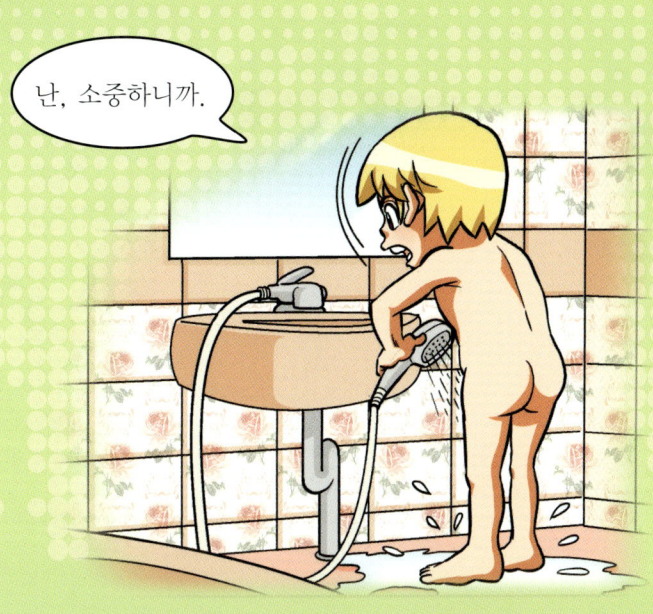

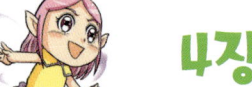

4장

생식기가 남들과 다르다고?

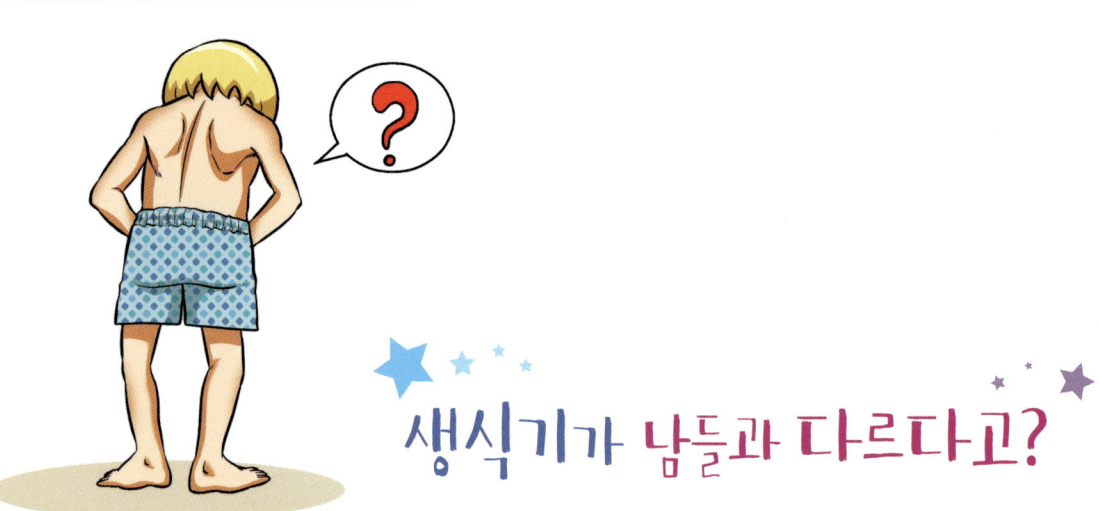

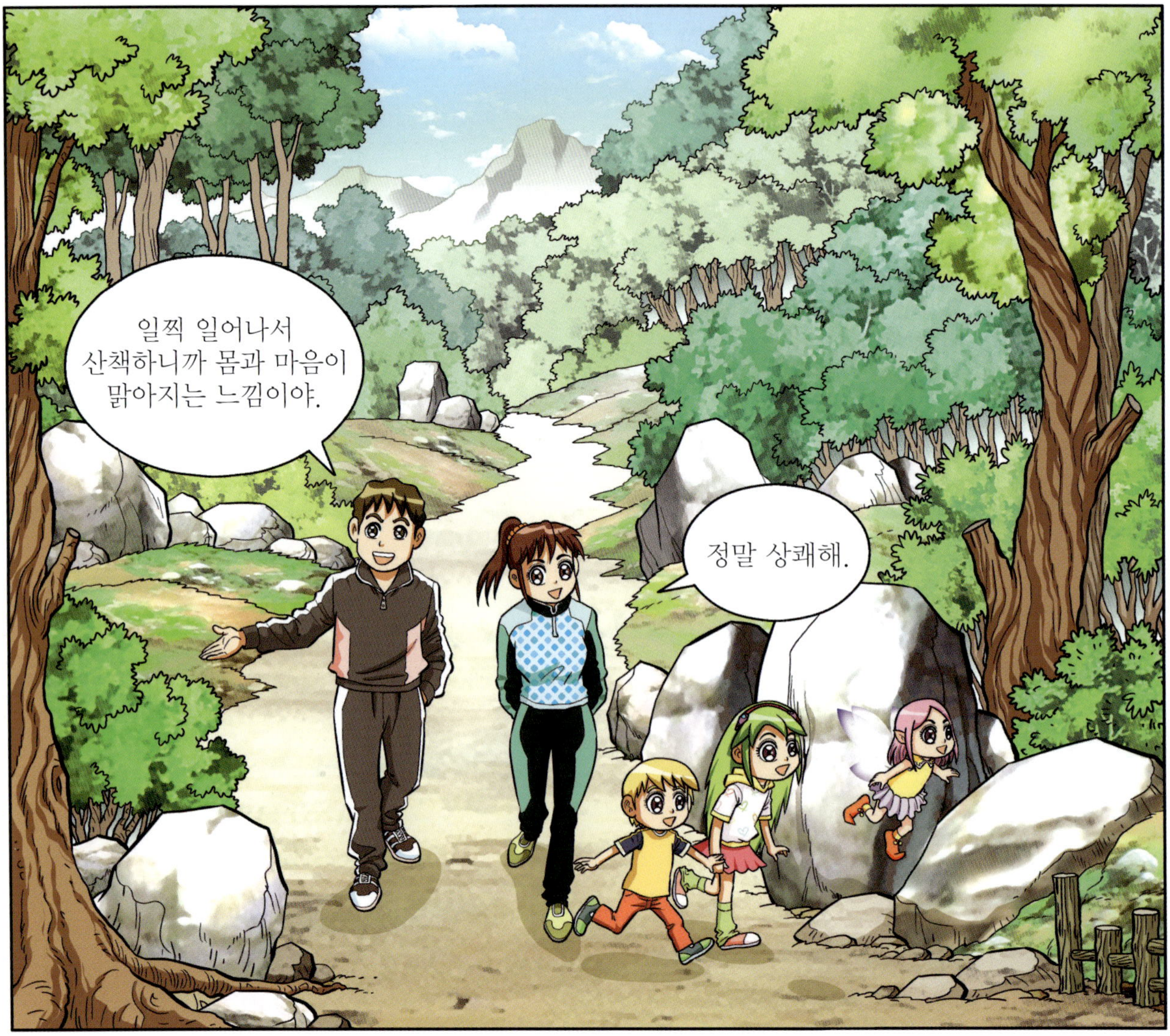

일찍 일어나서 산책하니까 몸과 마음이 맑아지는 느낌이야.

정말 상쾌해.

4장 생식기가 남들과 다르다고?

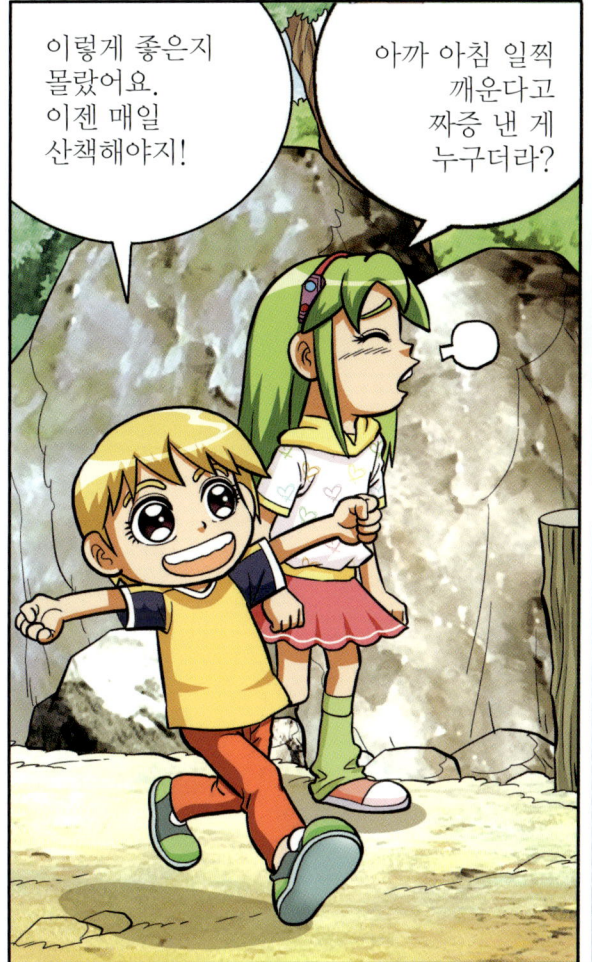
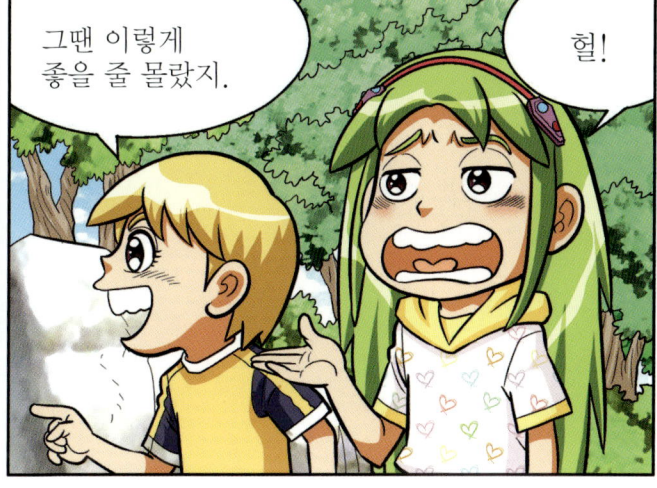
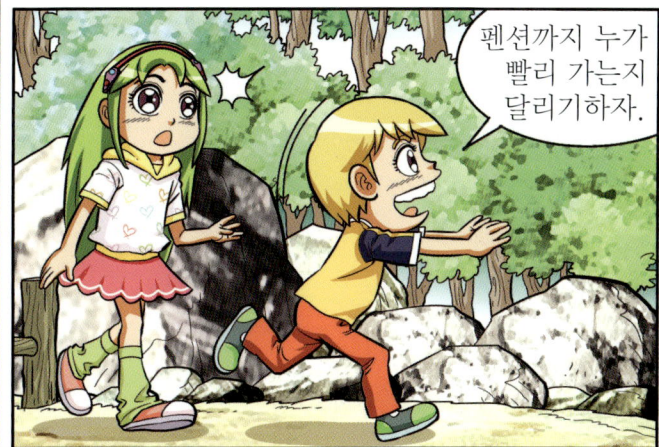
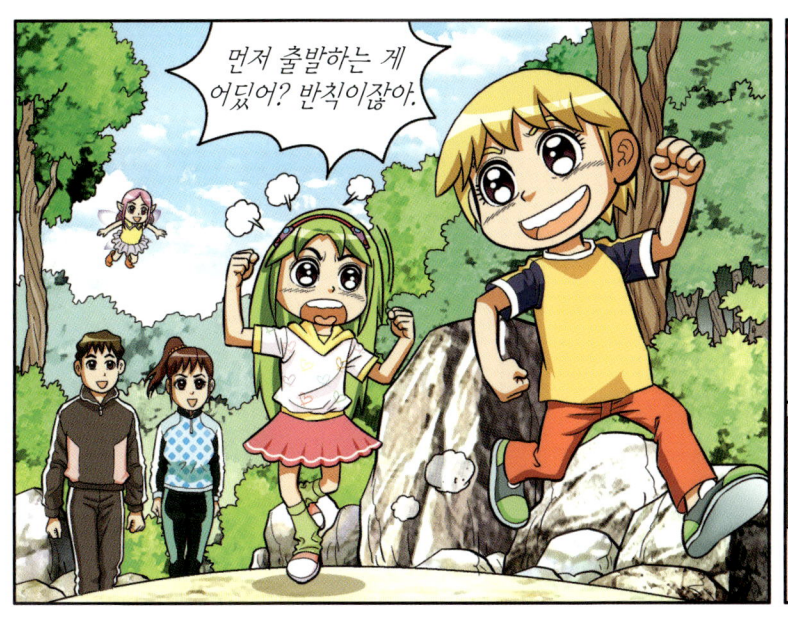
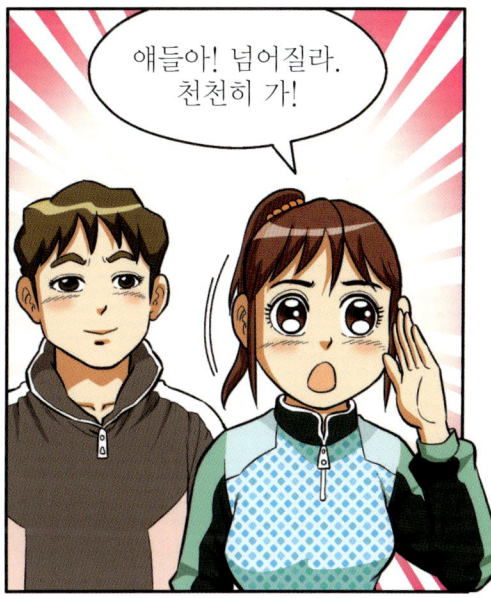

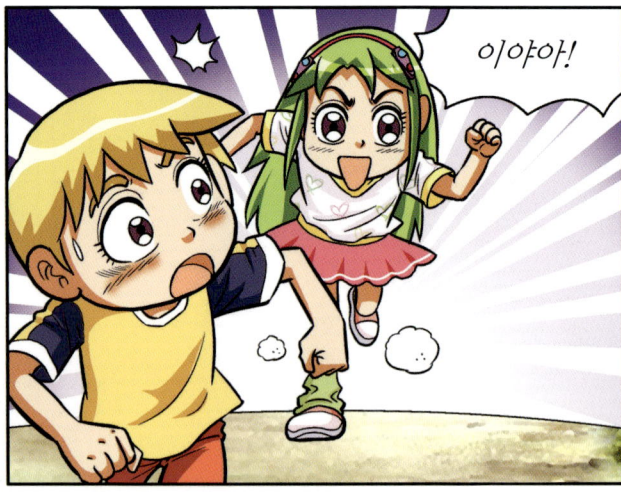
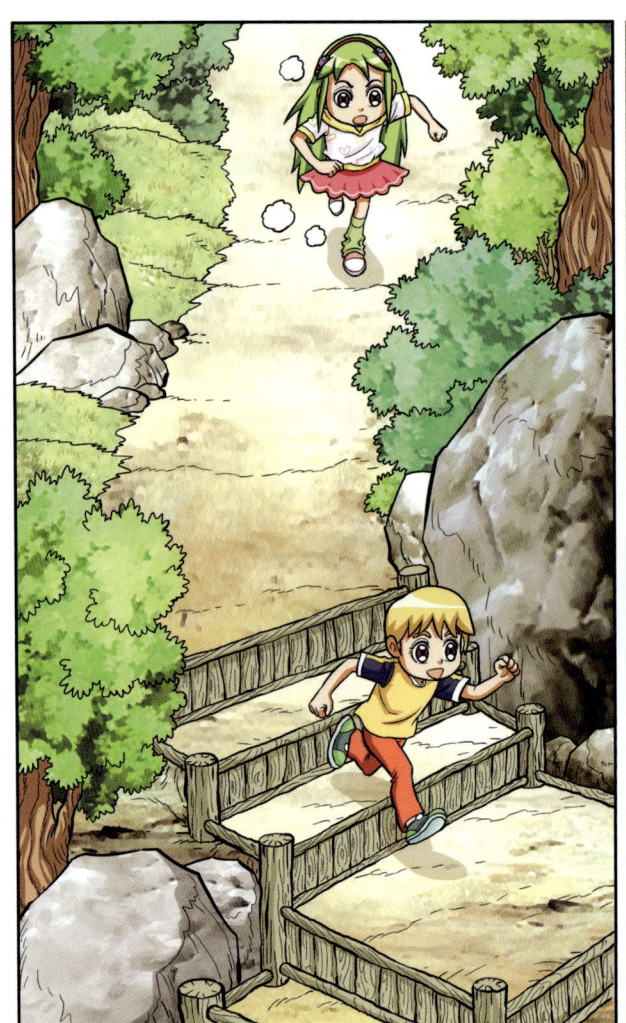
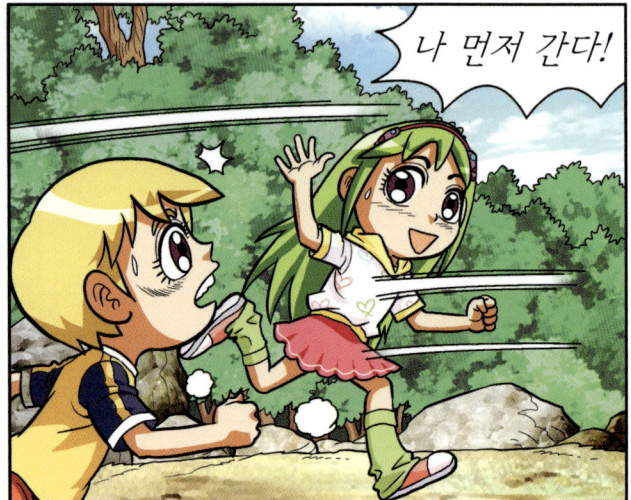
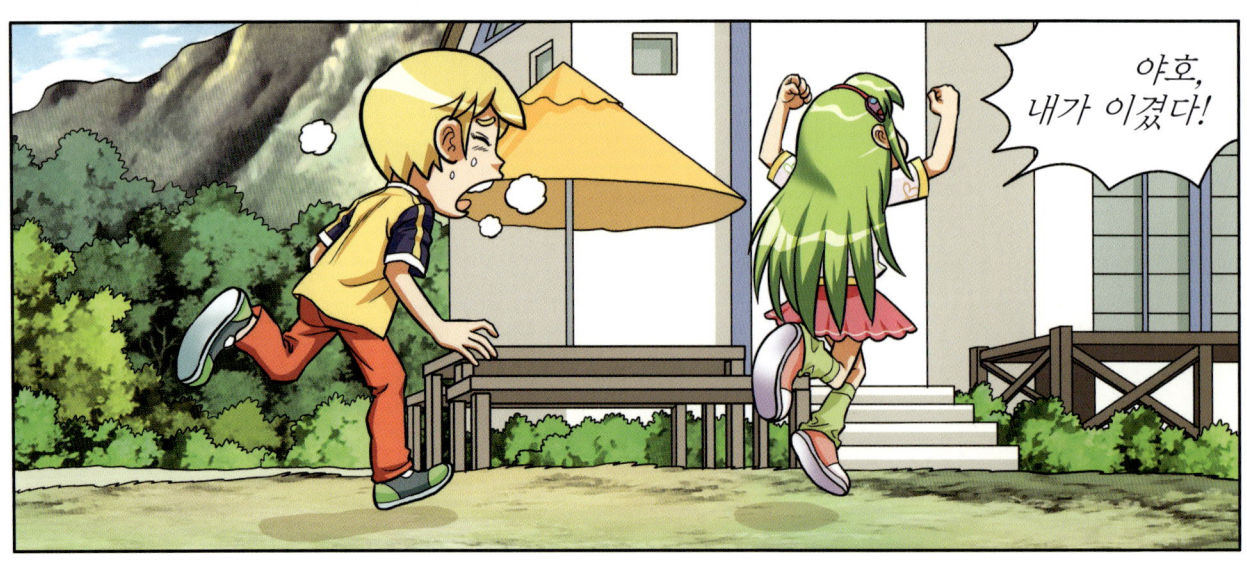

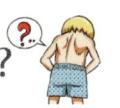

4장 생식기가 남들과 다르다고?

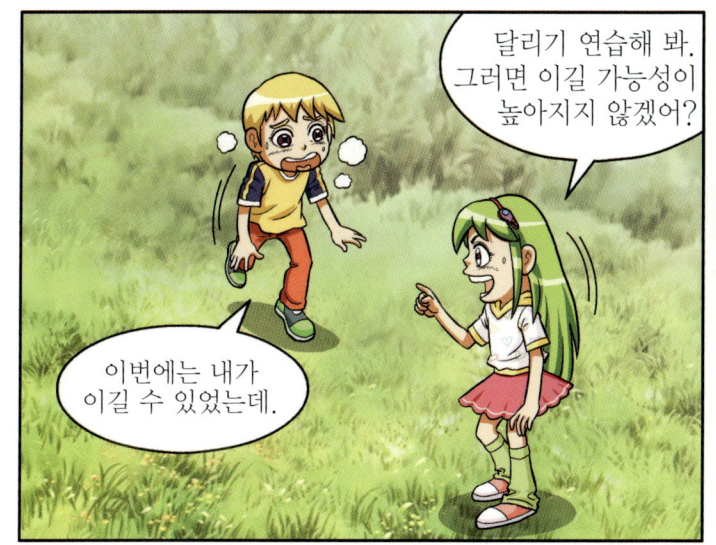
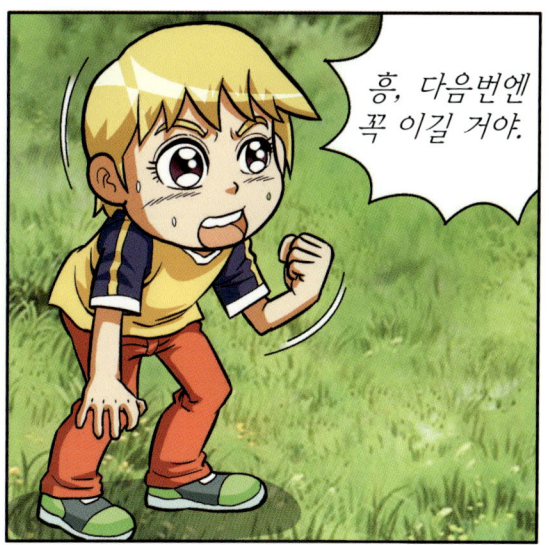
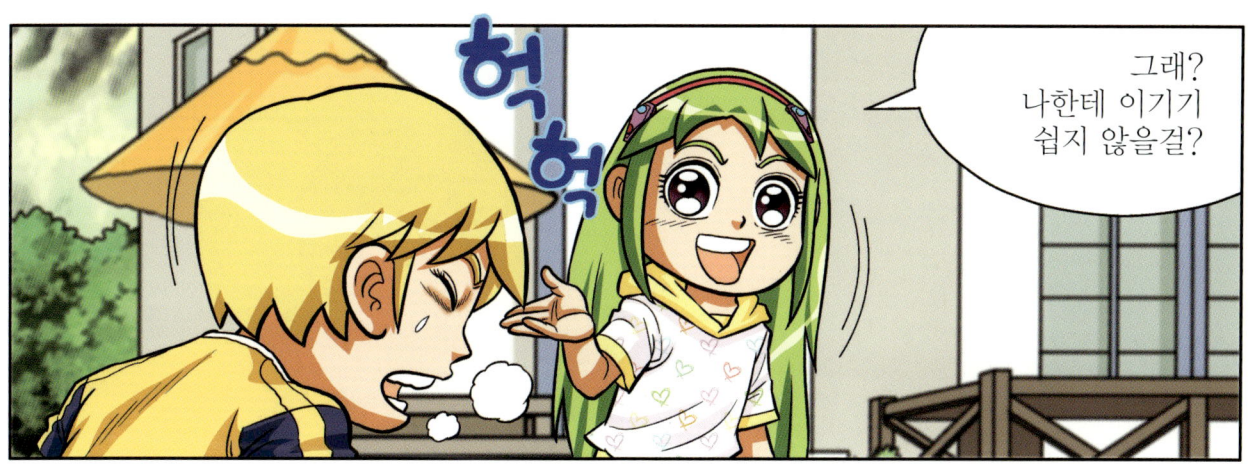
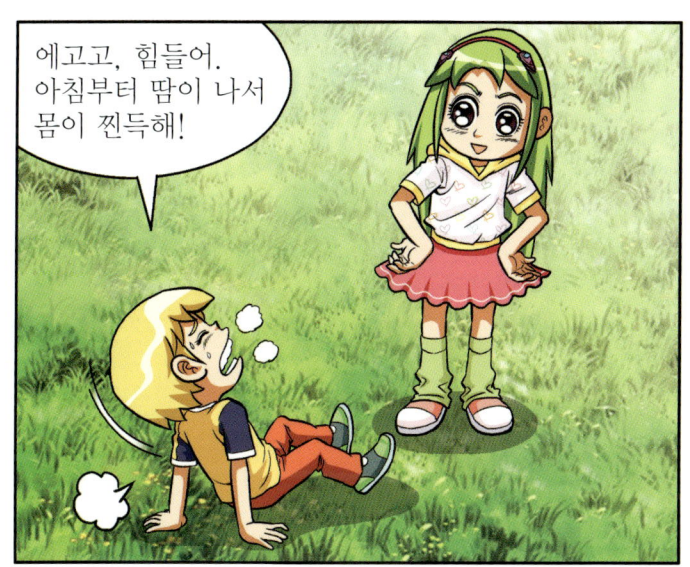
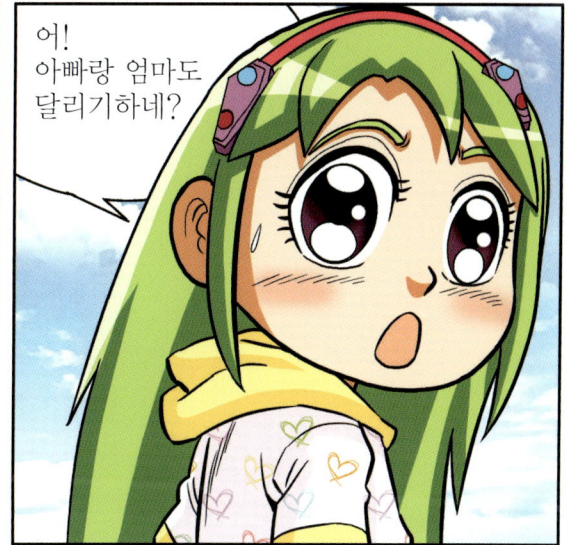

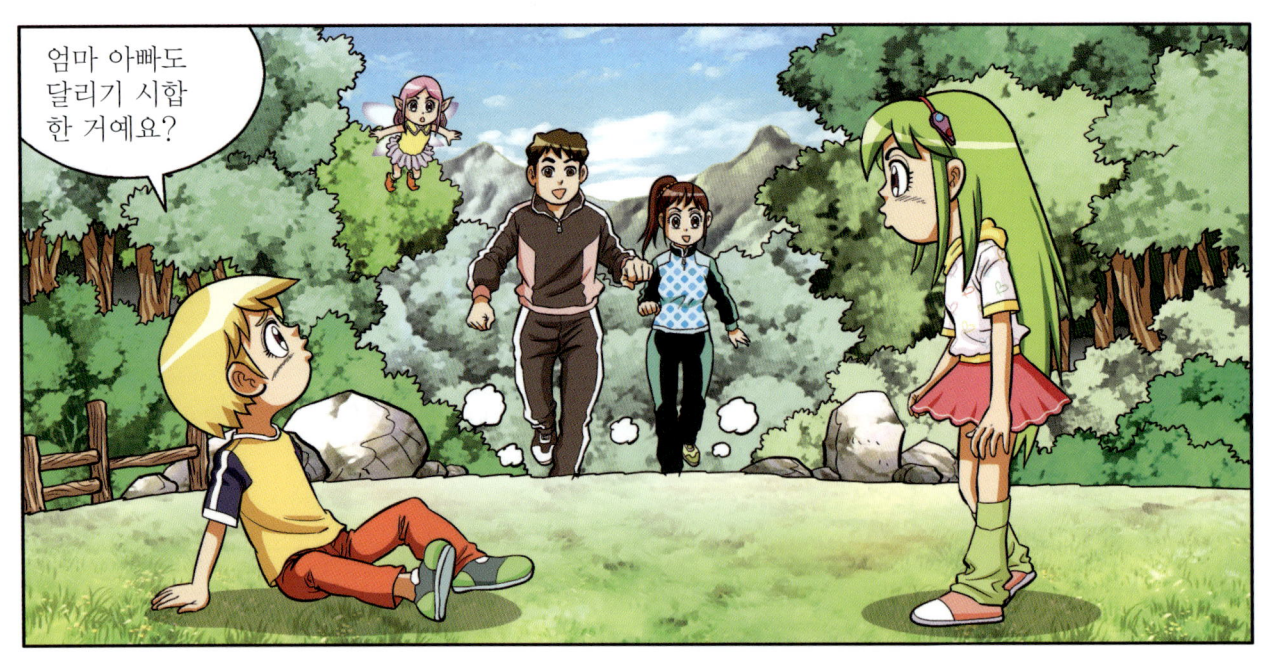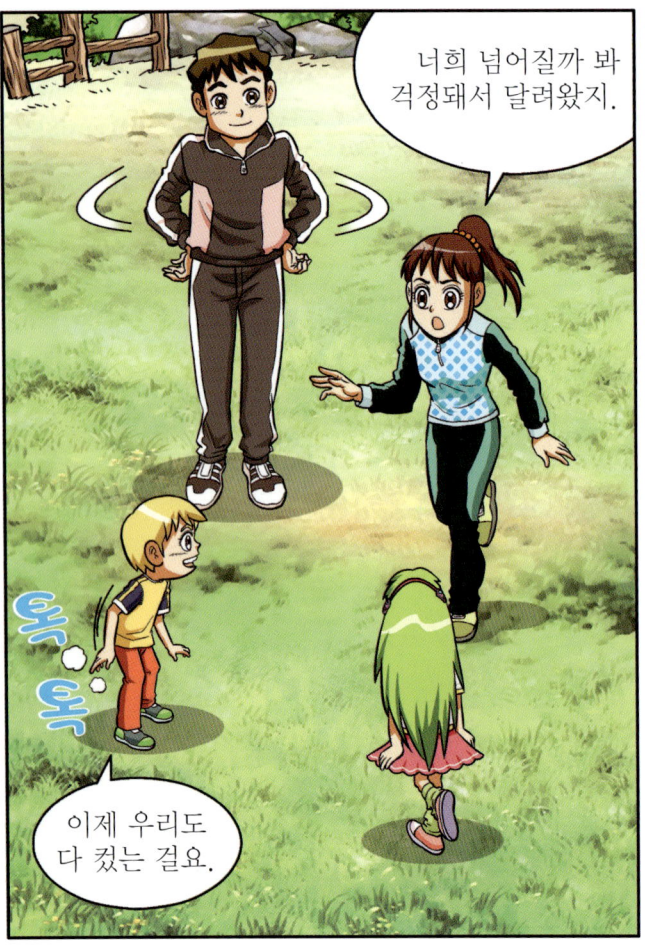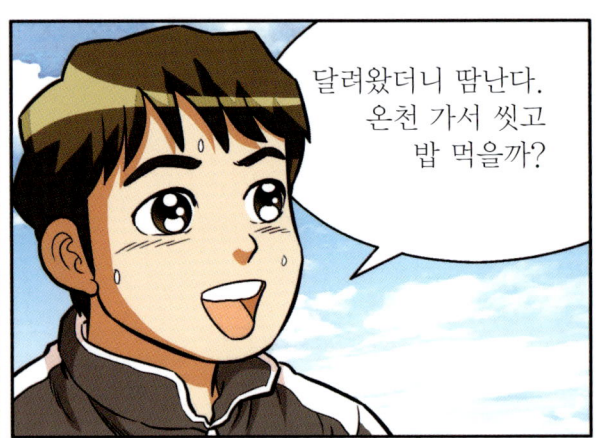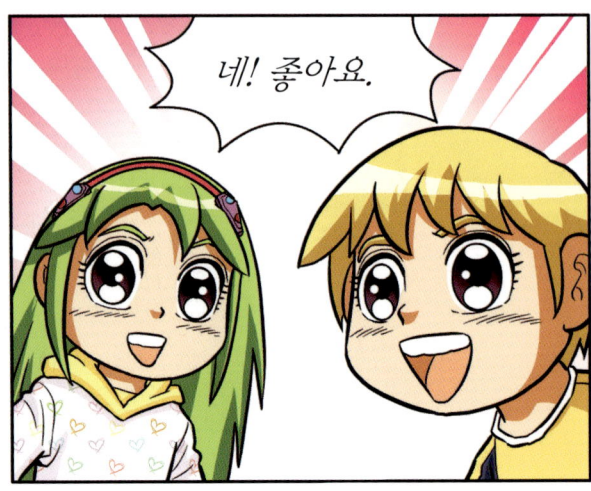

4장 생식기가 남들과 다르다고?

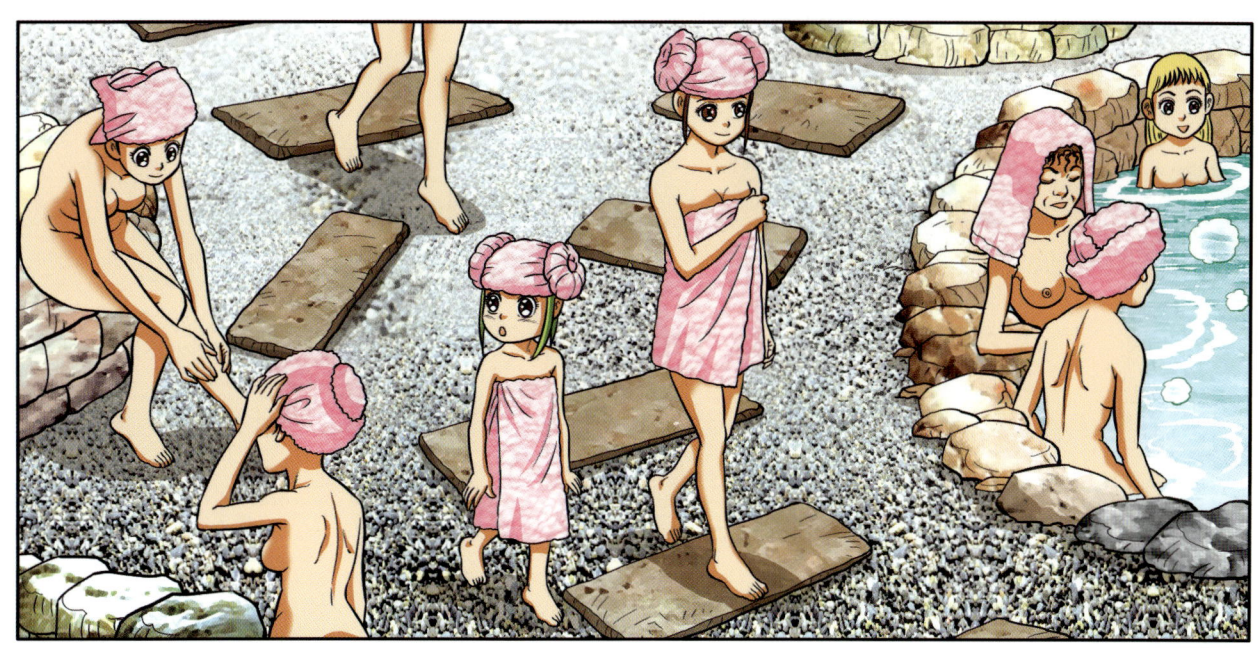

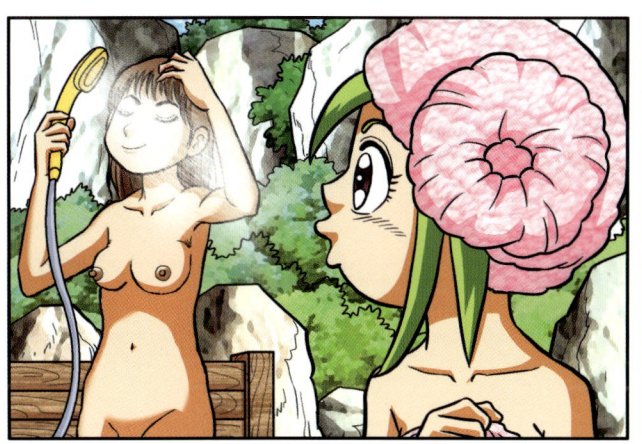

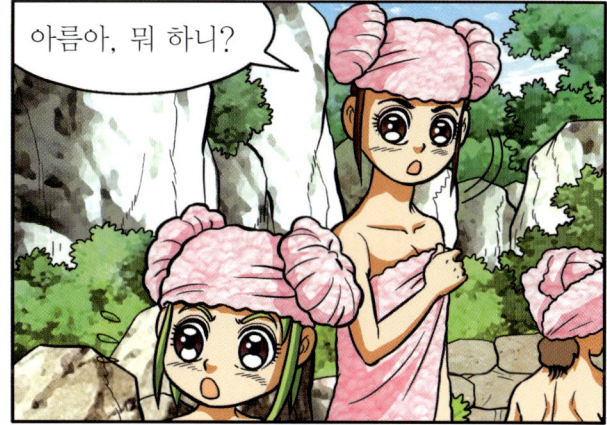

아름아, 뭐 하니?

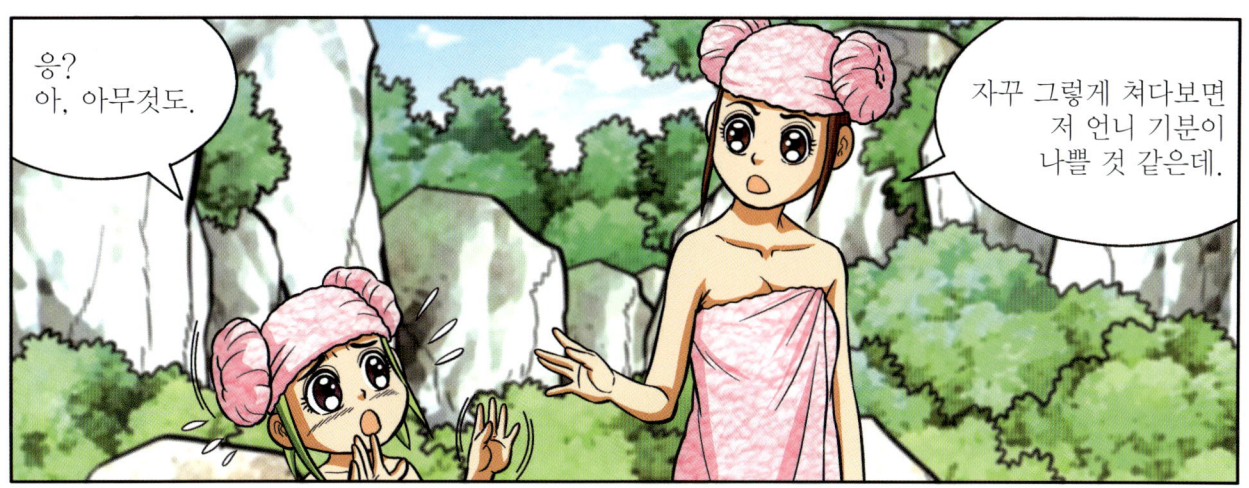

응?
아, 아무것도.

자꾸 그렇게 쳐다보면
저 언니 기분이
나쁠 것 같은데.

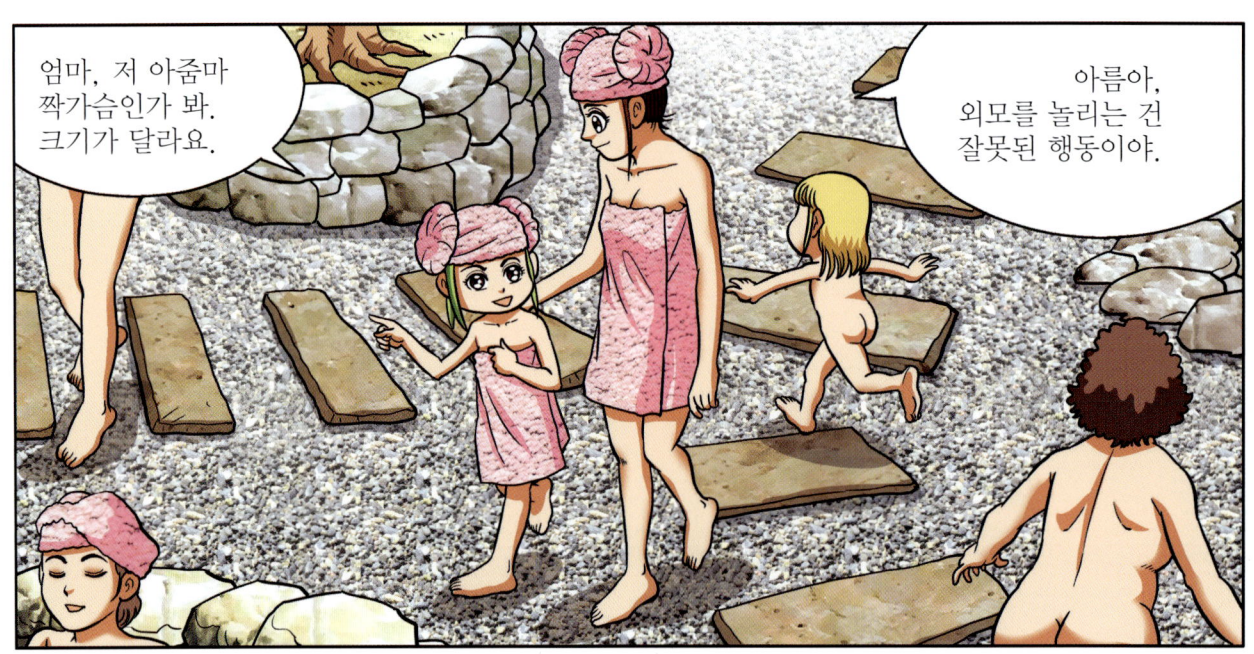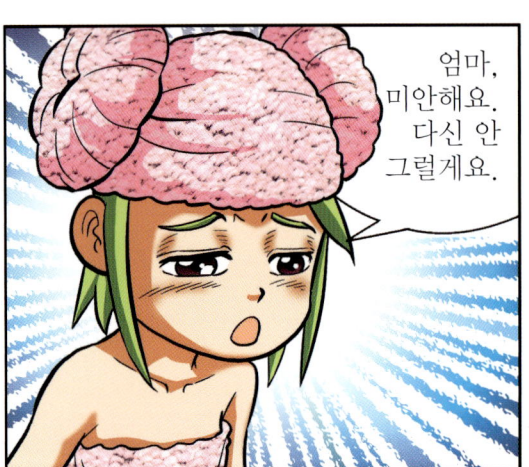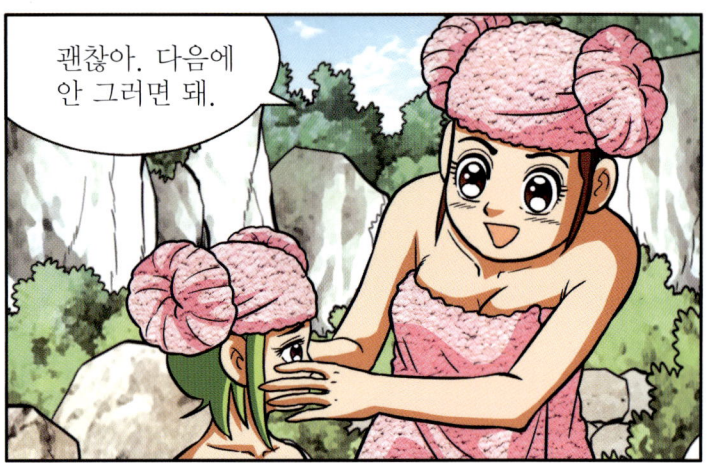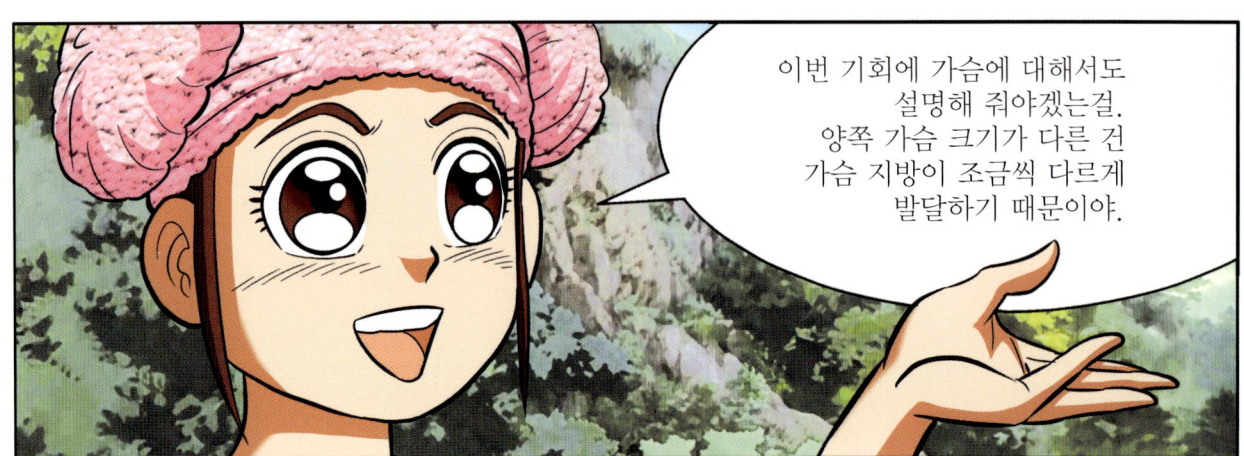

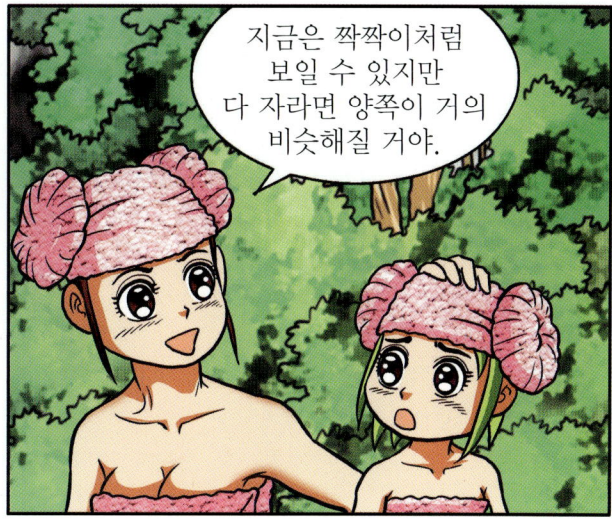
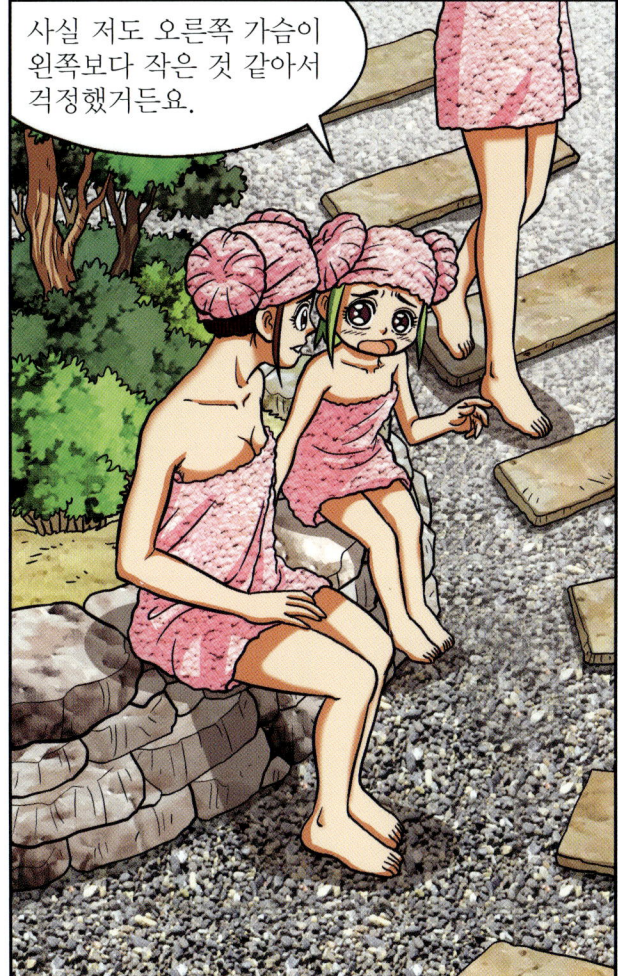
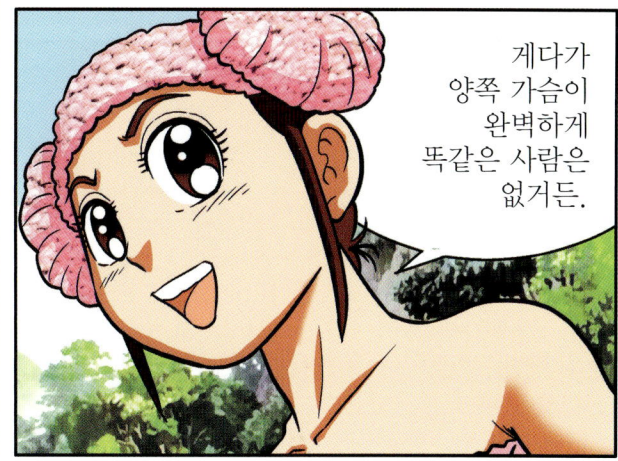
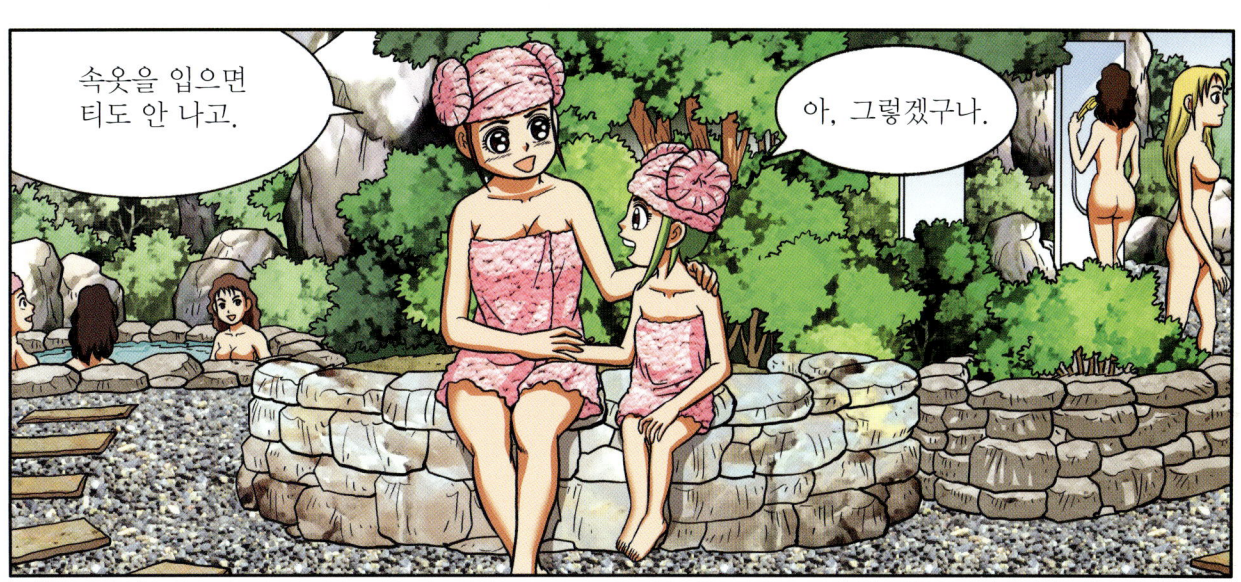

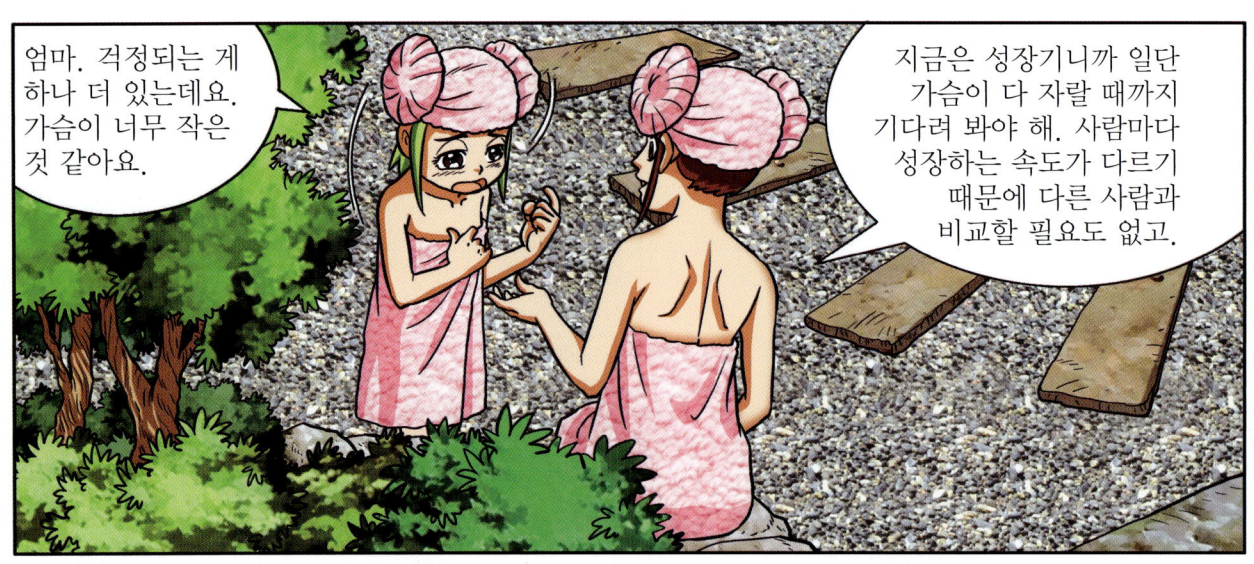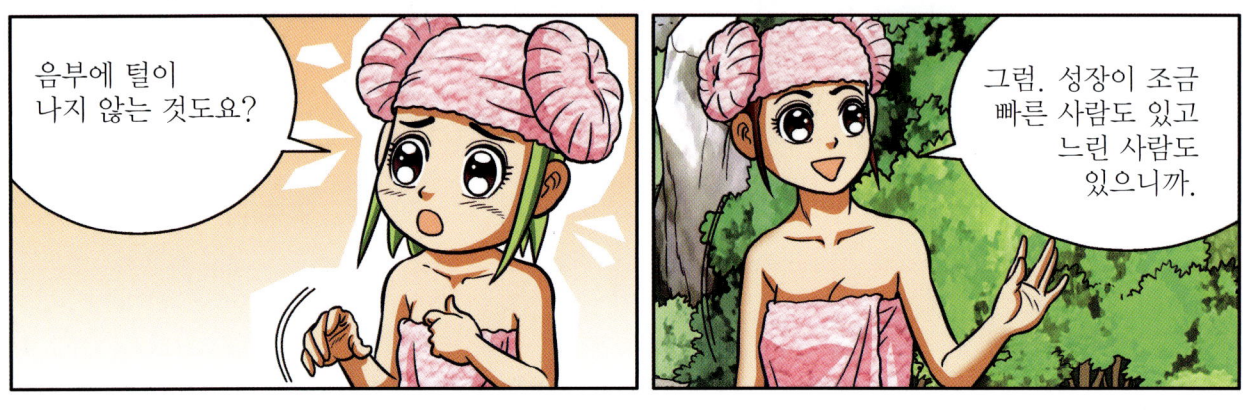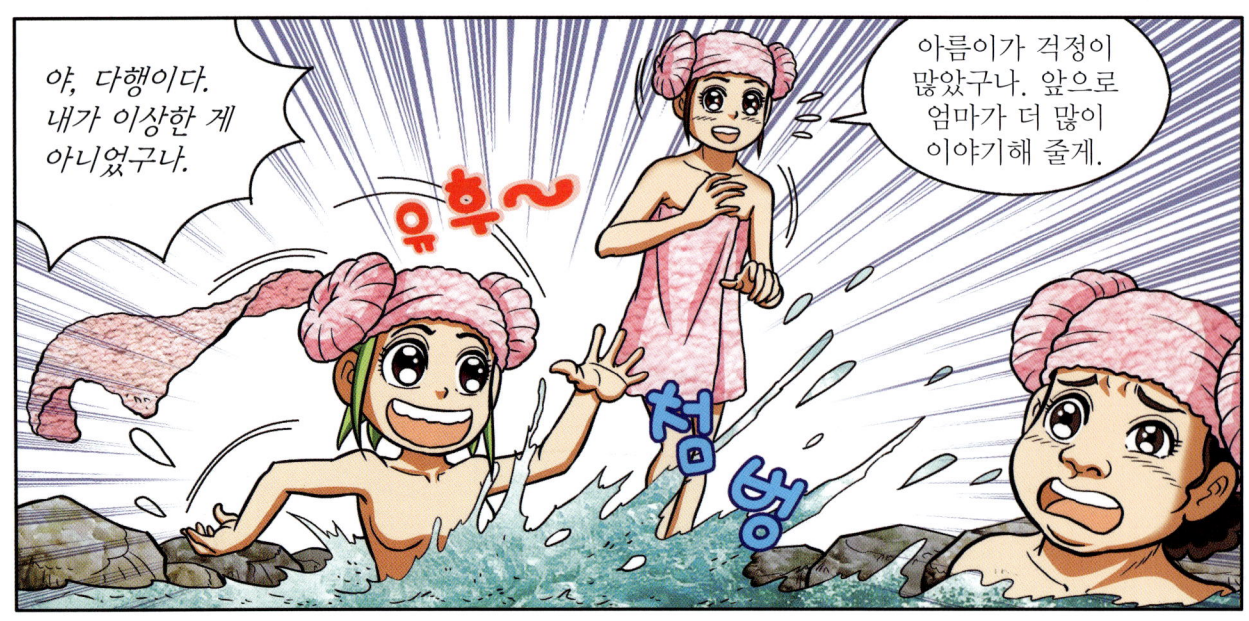

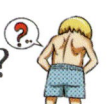

4장 **생식기가 남들과 다르다고?**

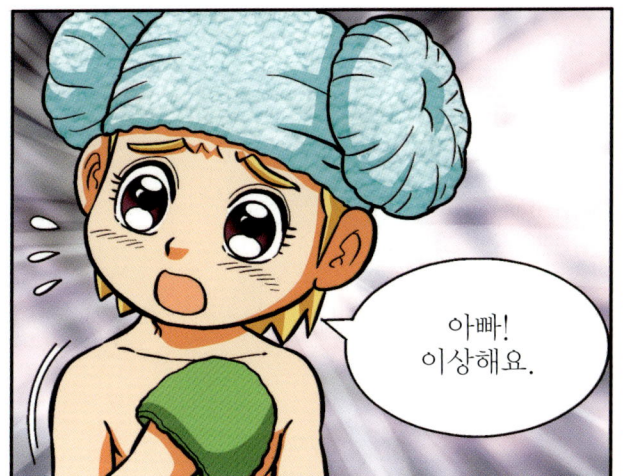

아빠! 이상해요.

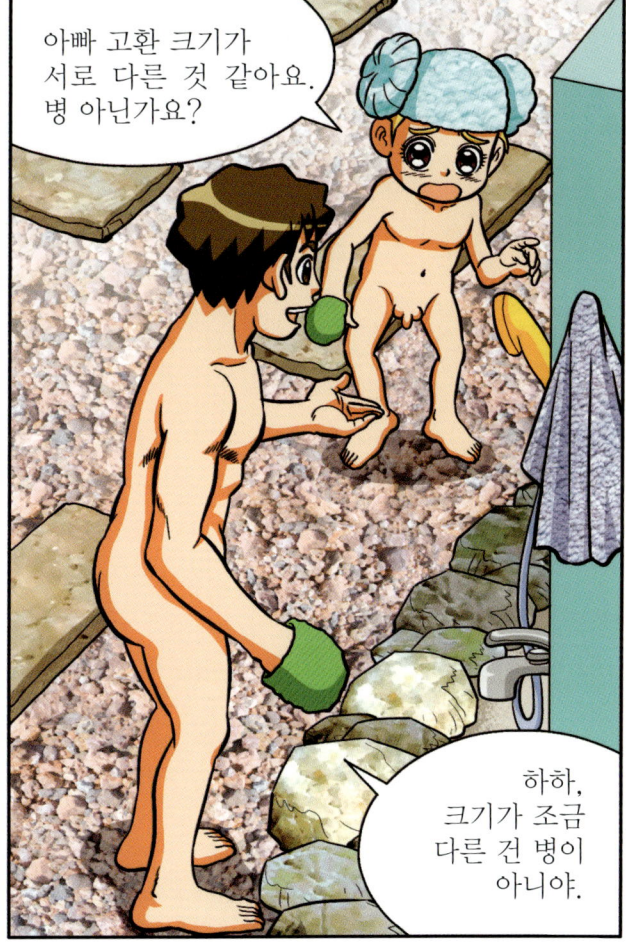

아빠 고환 크기가 서로 다른 것 같아요. 병 아닌가요?

하하, 크기가 조금 다른 건 병이 아니야.

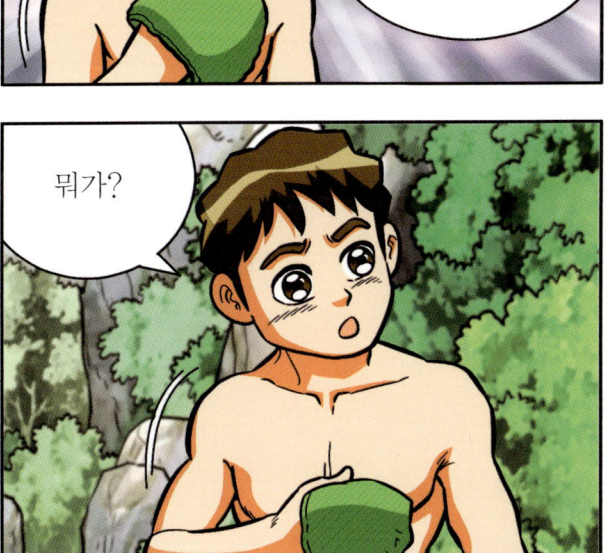

뭐가?

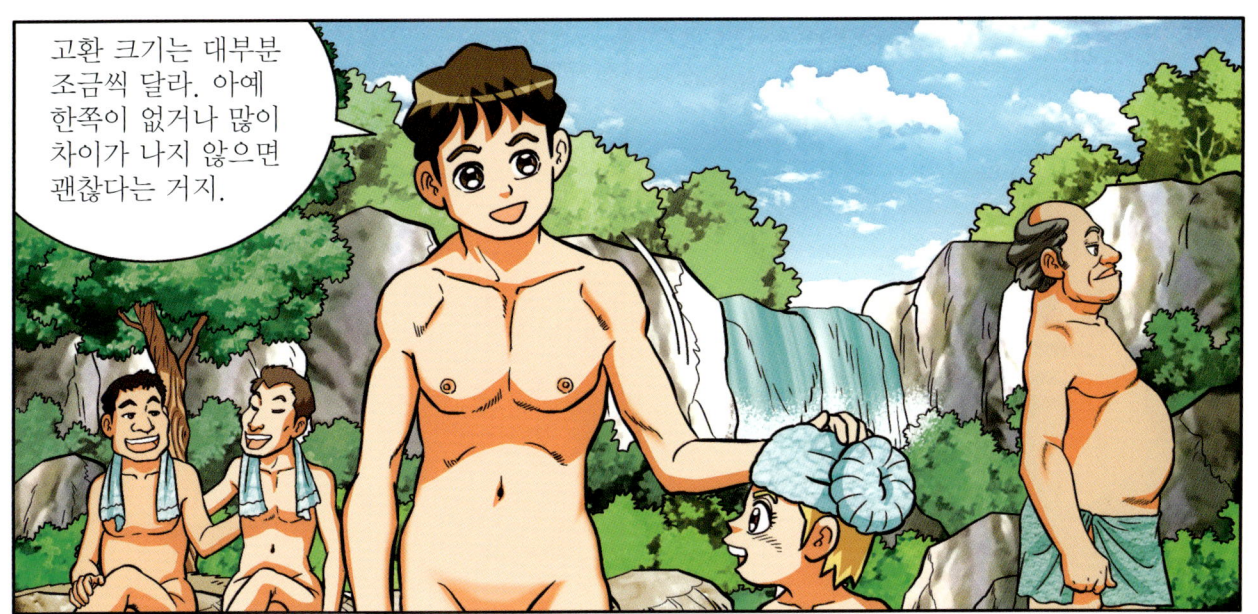

고환 크기는 대부분 조금씩 달라. 아예 한쪽이 없거나 많이 차이가 나지 않으면 괜찮다는 거지.

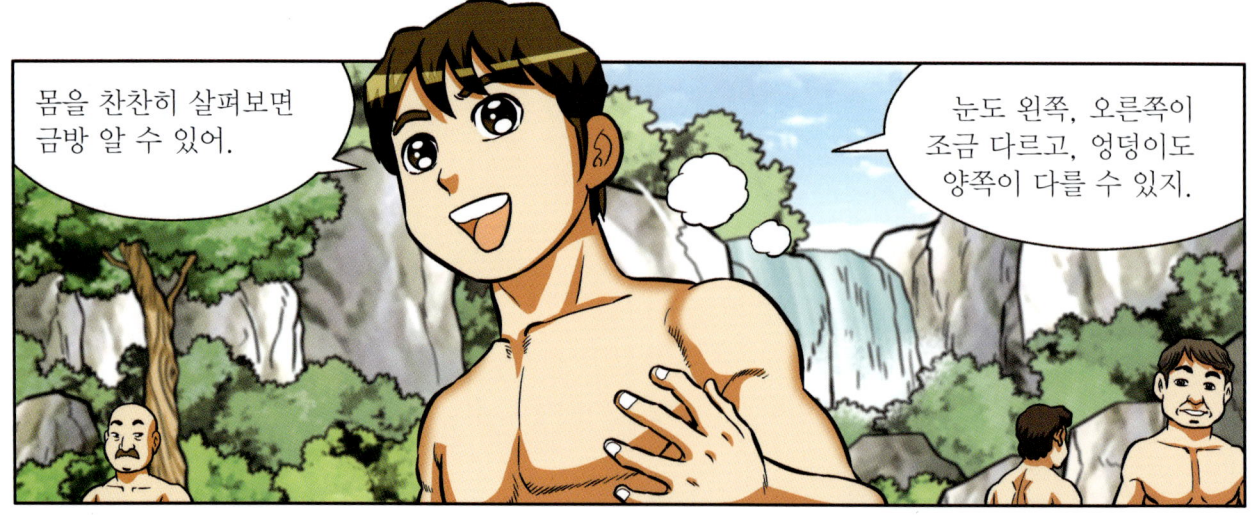
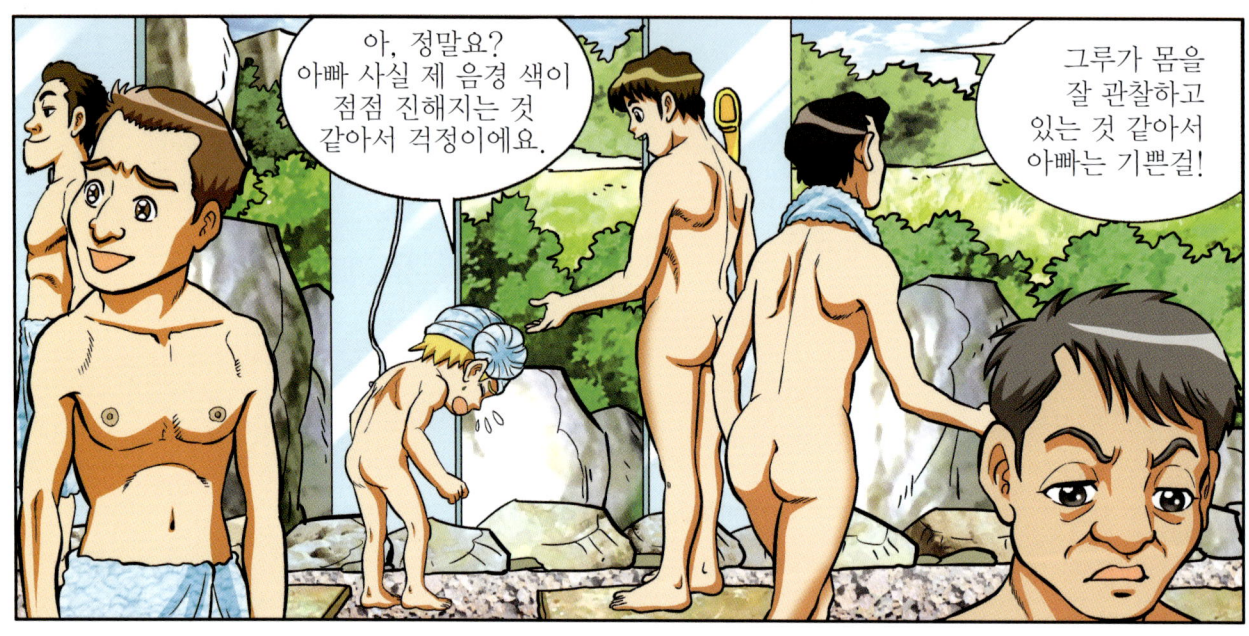
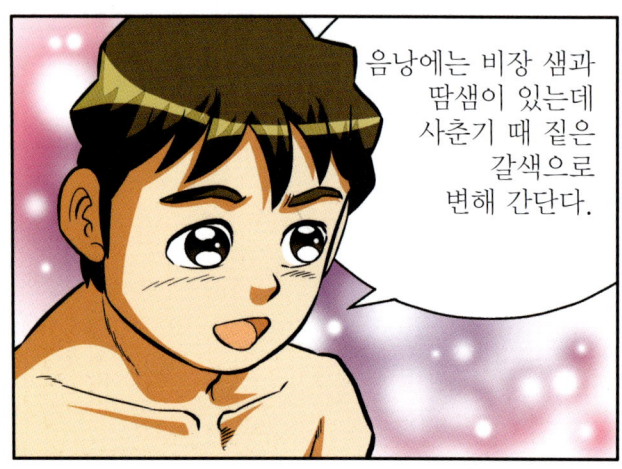
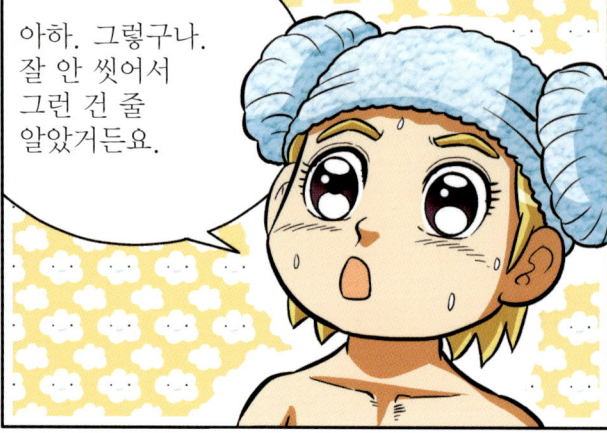

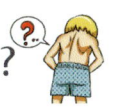

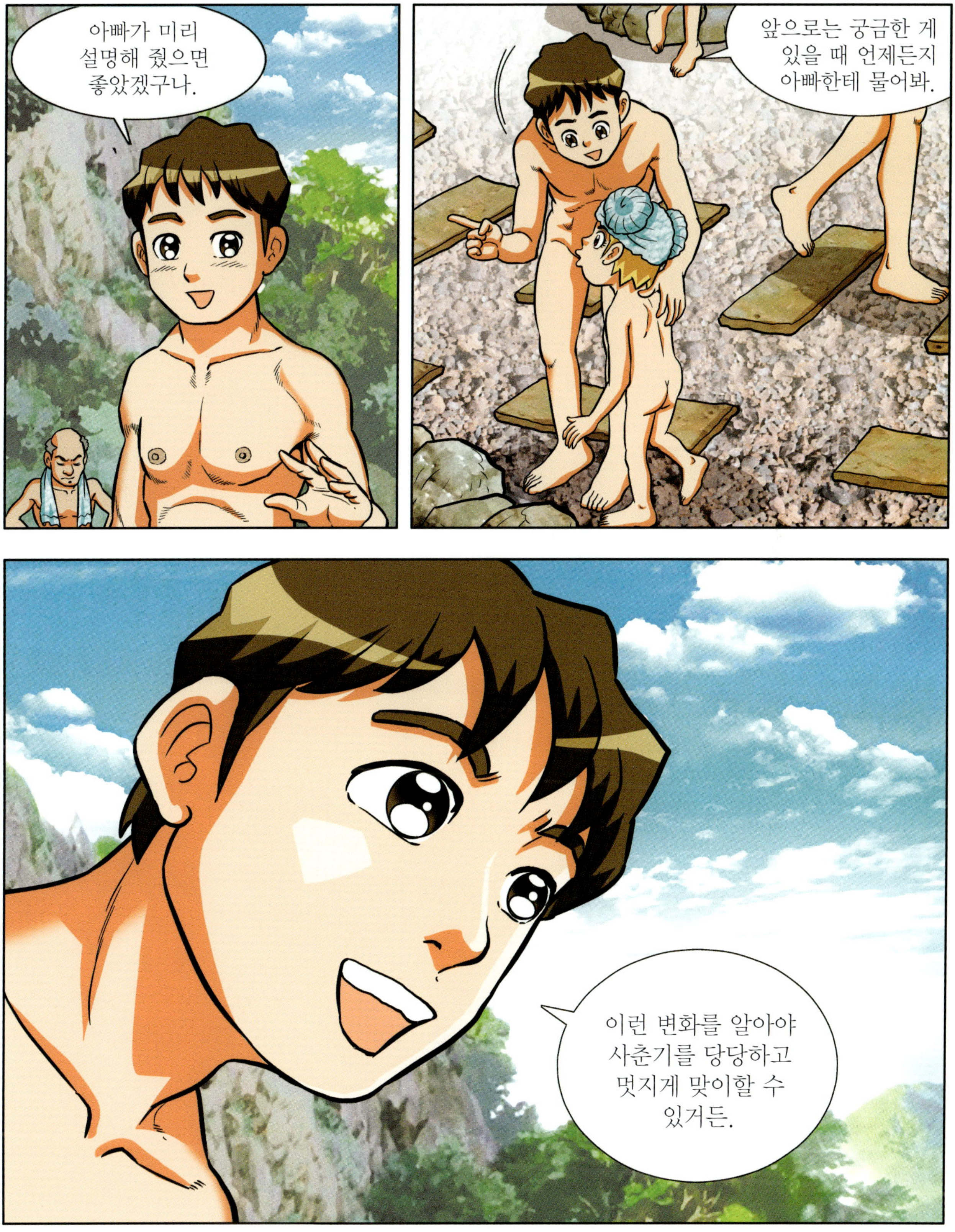

4장 **생식기가 남들과 다르다고?**

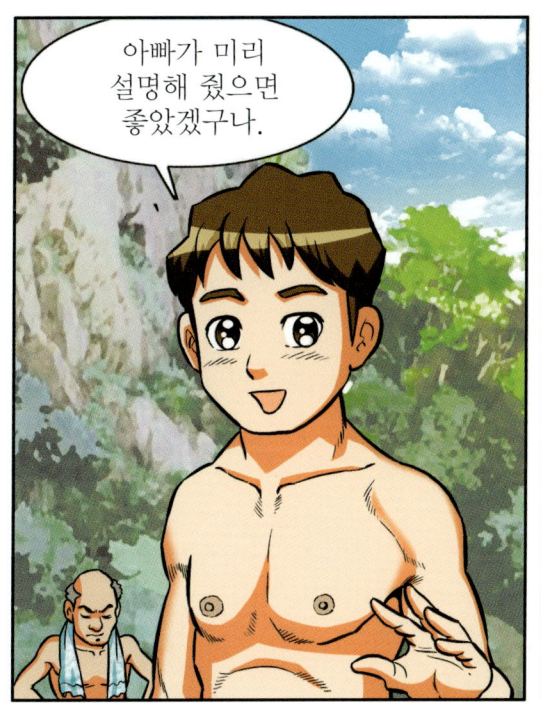

아빠가 미리 설명해 줬으면 좋았겠구나.

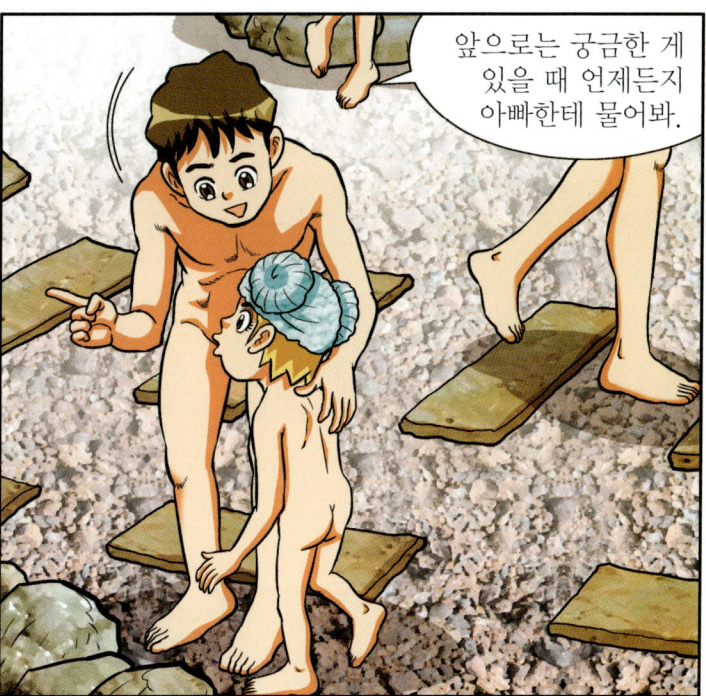

앞으로는 궁금한 게 있을 때 언제든지 아빠한테 물어봐.

이런 변화를 알아야 사춘기를 당당하고 멋지게 맞이할 수 있거든.

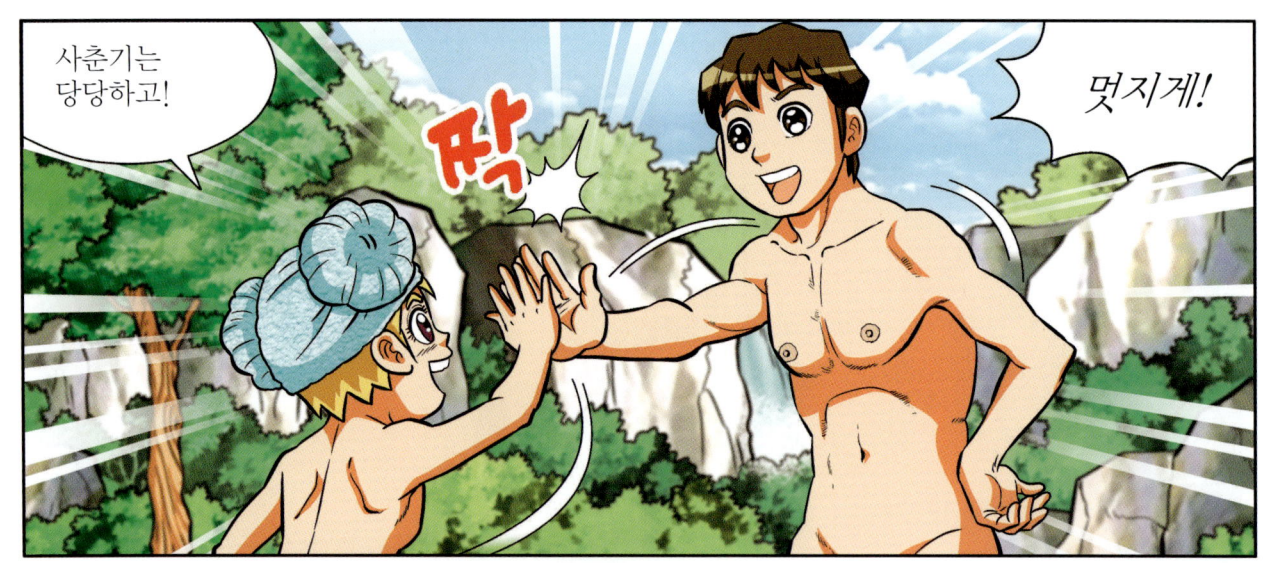
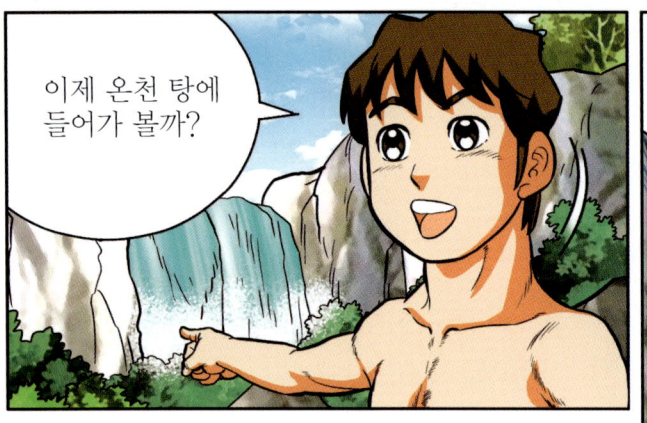
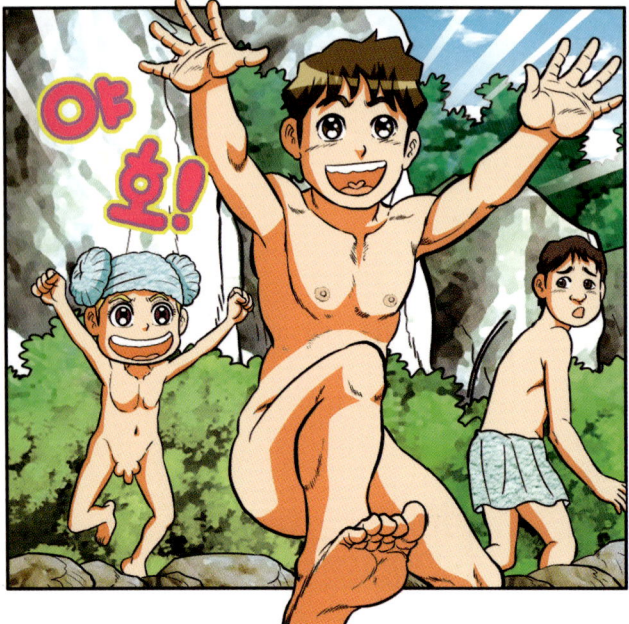
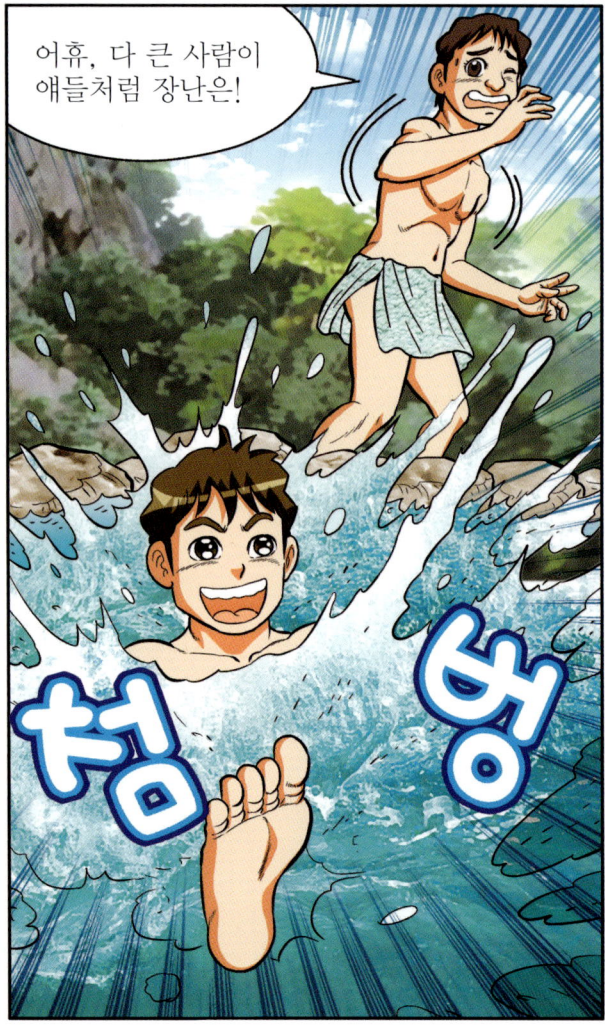

소음순이 이상해요.

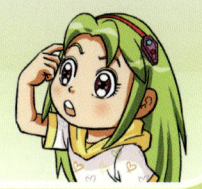

Q 아직 12살인데 질 주변 살이 늘어졌고 음순 색이 어두운 갈색이에요. 왼쪽은 거의 안 보이는데 오른쪽 소음순이 엄청 커요. 엄마께 말씀드리기도 좀 그렇고, 이거 왜 이렇죠?

A 소음순 한쪽이 다른 쪽보다 큰 것, 갈색인 것 모두 정상이에요! 혹시 문제가 있는 걸까 많이 걱정했죠? 거울을 보고 눈을 보세요. 멀리서 볼 때는 잘 안보이지만 가까이서 보면 양쪽 눈이 조금씩 달라요.
그것처럼 소음순도 마찬가지예요. 크기도 다르고 두께도 다르죠. 100명의 사람이 있다면 소음순 모양도 100개랍니다. 세상에 하나밖에 없는 엄마 아빠의 고유한 유전자로 빚어졌기 때문에 조금씩 다르고 독특할 수밖에 없어요! 소음순 색이 얼굴색이나 입술처럼 분홍색이라고 생각할 수 있지만 보통 붉은색 또는 짙은 갈색이에요.
소음순은 딱! 이런 색이라고 단정 지을 수 없을 정도로 다양하죠. 사춘기, 임신, 출산, 나이를 먹으면서도 소음순이 조금씩 달라지기도 해요. 한쪽이 거의 작아서 없는 것처럼 보이는 친구들도 정말 많은데 다른 사람들의 생식기를 볼 기회가 없으니까 나만 이상한 게 아닌가 하는 오해를 할 수 있어요.
자! 더 이상 걱정은 마세요.

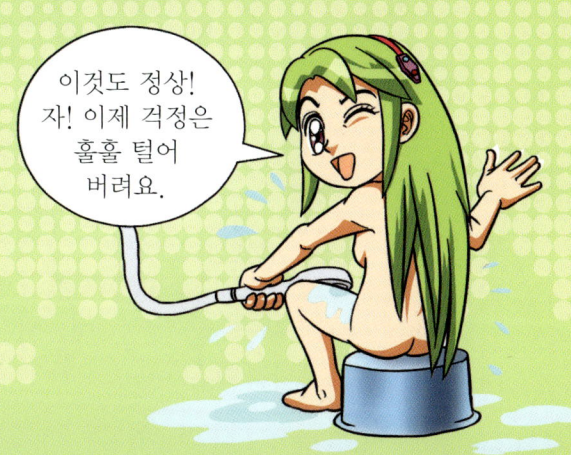

가슴이 짝짝이예요.

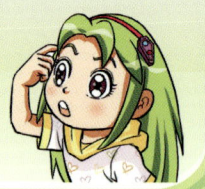

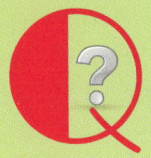 브래지어를 할때 보면 양쪽 가슴 모양이 달라요. 유두 크기도 다르고요. 엄마는 목욕탕을 같이 가자고 하시는데 사람들이 이상하게 볼까봐 가기 싫어요. 도와주세요.

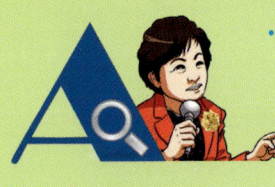

청소년기의 유방은 덜 자란 상태라 왼쪽, 오른쪽의 모양과 크기가 다를 수 있습니다. 성인이 되면서 양쪽 가슴이 균형을 잡아가니 걱정 마세요.

다 커서까지 짝짝이인 사람도 얼마든지 있어요. 하지만 크게 차이가 나지 않는다면 문제 될 건 아무것도 없어요. 개성이죠, 뭐!

우리 눈, 코, 입, 팔, 다리, 하물며 엉덩이까지 좌우 대칭이 꼭 맞는 사람은 없으니 자신의 몸을 사랑하고 자신의 신체를 소중히 여겨 주세요.

예쁘게 자랄 가슴을 상상하며 밝고 건강하게 지내자고요.

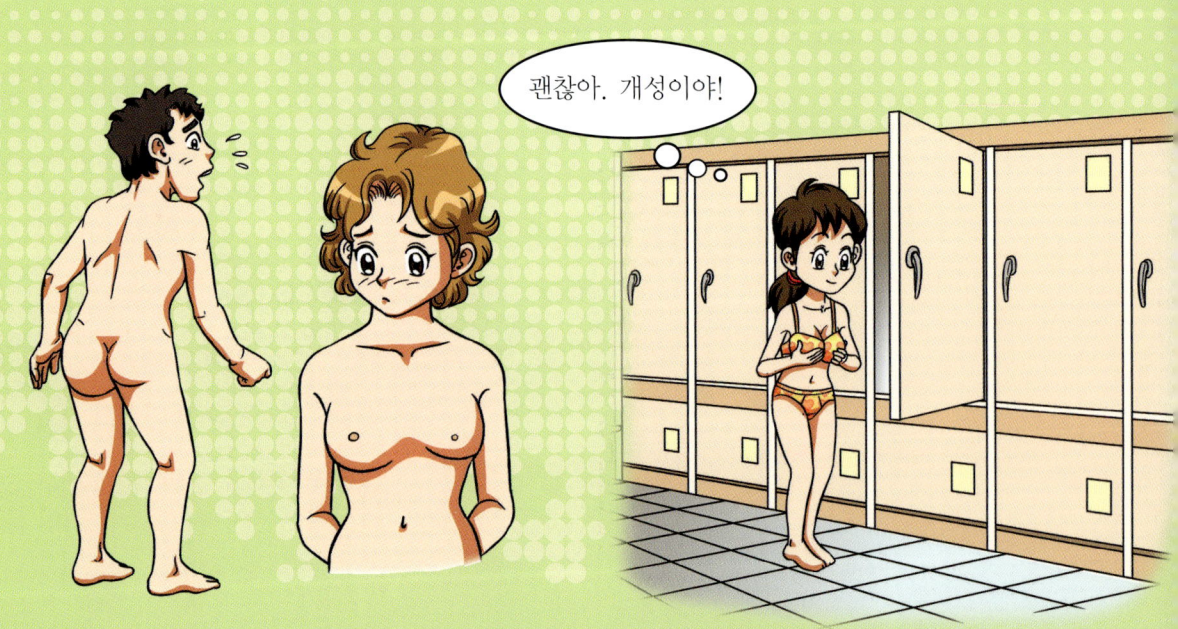

음경이 좀 휘었어요.

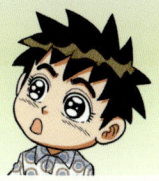

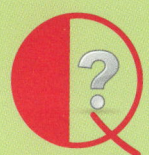 제가 음경이 휘었어요! 왜 이런 거죠. 어떻게 해야 할까요? 병원 가기는 창피한데 집에서 치료할 수 있는 방법이 없을까요?

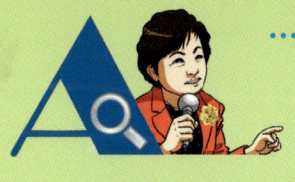 남자 친구들에게 음경은 정말 최대의 관심사인 것 같아요. 음경 크기, 색, 모양 등등 질문이 꼬리에 꼬리를 물죠. 덩달아 고민도 많아질 거예요. 크기가 너무 작진 않은지, 색이 너무 까맣진 않은지! 이번 기회에 몰랐던 건 배우고 고민은 날려 버리자고요.

보통 음경에 뼈가 있고 반듯한 일자 모양이 정상이라고 생각하는 친구들이 많아요. 하지만 음경은 뼈가 없고, 피가 모이는 큰 혈관이에요. 물론 근육도 있고요. 음경 혈관에 피가 모이면서 성기가 서게 되는데 이때 혈관의 모인 모양이나 채워지는 혈액 양에 차이가 있으면 한쪽으로 더 휘어 보일 수 있어요. 반듯하지 않은 게 정상이라는 거죠.

그래도 음경이 너무 휘어서 정상이 아닌 것 같고, 생활할 때 불편함이 있다면 비뇨기과에 가서 확인해 봐야 해요. 괜히 인터넷에 떠도는 검증되지 않은 방법을 시도해 본다면, 어떤 부작용이 생길지 생각만 해도 무시무시하네요.

병원에 가야겠다고 생각했다면, 창피한 마음은 조금 뒤로하고 내 성기가 잘 자라고 있는지 의사 선생님께 확실히 확인하고 걱정 없이 지내는 게 어떨까요?

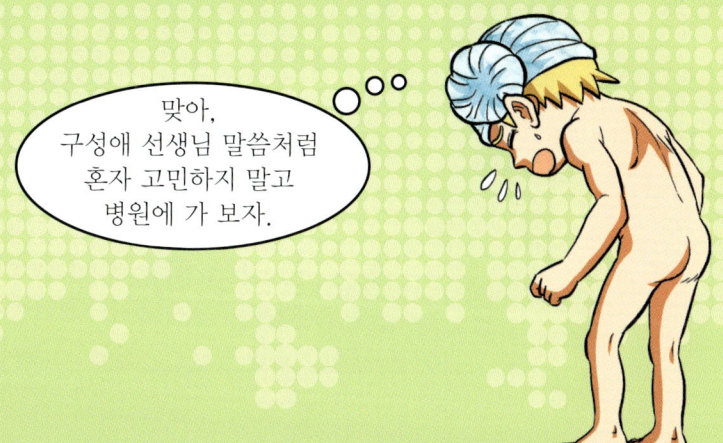

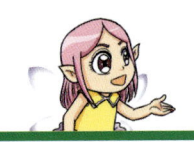

5장

나쁜 성 바로 알기

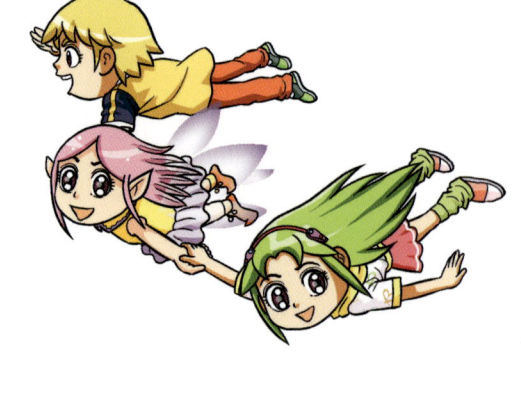

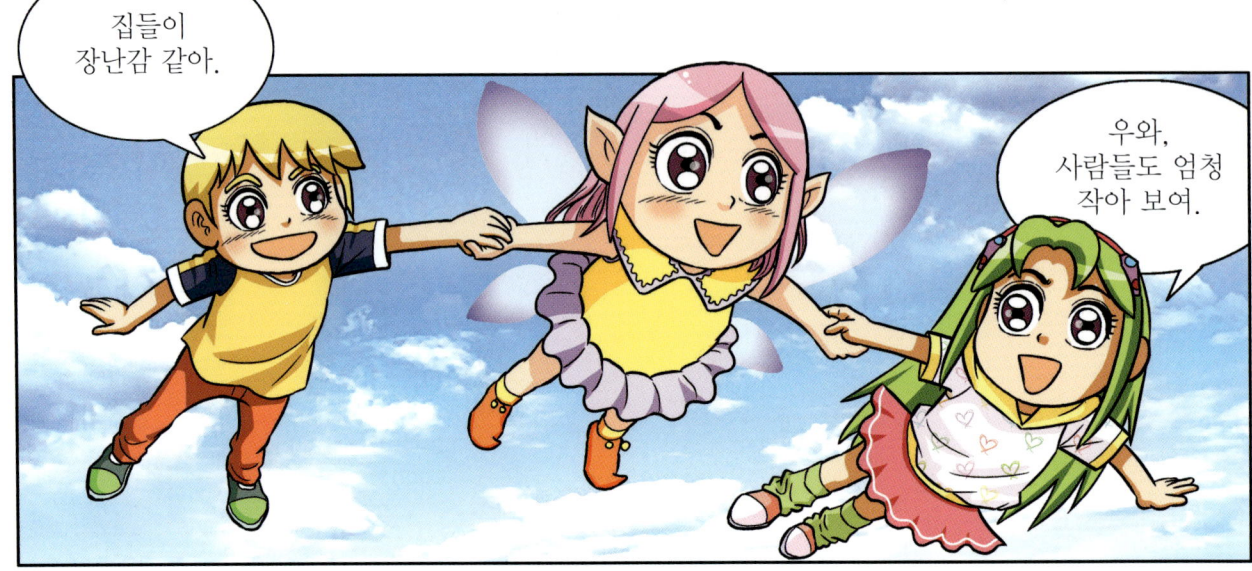

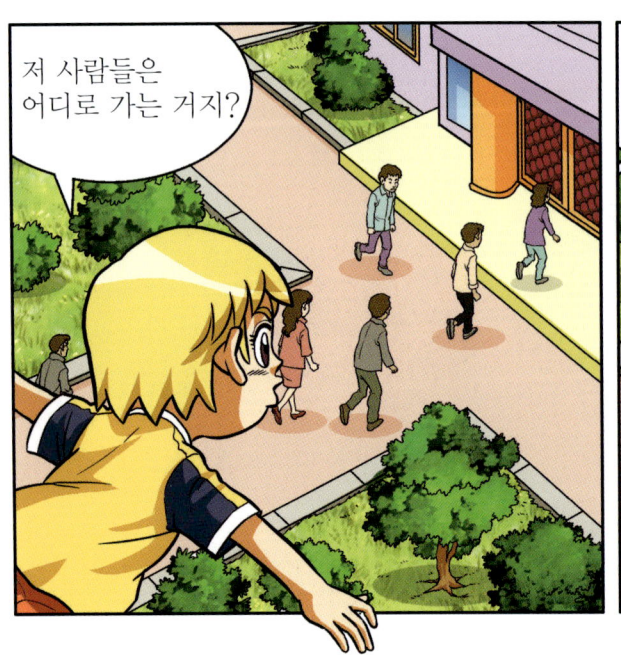

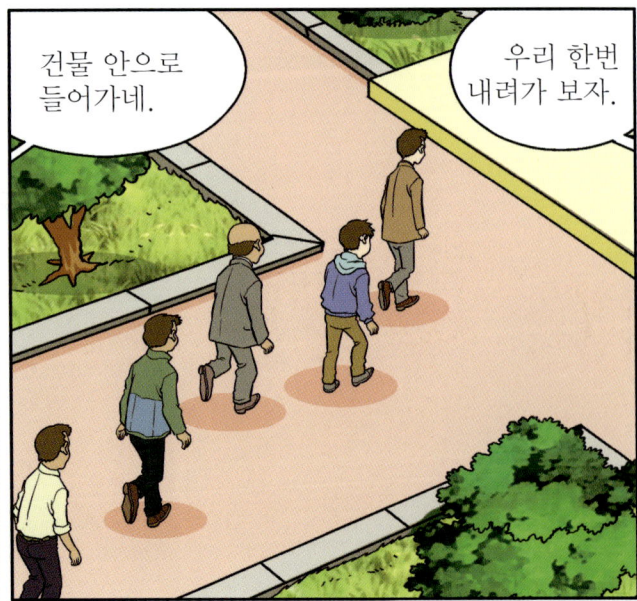

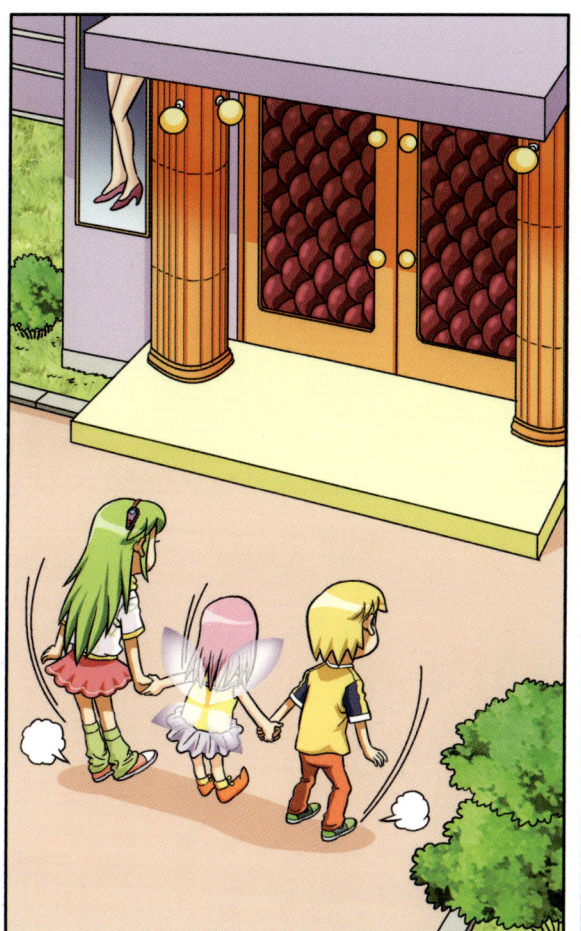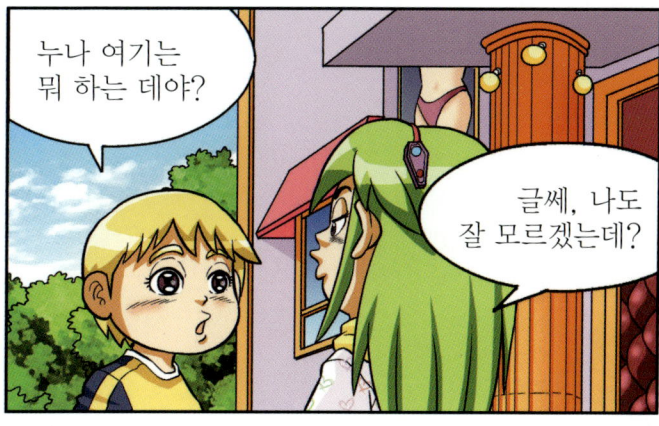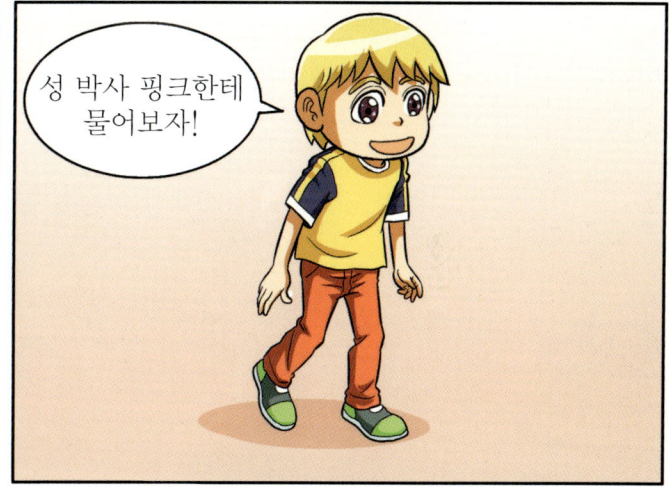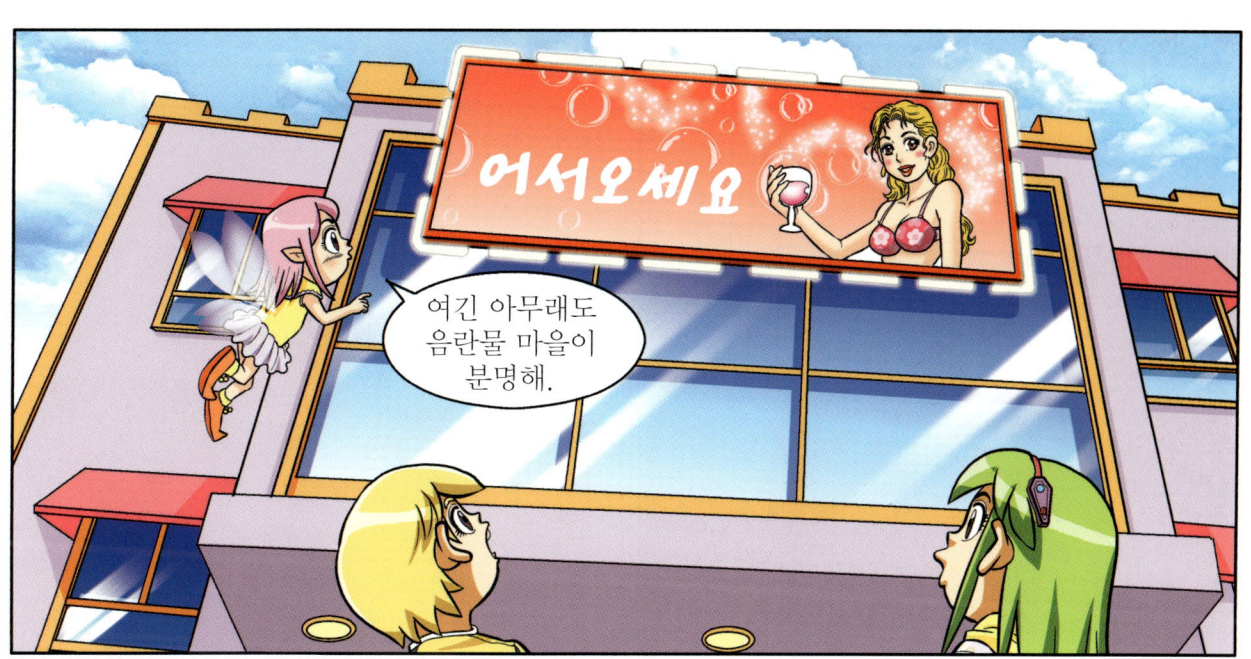

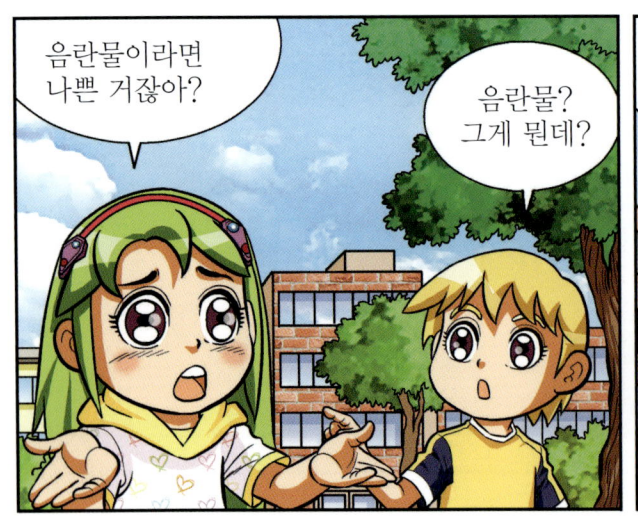
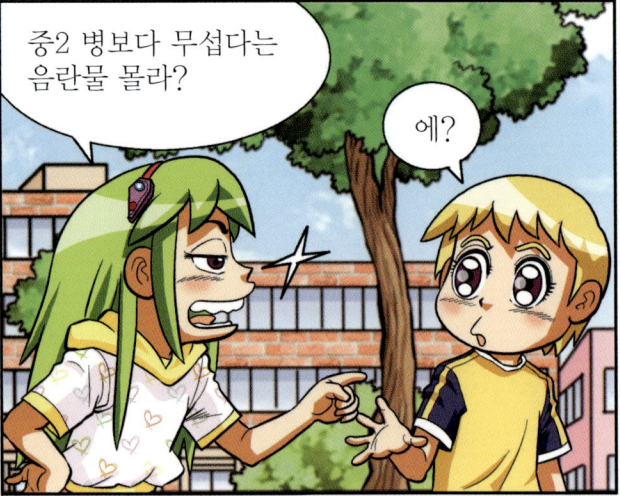
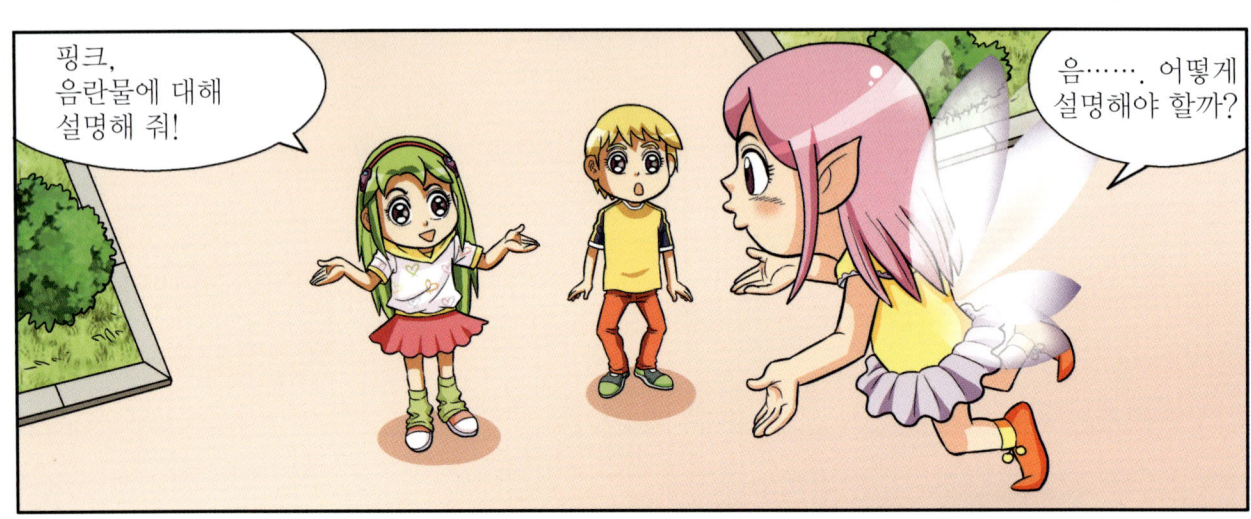
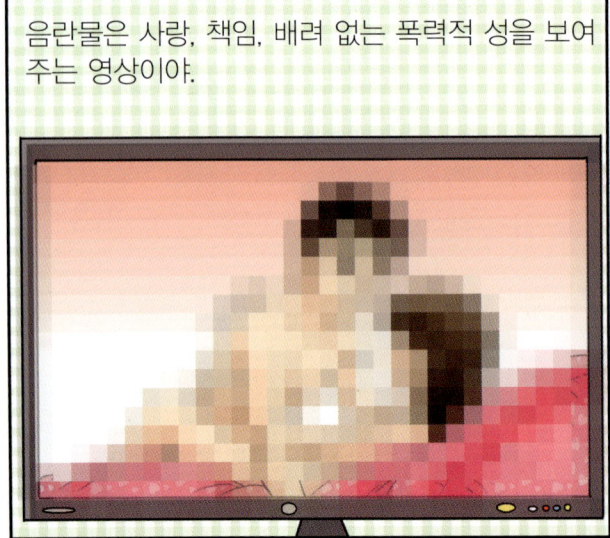
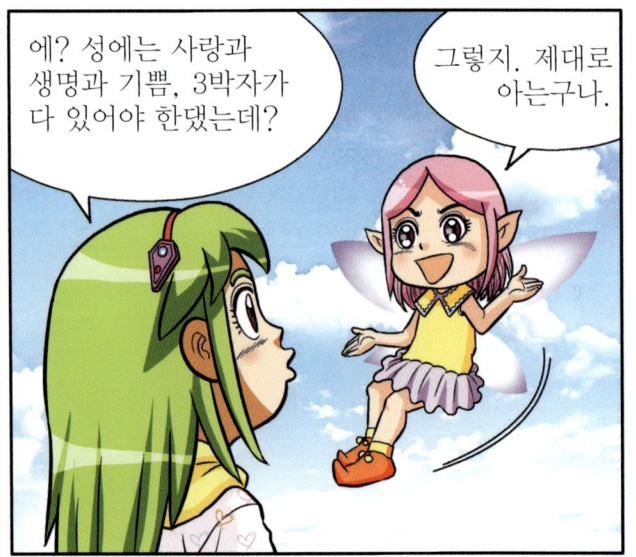

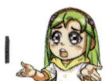

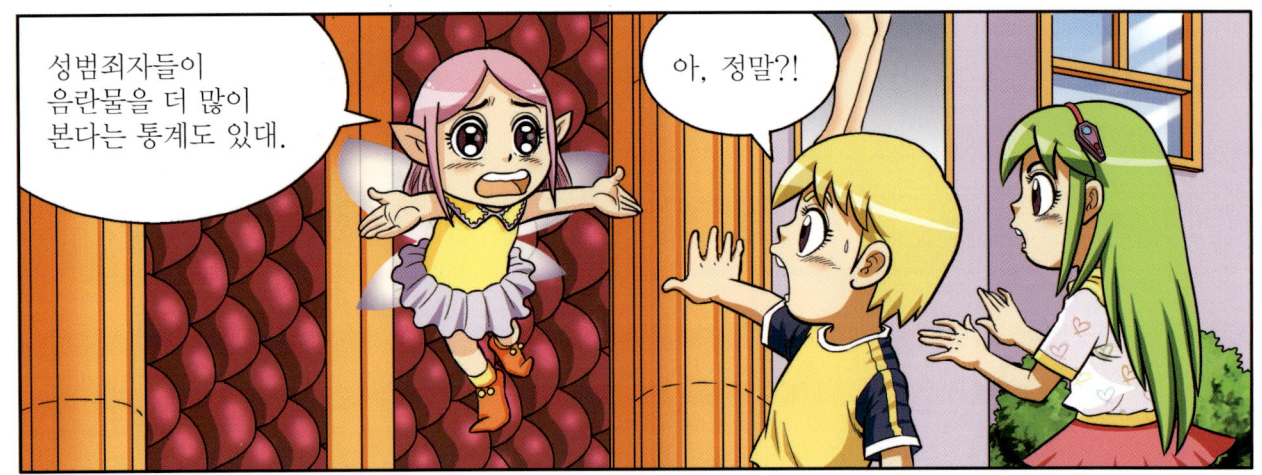

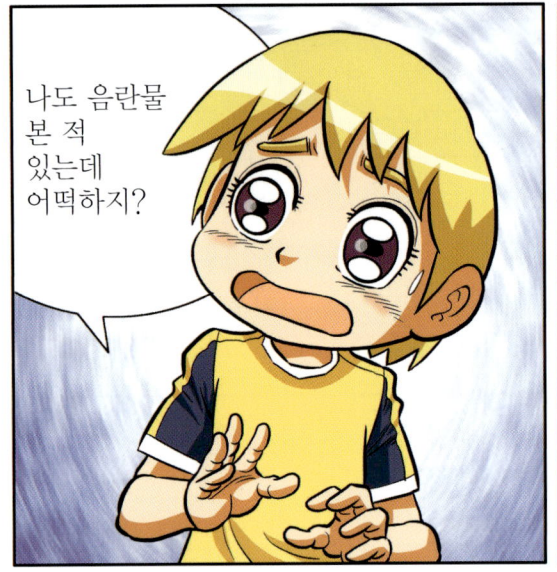

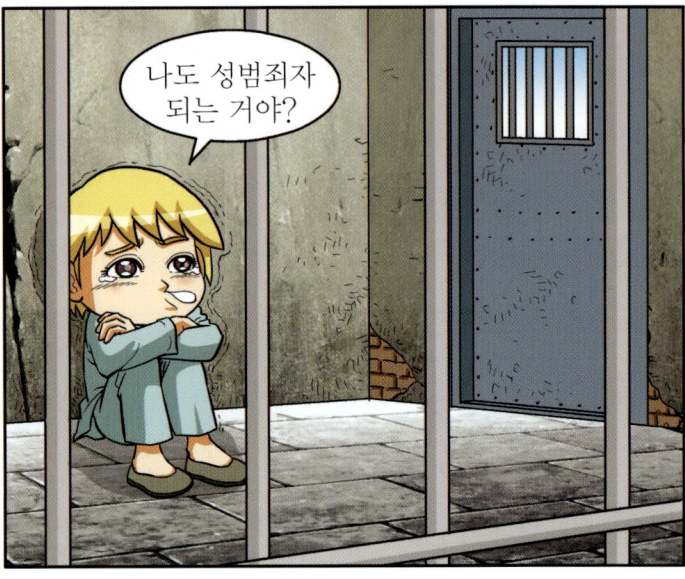

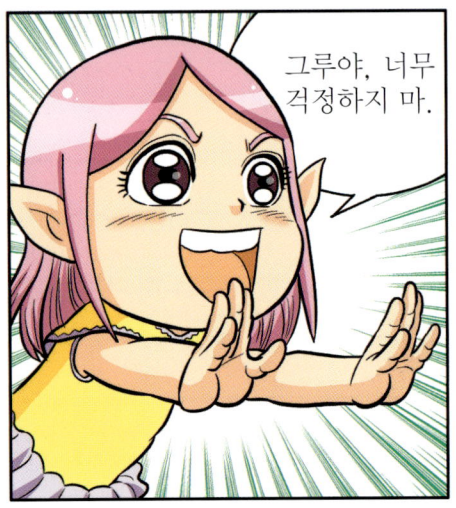

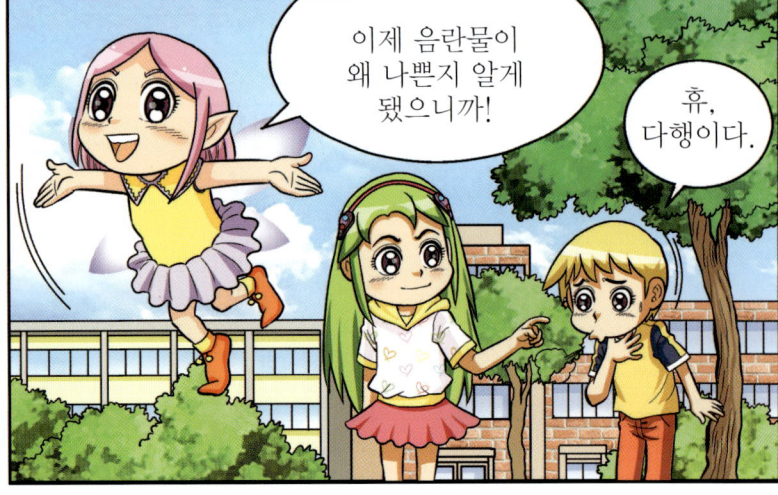

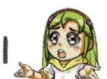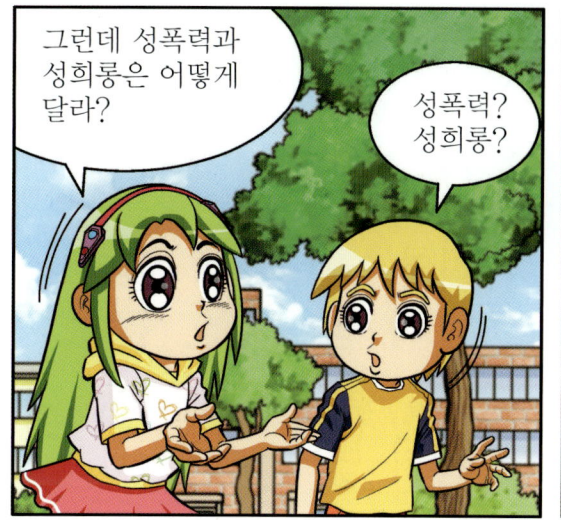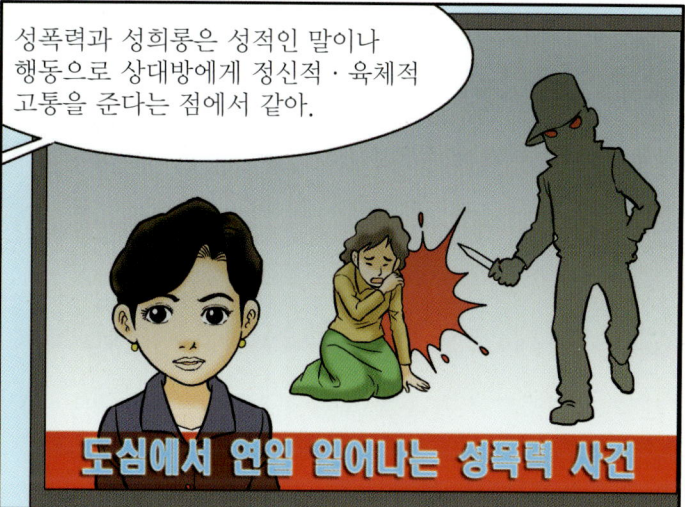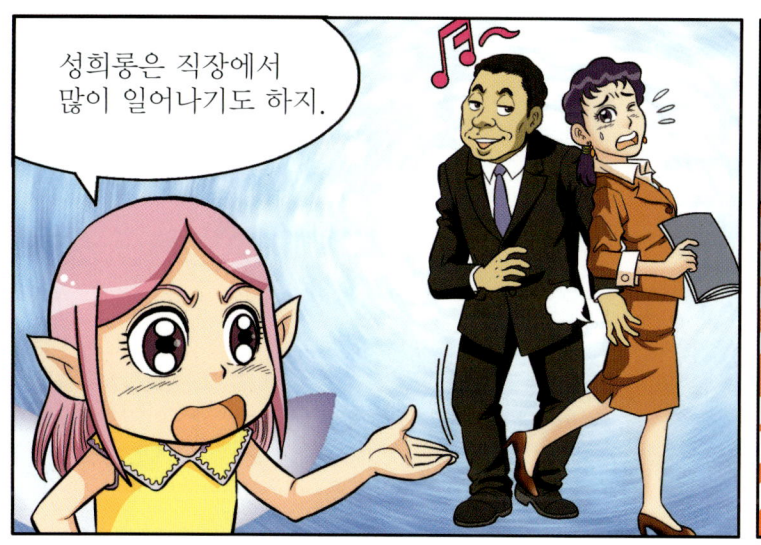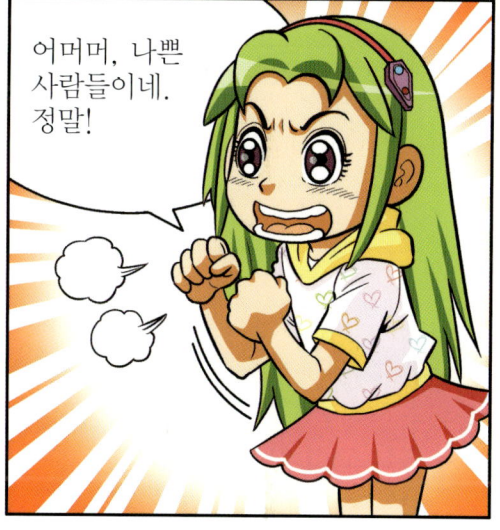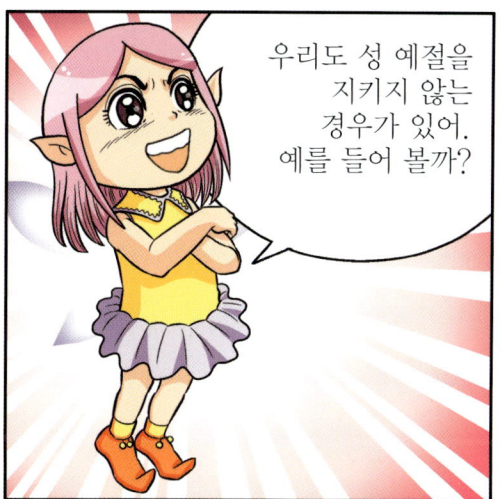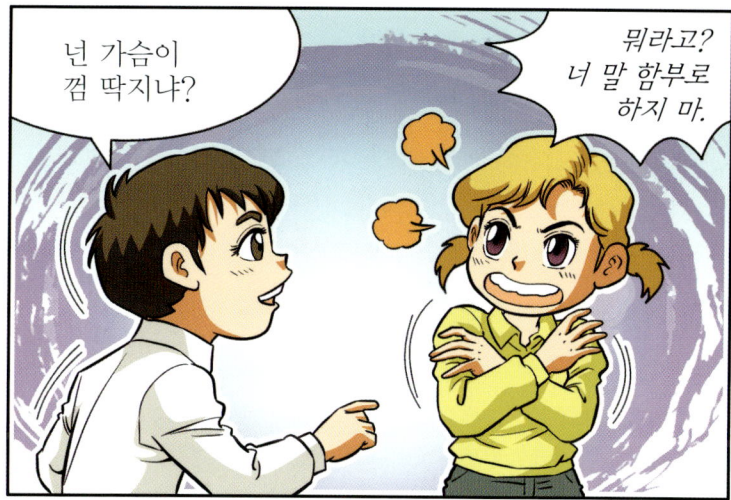

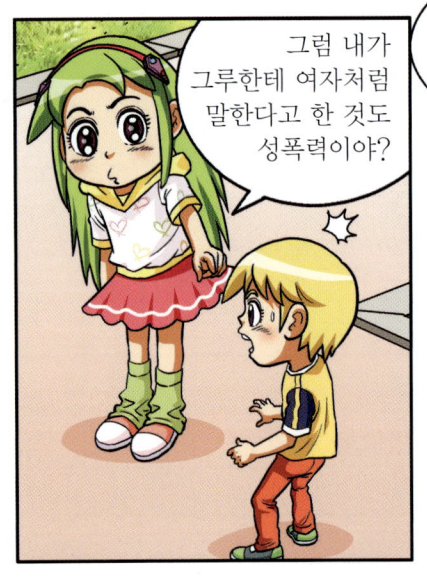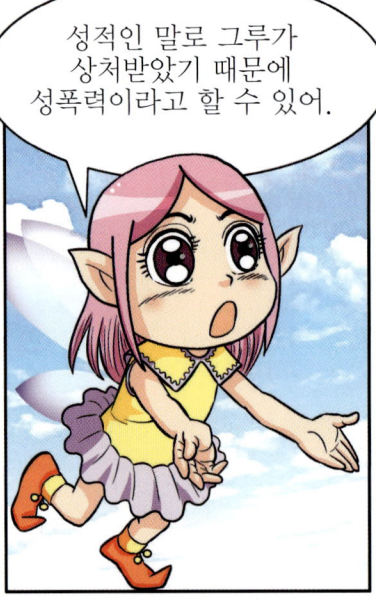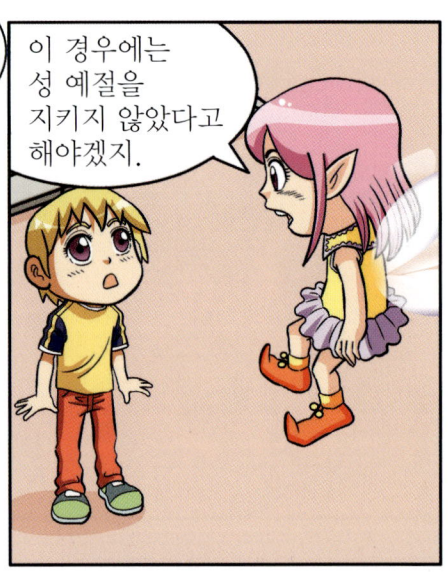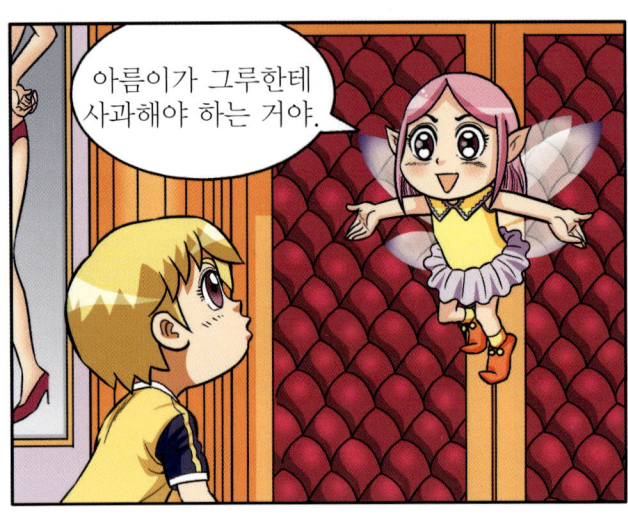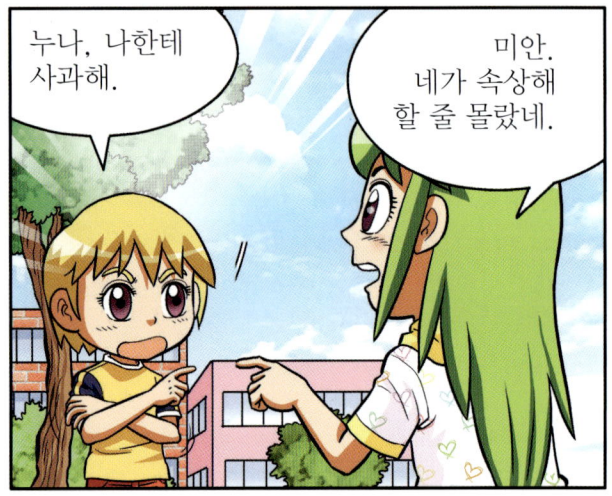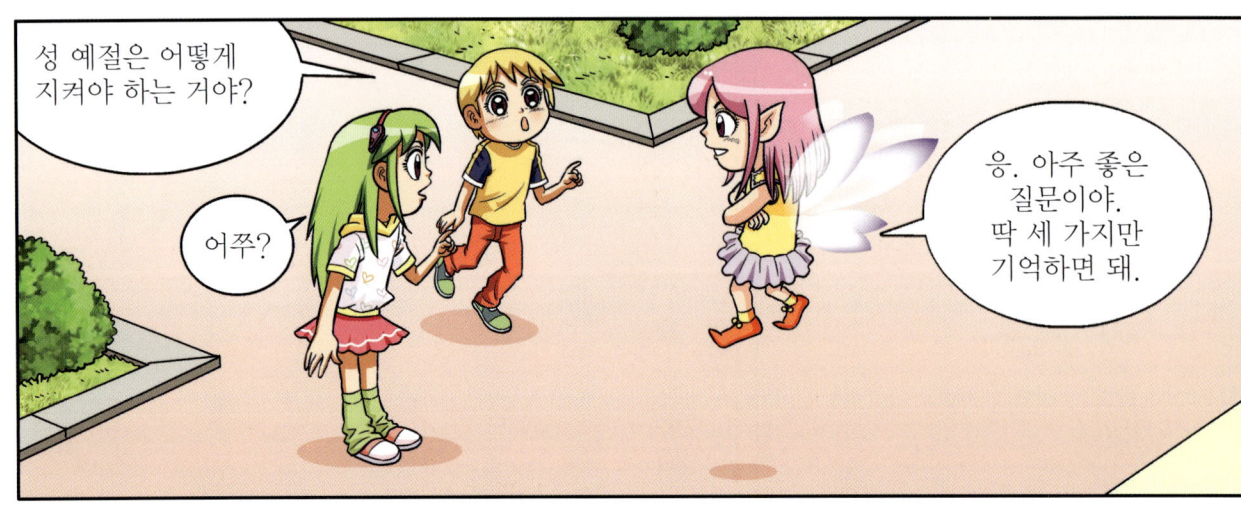

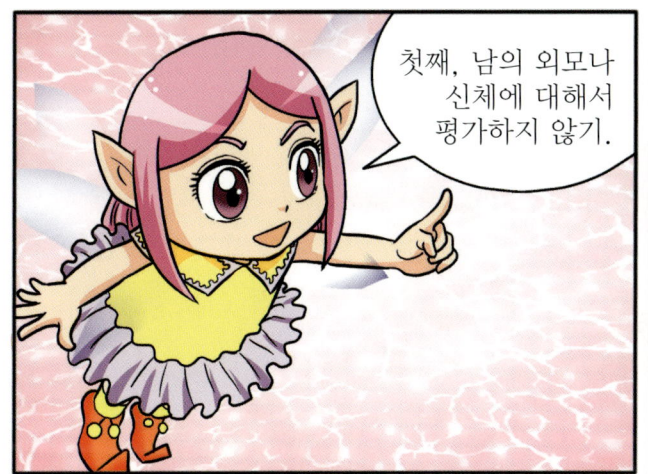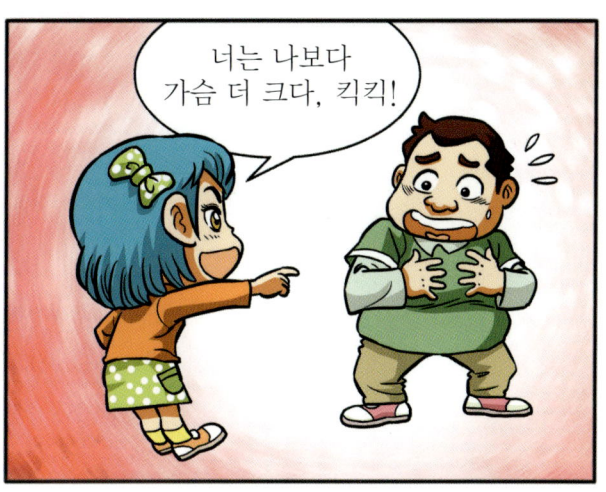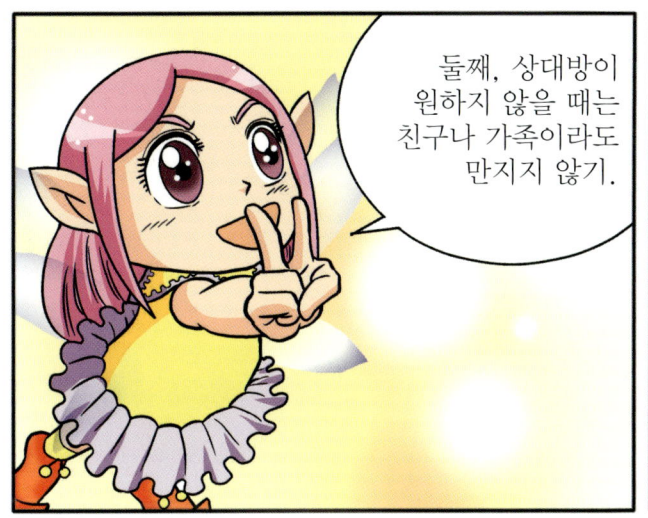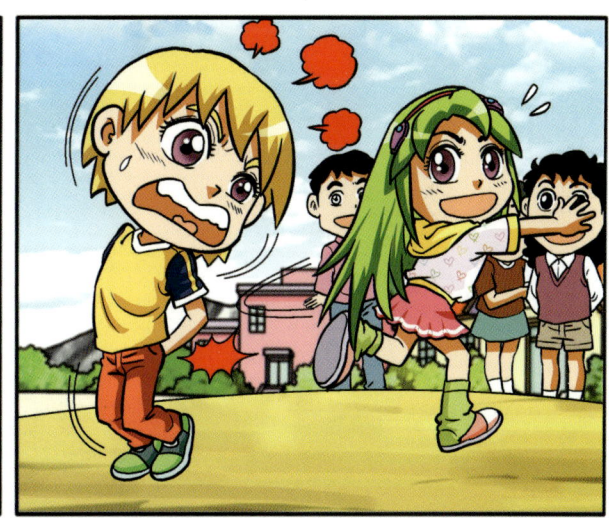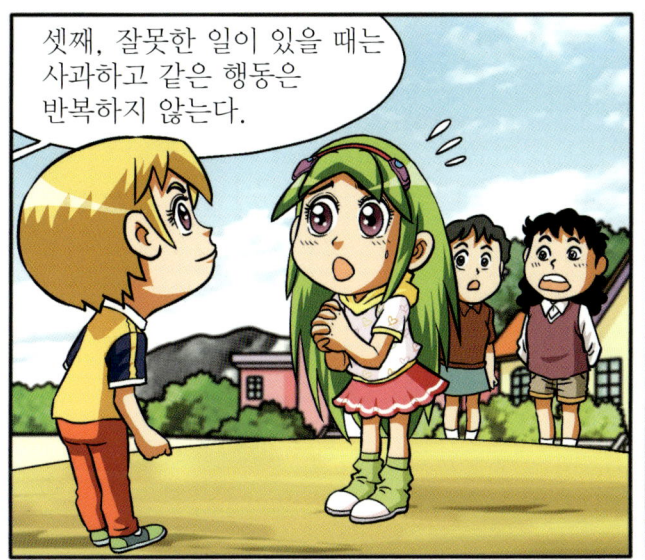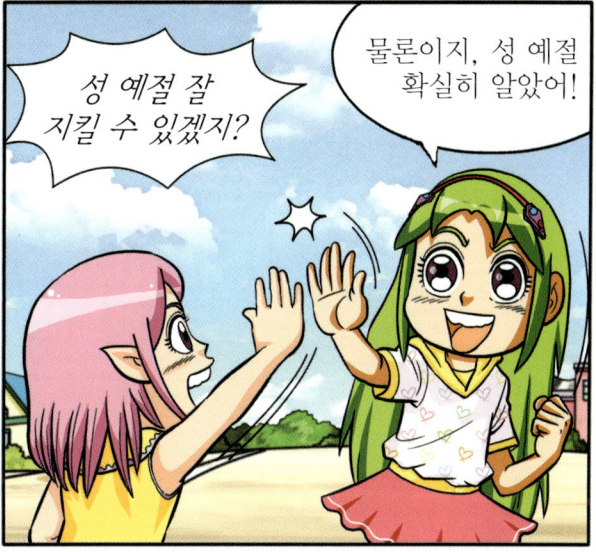

자꾸 야한 영상을 보고 싶은데 어떡하죠?

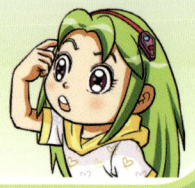

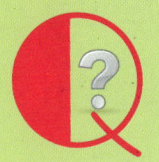 전 초등학교 5학년 여학생입니다. 야한 영화를 볼 때 성기 같은 중요 부위에 이상한 느낌이 있어요. 야한 영상을 보면 안 된다고 생각하는데 계속 보고 싶어요. 부모님께 죄송하고 들킬까 봐 두렵기도 해요. 이럴 땐 어떻게 해야 하죠?

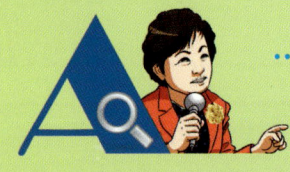 야한 영상을 계속 보고 싶기도 하고 죄책감도 느꼈군요.
첫 번째, 우선 성기는 감각을 잘 느낄 수 있고, 성적인 자극을 받으면 피가 모이는 곳이랍니다. 그래서 간질간질하기도 하고 얼얼한 느낌이 들 수 있어요.

두 번째, 아기부터 할머니 할아버지까지 우리는 모두 성이 있는 존재이고 성은 아름다운 것이기 때문에 성적인 생각을 하거나 성을 좋아하는 게 당연해요. 하지만 음란물에는 문제가 있어요. 사랑, 책임, 생명, 배려 없는 나쁜 성을 보여 주거든요. 그래서 음란물을 보면 죄책감이 생기는 거죠. 부모님이 평소에 음란물을 보면 안 된다고 설명해 주셨을 수도 있고요.

음란물 참 이상하죠? 보면 안 될 것 같으면서도 자꾸 보고 싶고. 음란물을 만드는 사람들은 자극적이고 잊혀지지 않게 만들어서 그런 거예요. 많은 사람들이 자주 많이 봐야 돈을 더 많이 벌 수 있으니까요. 이렇게 나쁜 점이 많기 때문에 어른들은 음란물을 보지 말라고 하는 거랍니다.

이제 음란물은 보지 말아야 합니다. 그 시간에 앞으로는 좋아하는 놀이나 공부 같은 활동을 하고 성교육 책이나 부모님과 대화를 통해 성을 제대로 공부해요. 운동, 춤추기, 악기 배우기도 큰 도움이 될 거예요.

만약 이렇게 노력해도 잘 되지 않는다면 부모님께 도와 달라고 해 보세요. 부모님께 숨겨야 할 일이 아니라 도움을 청해야 하는 일이거든요.

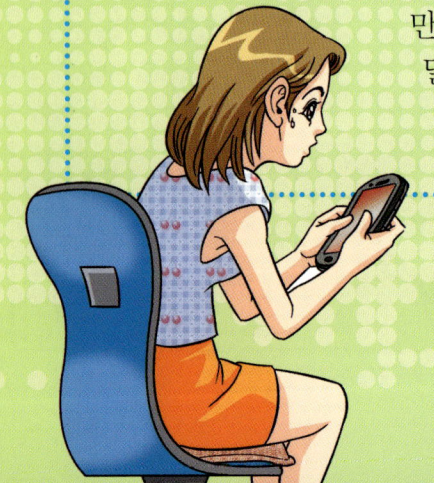

제 성기가 커서 부끄러워요.

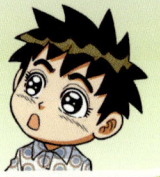

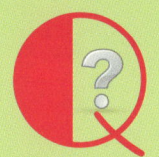 저는 6학년입니다. 저는 남들과 달리 몸이나 성에 관심이 많습니다. 근데 제가 사실 성기가 좀 커요. 자로 재 보니깐 13cm는 되는 것 같아요. 진짜예요. 수영 시간이나 수학 여행 때 다른 애들과 같이 씻는 게 부끄럽습니다. 수영복 입으면 저만 많이 튀어나오거든요. 애들이 이상하게 쳐다봅니다. 이럴 땐 어떻게 해야 되나요?

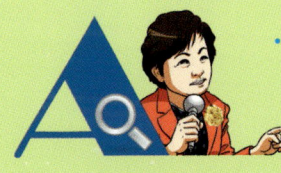 몸에 관심이 많군요! 반가워요! 자기 몸과 성에 대한 탐구는 언제든지 환영입니다. 남자 친구들에게 성기 크기는 가장 큰 관심사죠! 친구들과 나의 성기 크기를 슬쩍슬쩍 비교해 보기도 하고요.
질문한 친구는 성장이 빠른 것 같네요. 혹시 다른 친구들이 쳐다본다고 느끼는 것은, 성기 크기에 너무 신경을 쓰고 있어서 드는 자기만의 생각은 아닐까요? 아니면 다른 친구들도 자기 성기 크기와 친구들의 성기 크기가 신경 쓰여 둘러본 것일 수도 있어요.
하지만 자신이 부끄럽고 기분이 나쁘다면 숨기지 말고 친구들에게 이야기하세요. 모두들 성장 속도가 다르기 때문에 크기는 조금씩 다를 수 있다고 먼저 설명해 주면 어떨까요?
자기 몸에 대해 알고 싶은 친구가 더 있다면 함께 이야기를 나눠 보는 것도 좋아요.

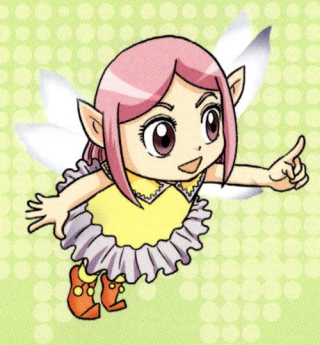
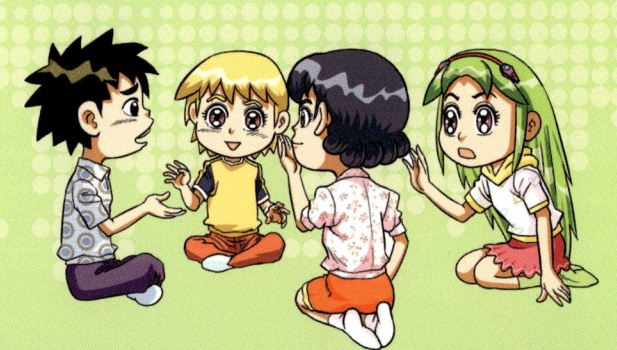

동생 고추가 섰어요.

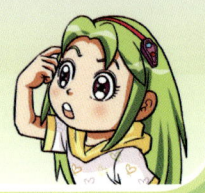

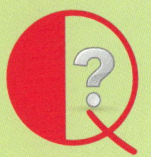 남동생이 하나 있는데 2학년이거든요. 근데 아침에 보니까 동생 고추가 분명히 서 있었거든요. 제가 알기론 어른이 돼서 그렇게 된다고 들었는데. 엄청 황당했어요. 제 동생이 이상한 건가요? 왜 그런 건지 좀 알려 주세요.

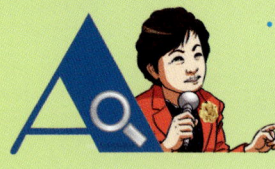 어른들만 음경이 발기 된다고 알고 있어서 많이 놀랐겠네요. 근데 뱃속에 아기도 발기를 한답니다. 신기하죠?
　남자아이부터 할아버지까지 성적인 생각을 하지 않아도 발기하는 경우가 많아요. 긴장하거나 움직이다가도 발기가 될 수 있죠. 특히 잘 때나, 아침에 일어날 때요! 자는 동안에 영양분을 담고 있는 피를 음경으로 흘려보내서 건강하게 하기 위해서래요. 저도 중학교 때는 이런 걸 몰라서 발기한 동생을 보고 엄청 당황스럽고 변태라고 생각할 뻔했거든요.
　친구는 이제 이런 성 지식을 알고 있으니까 동생이 창피해하지 않도록 모른 척 해 줄 수 있겠죠?

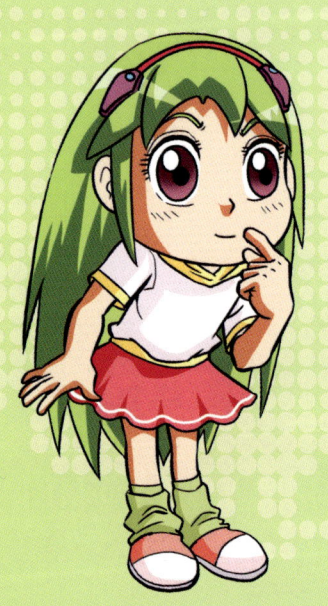

모른척 하기!

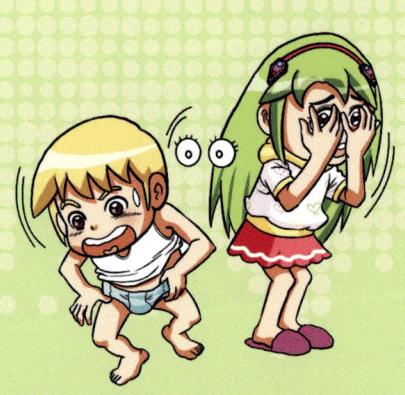

자위 많이 하면 키가 안 자랄까요?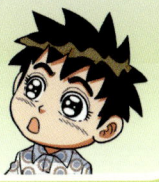

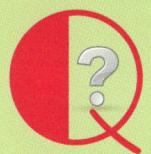 우연히 음란 동영상을 보고 습관적인 자위를 하게 되었어요. 줄이고 싶은데 제 의지대로 잘 되지 않아요. 자위를 많이 하면 키가 더 이상 자라지 않는다고 들은 것 같아요. 정말 그럴까요?

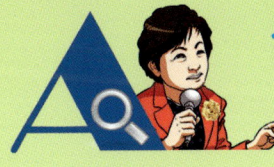 자위를 한다고 해서 키가 덜 크는 건 아니지만, 지나치게 많이 하면 면역력, 집중력 저하가 있을 수 있어요. 좋은 거라도 지나치면 해로운 점들이 나타나잖아요? 자위 때문에 피로가 쌓이면 당연히 성장하는 데 방해 될 수 있겠지만 자위를 한다고 키가 안 크는 건 아니랍니다. 차이점을 알겠죠?
키가 걱정이라면 충분히 자고, 성장에 필요한 영양소를 골고루 섭취하고, 성장판을 적당히 자극하는 운동을 해야죠. 키는 유전적인 요소가 가장 큰 영향을 미치고, 앉고 걷는 자세를 바로 하는 것도 도움이 된답니다. 척추 건강에도 좋고 당당해 보이죠. 키 크는 데 필요한 영양소들이 많이 들어 있는 음식을 먹고 있는지, 성장 호르몬이 많이 나오는 시간에 자고 있는지, 꾸준히 운동은 하고 있는지 점검해 보고 부족한 것들을 채워 봐요.
하나 더! 음란물을 보면서 자위를 하고 있다고 했죠? 단호하게 끊어야 합니다. 야동은 자극적인 모습들과 소리로 가득 차 있습니다. 현실에서는 있을 수 없는 영상들로 시청자를 중독시키죠. 사랑과 생명의 성도 책임도 다 빠져 있어요. 그래서 야동을 볼때마 다 나도 모르게 성이 더럽다는 느낌이 들고 자위할 때도 내 성에 대해서도 안 좋은 느낌을 갖게 돼요. 자위도 더 자주 하게 되고요.
야동 보면서 자위하는 습관. 나를 위해 끊자고요!

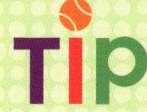 **건강한 자위를 위해서는…**

1. 자위는 일주일에 1~2회 하는 것이 적당한 횟수에요. 그 이상 하는 것은 몸에 무리를 주게 되어 있어요.
2. 깨끗한 손으로 한다. 특히 손톱에는 세균이 가장 많은데 비누를 사용해 흐르는 물로 씻어주세요.
3. 문을 꼭 잠그고 한다. 기본 중의 기본. 다른 가족이 문을 열어 당황하고 창피하다는 또래 친구들의 고민들이 있어요.
4. 야동을 보며 하지 않는다. 야동을 보며 하는 것은 음란물+자위중독으로 가는 지름길이에요.
5. 엎드려 하지 않는다. 엎드려 하면 혈관에 무리를 주어 다칠 수 있어요.
6. 키 크는 데 도움 주는 운동은 줄넘기, 농구와 같은 것이 좋아요. 평소에도 허리를 꼿꼿이 펴고 어깨를 쫙 펴고 앉는 자세도 중요하답니다.

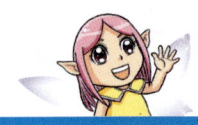

6장

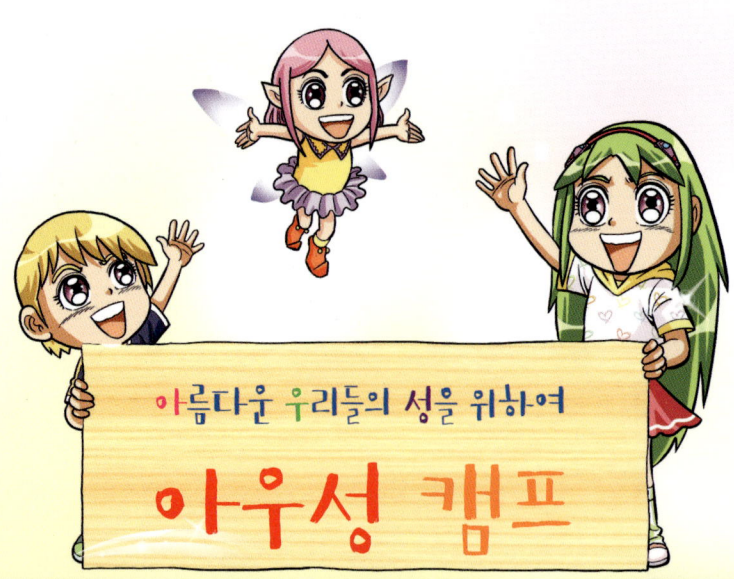

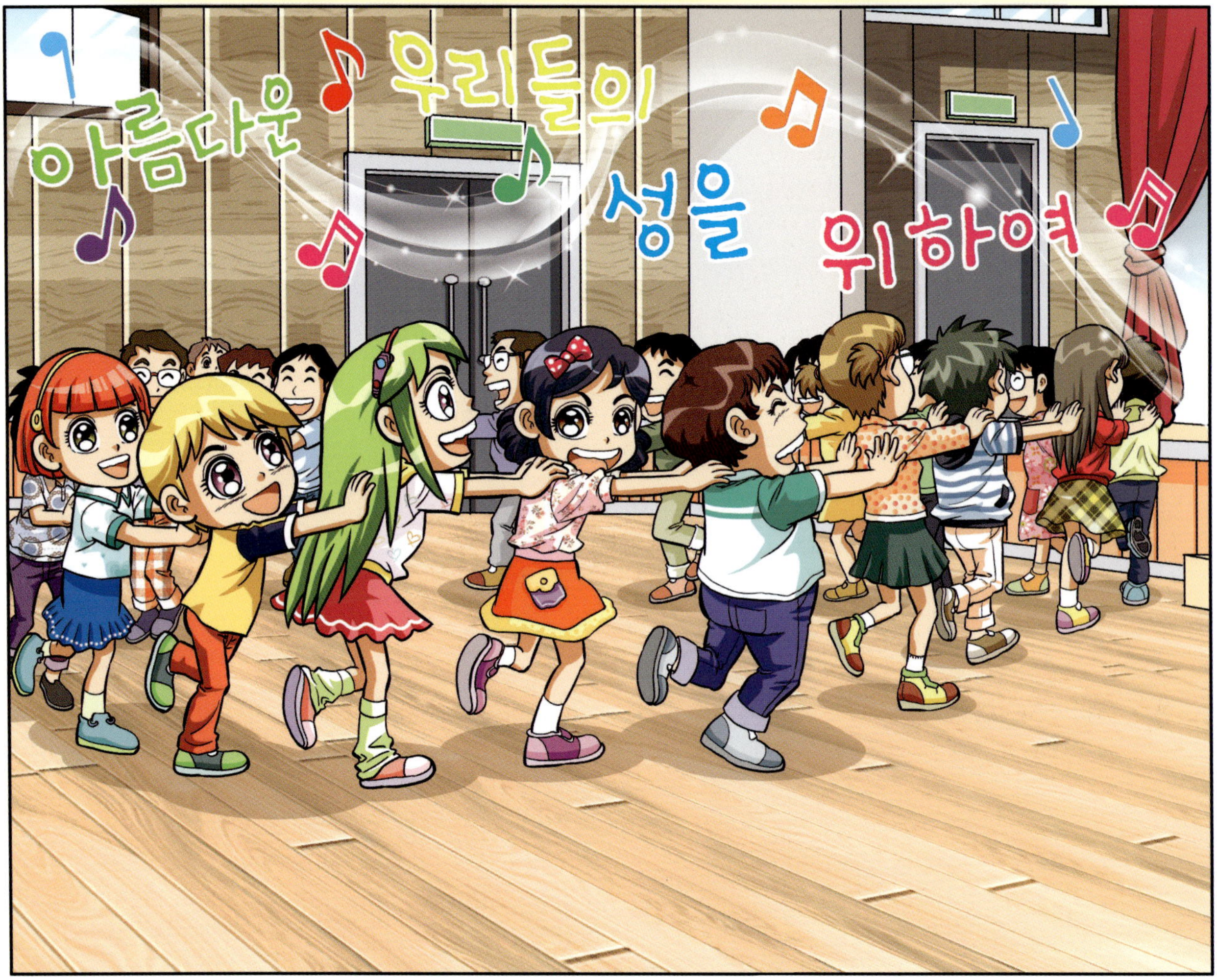

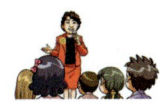
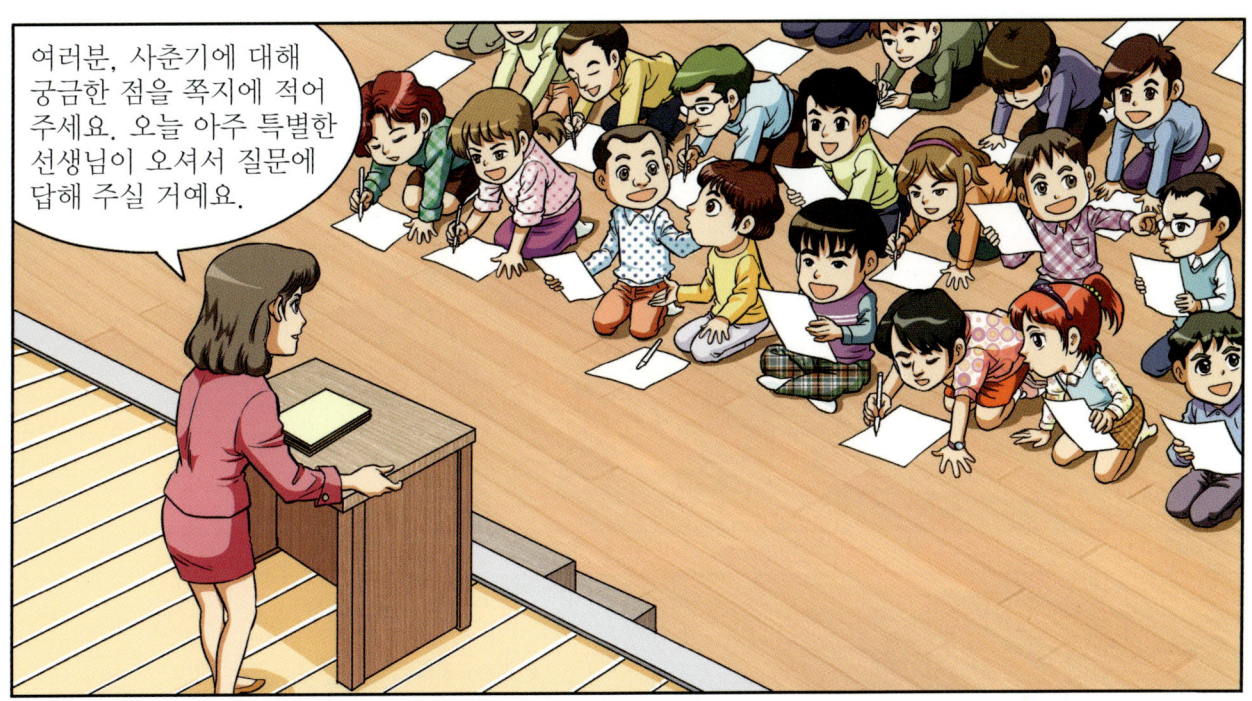
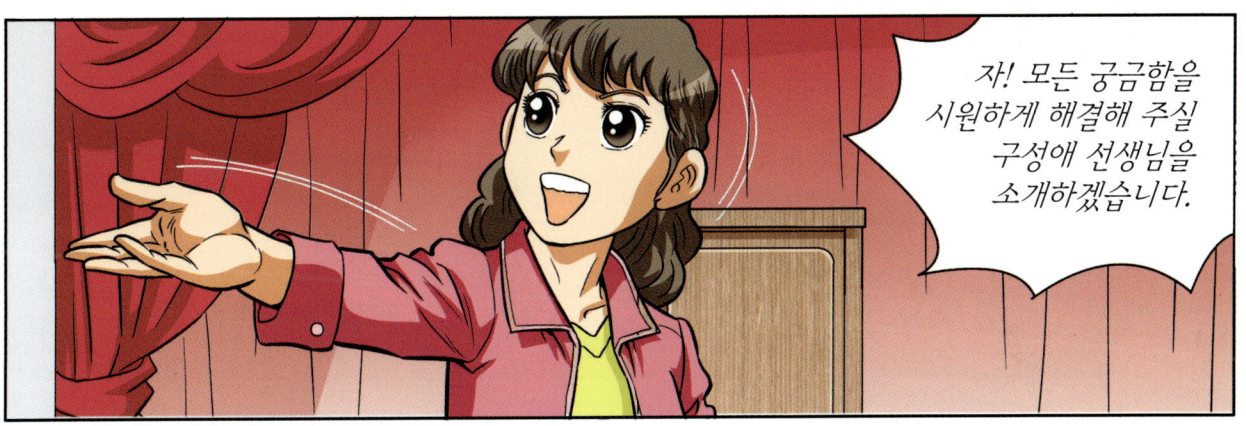
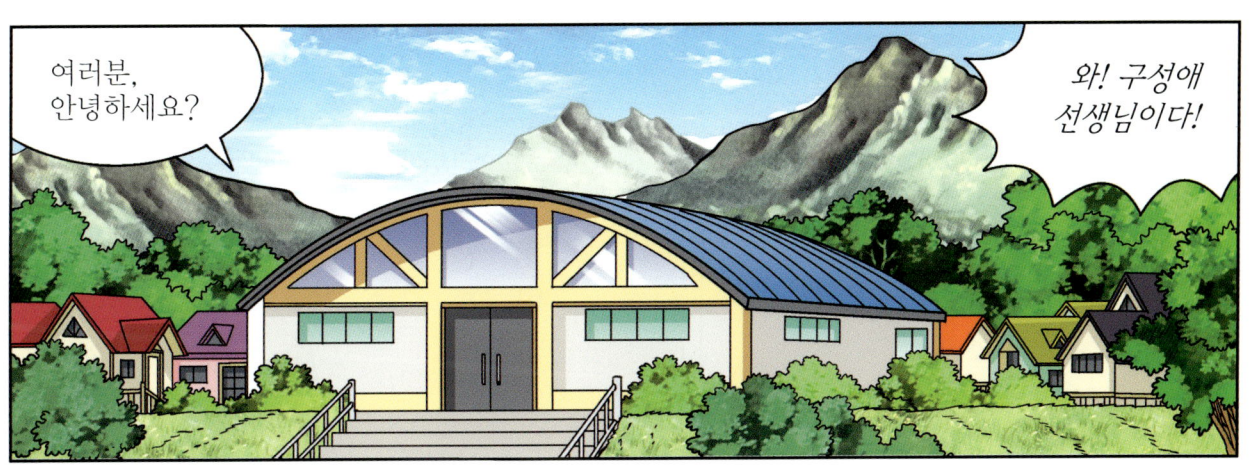

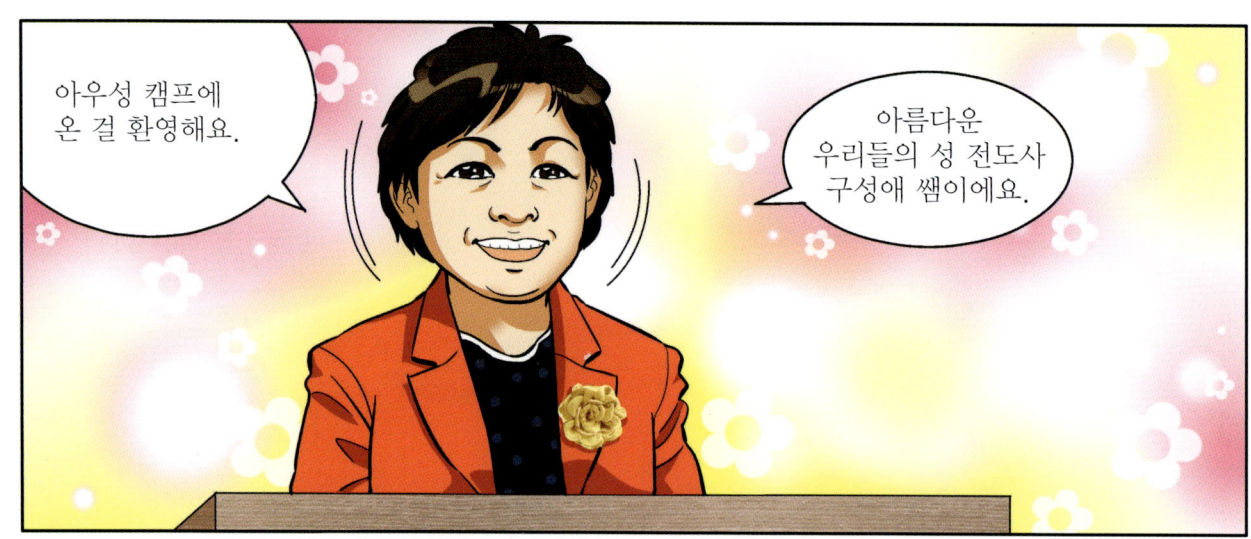

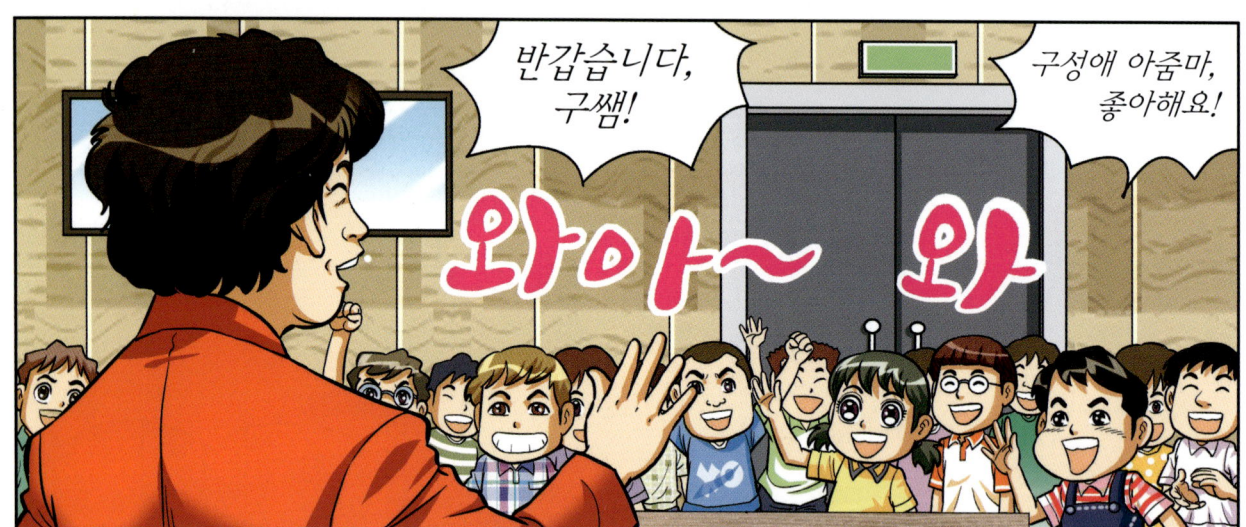

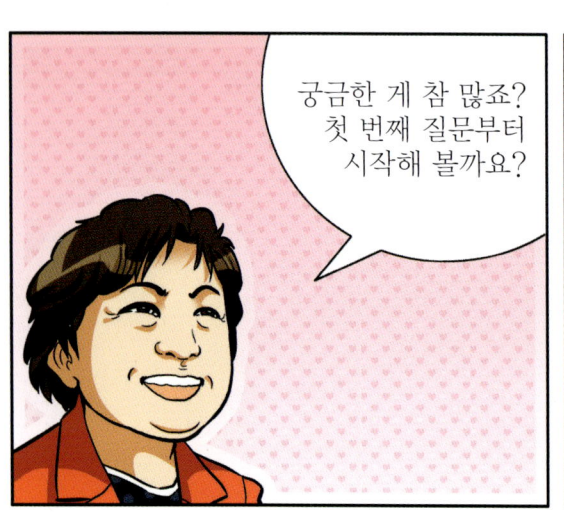

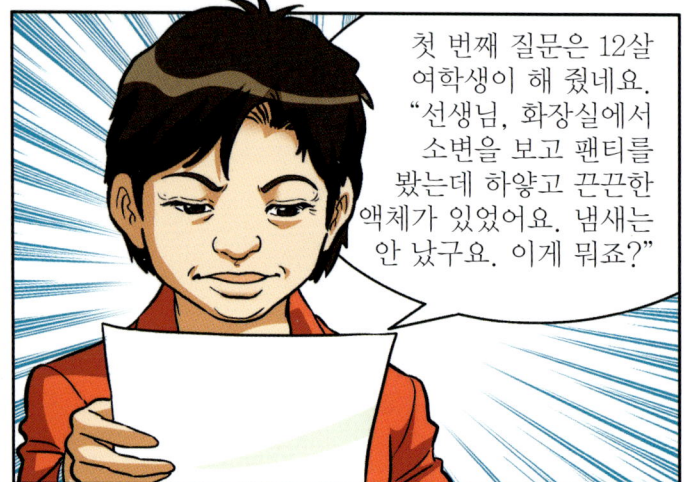

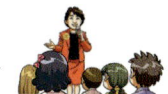

6장 아우성 캠프

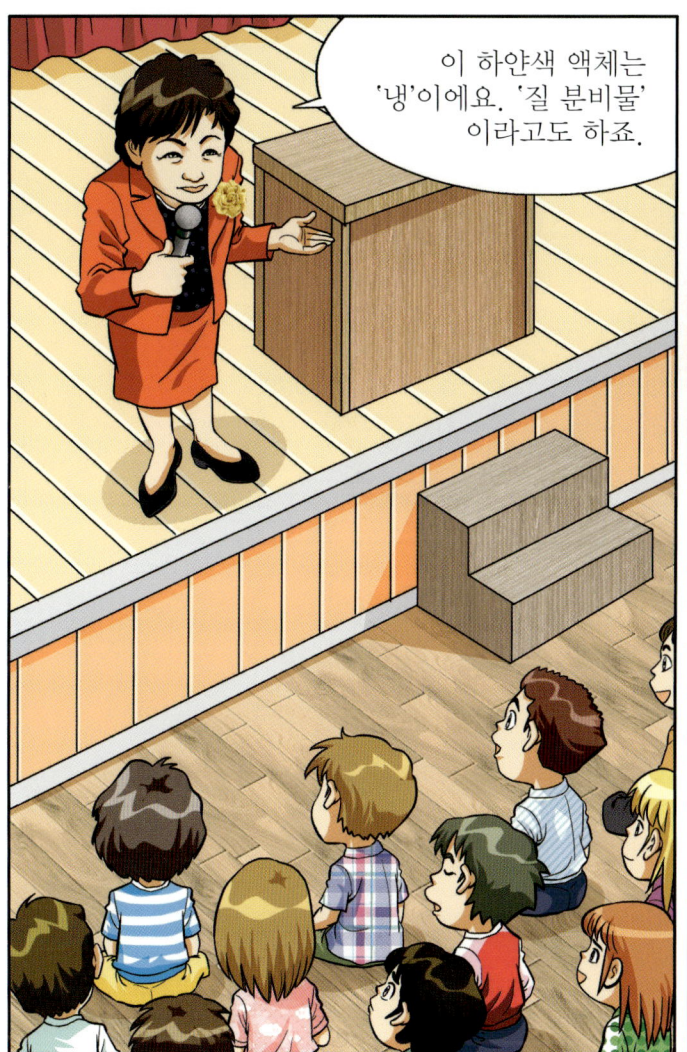

이 하얀색 액체는 '냉'이에요. '질 분비물'이라고도 하죠.

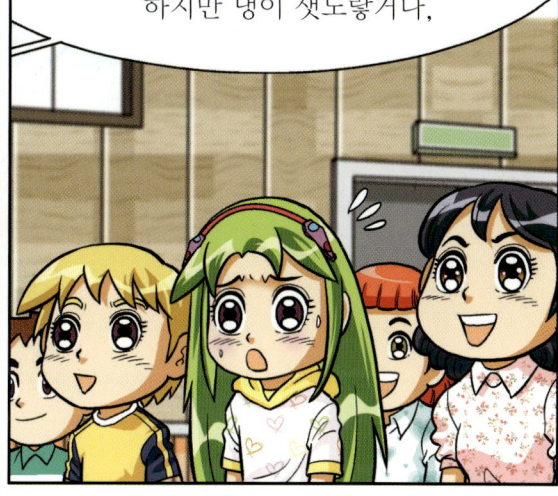

냉은 하얗거나 약간 노르스름한 색이고, 질을 건강하게 하는 역할을 한답니다. 하지만 냉이 샛노랗거나,

심한 악취가 날 때는 병원에 가 봐야 해요. 다음 질문으로 넘어가 볼까요?

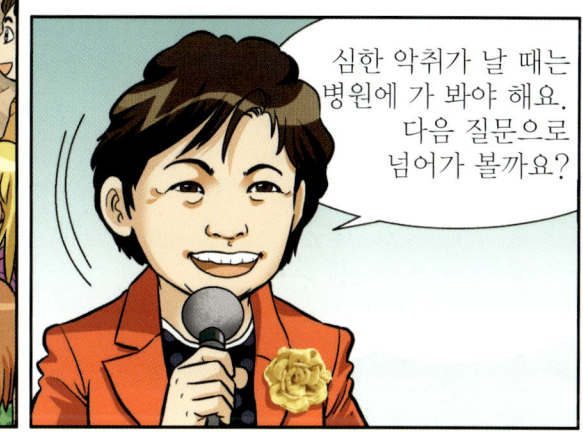

저는 13살 남자입니다. 수영장에 가서 보니까 친구들보다 제 고추가 작아도 너무 작습니다. 커지는 방법은 없을까요? 수술 말고 쉬운 방법으로요.

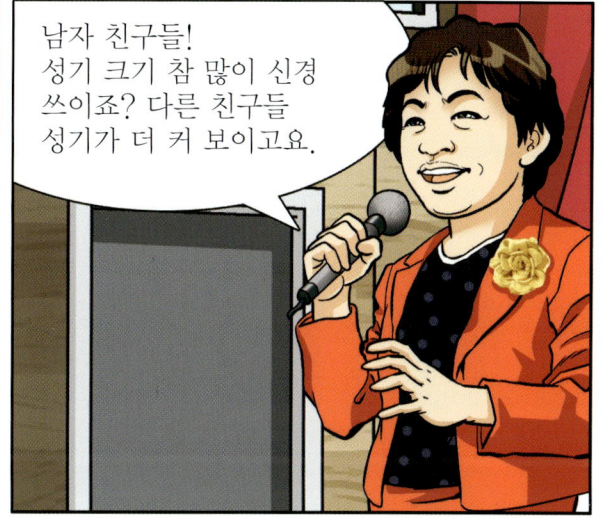

남자 친구들! 성기 크기 참 많이 신경 쓰이죠? 다른 친구들 성기가 더 커 보이고요.

97

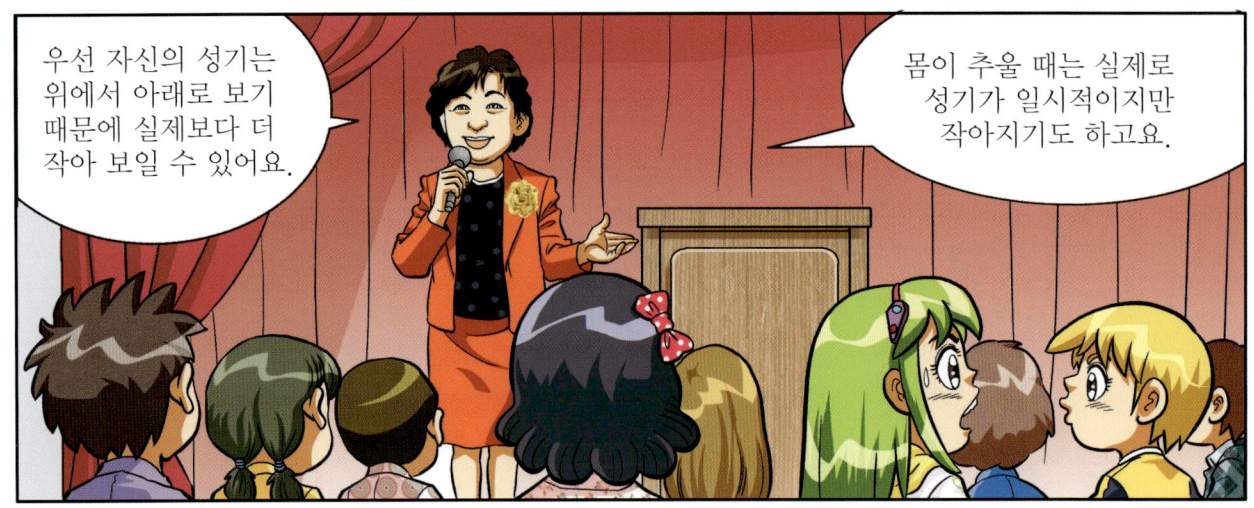
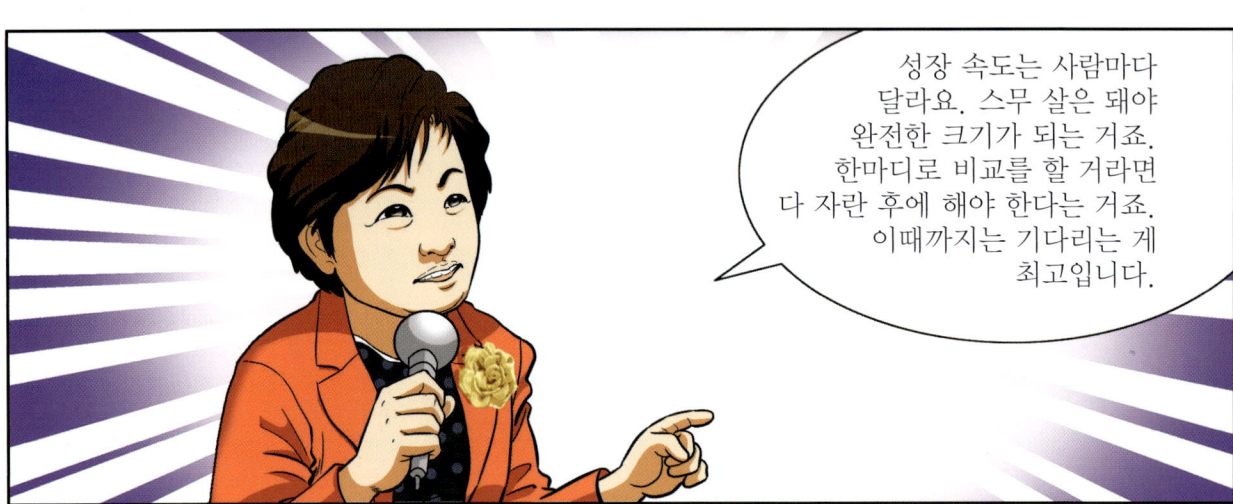
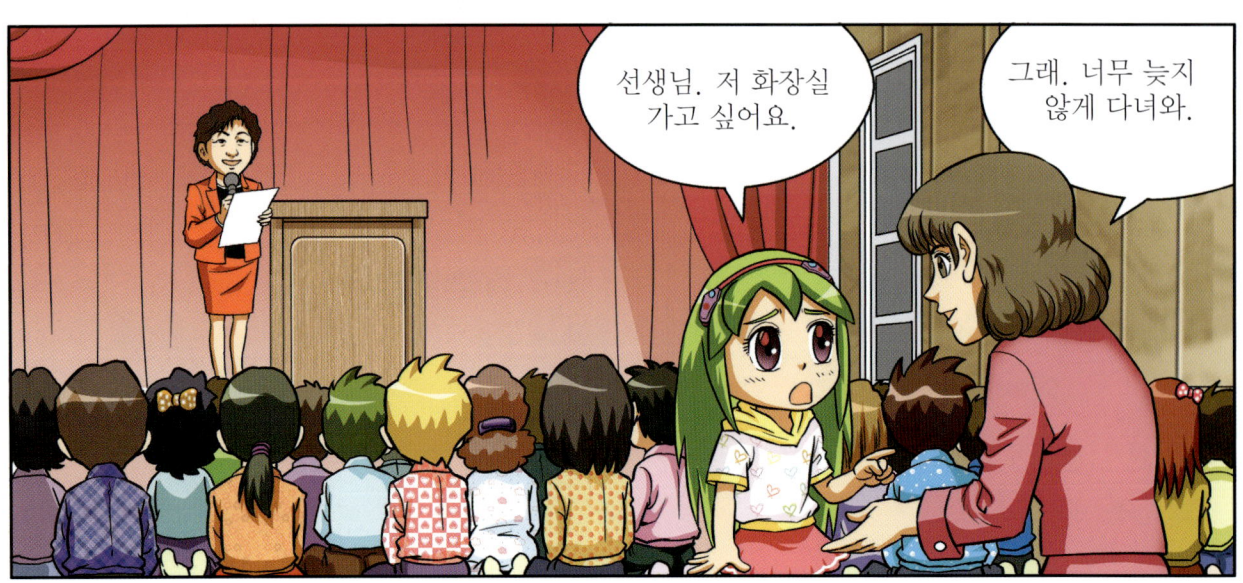

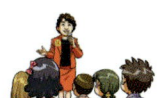

6장 **아우성 캠프**

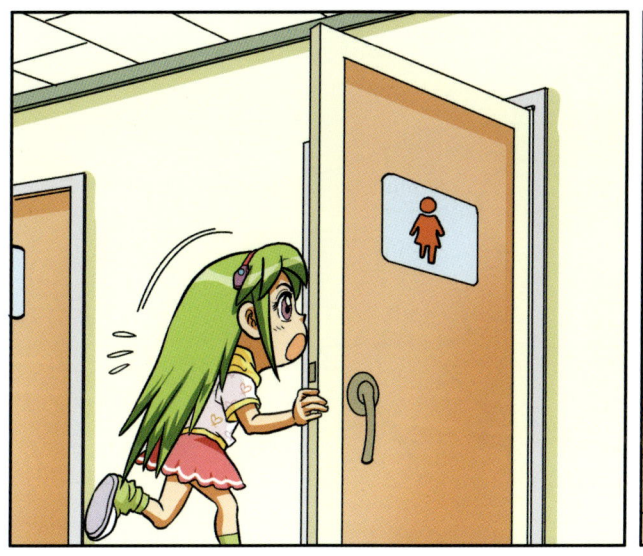
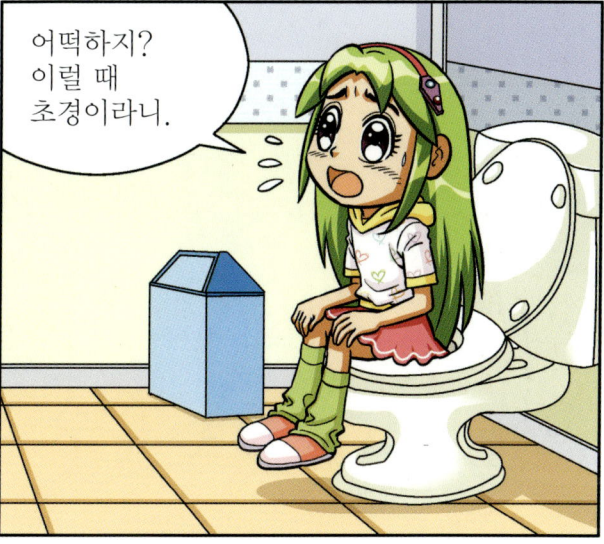
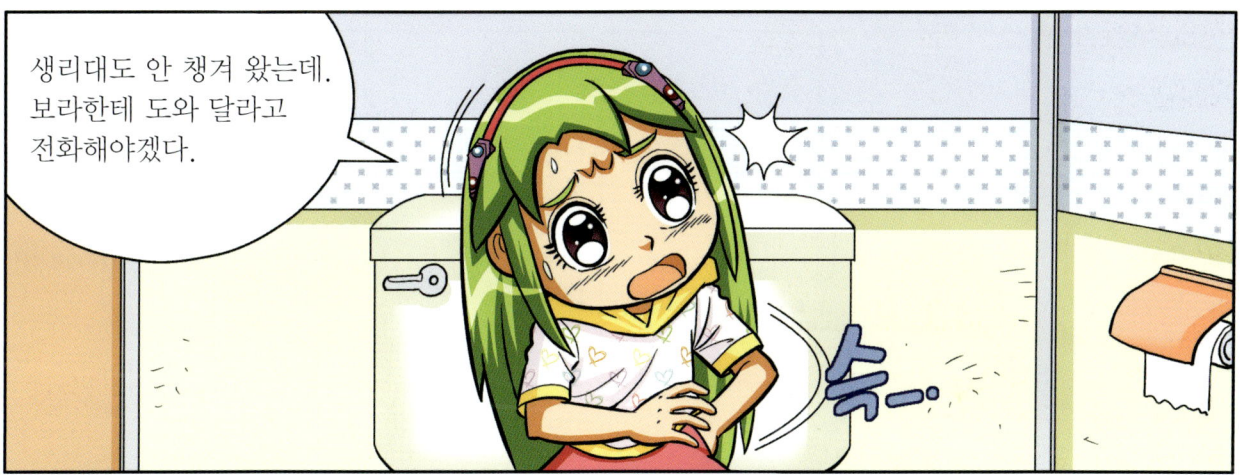
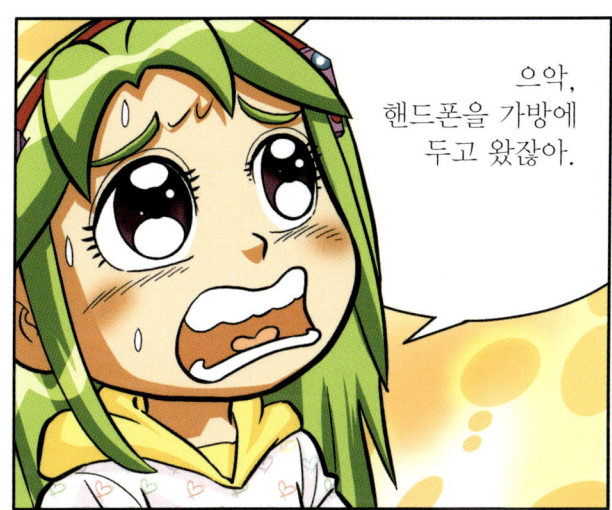
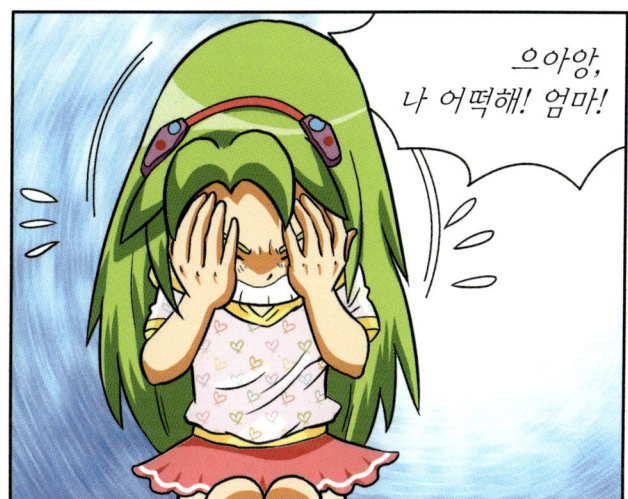

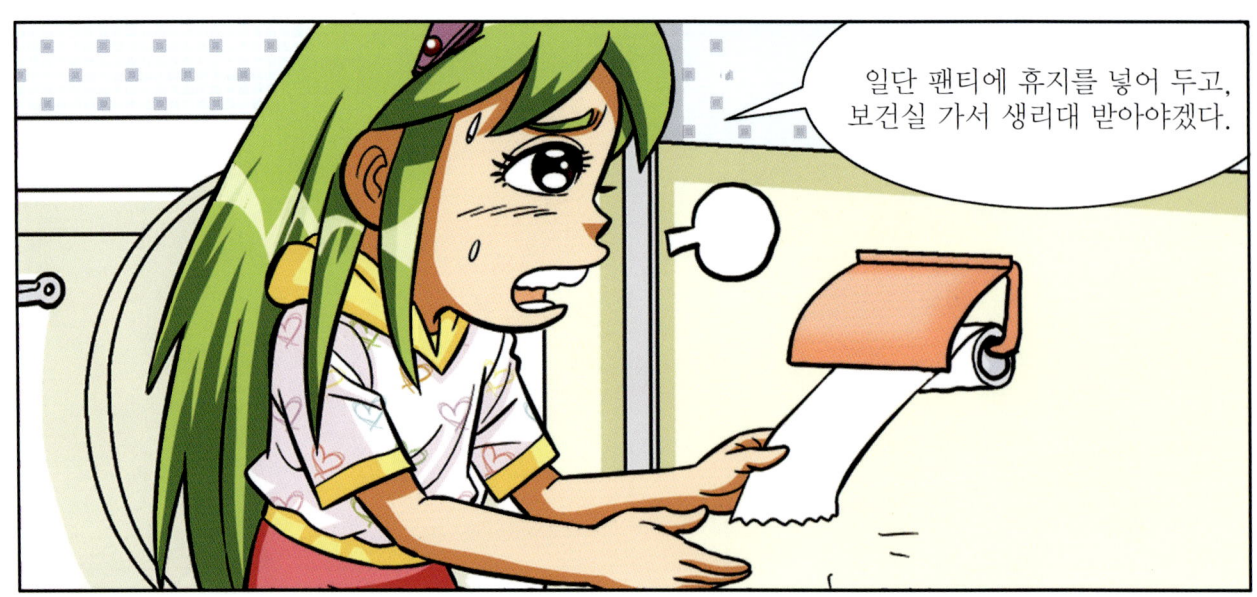
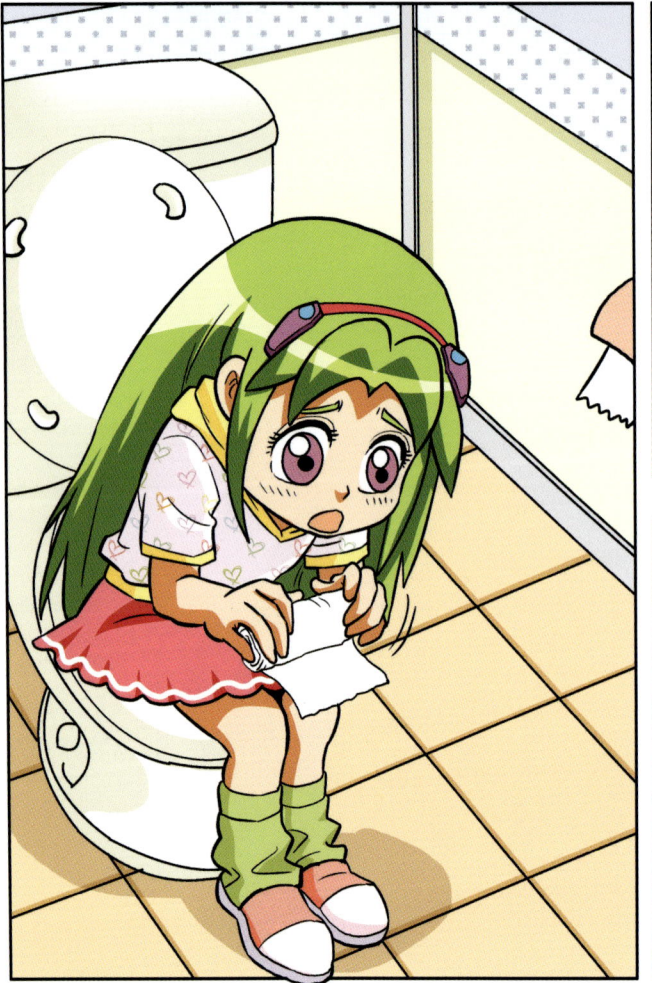
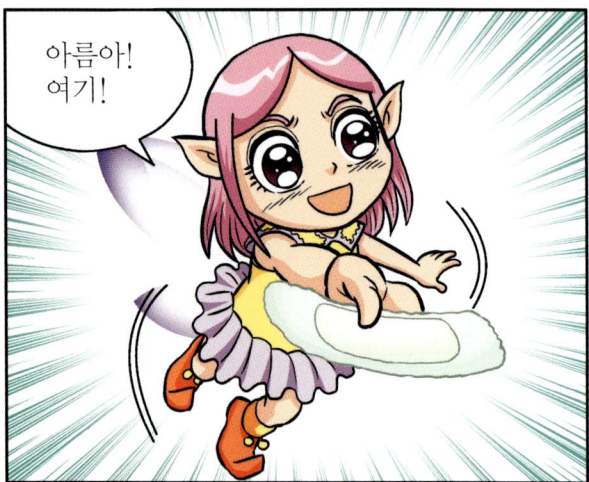
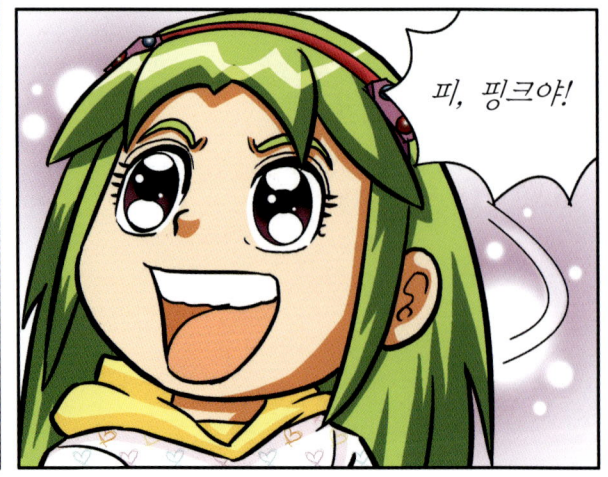

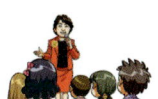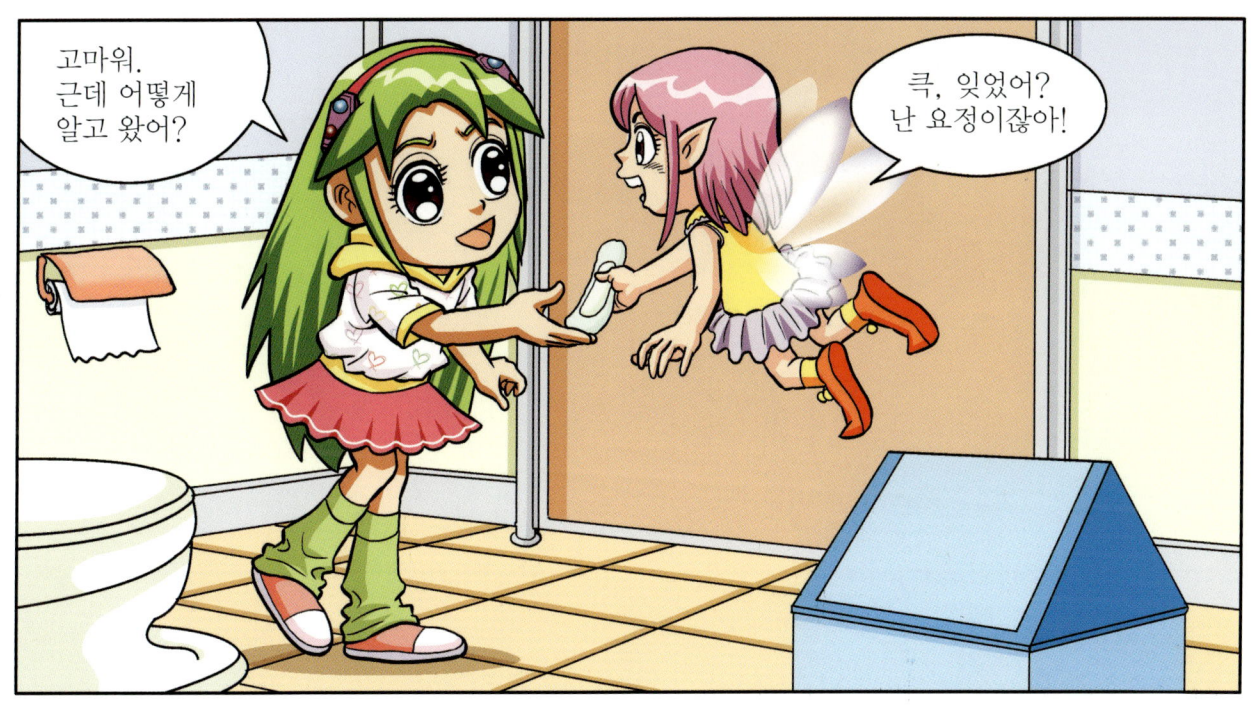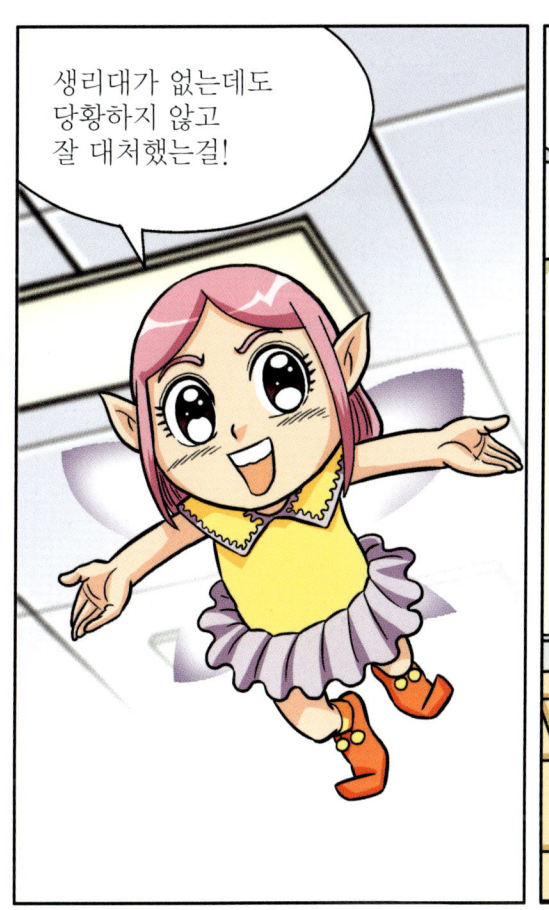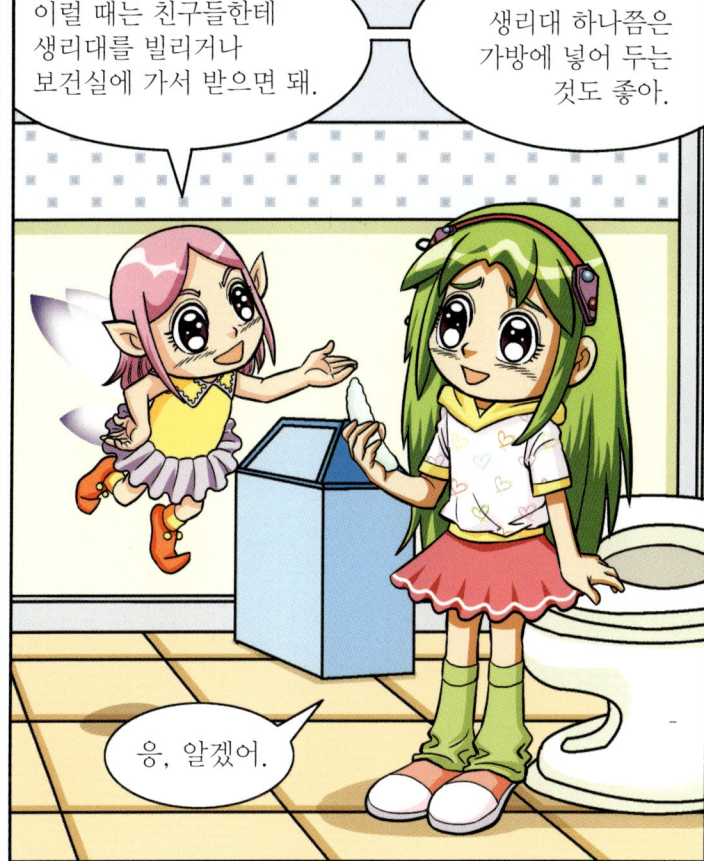

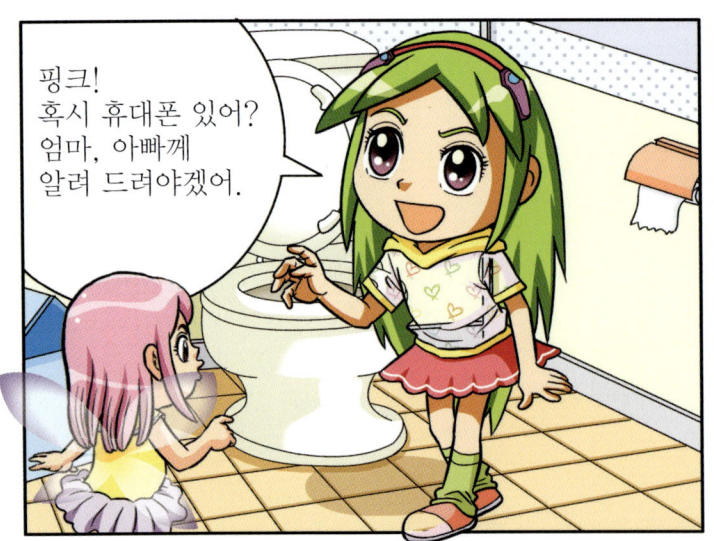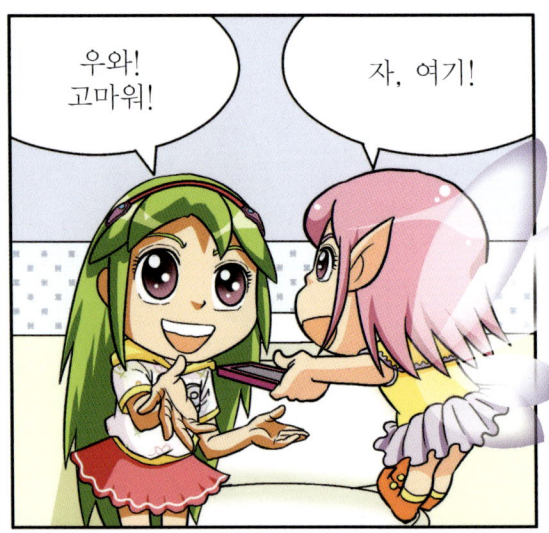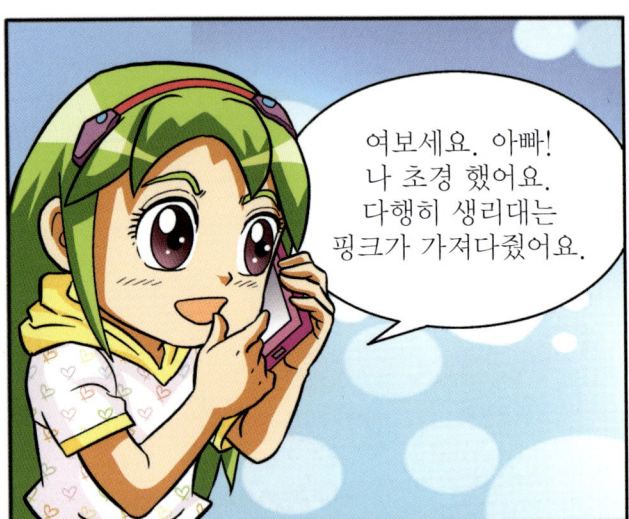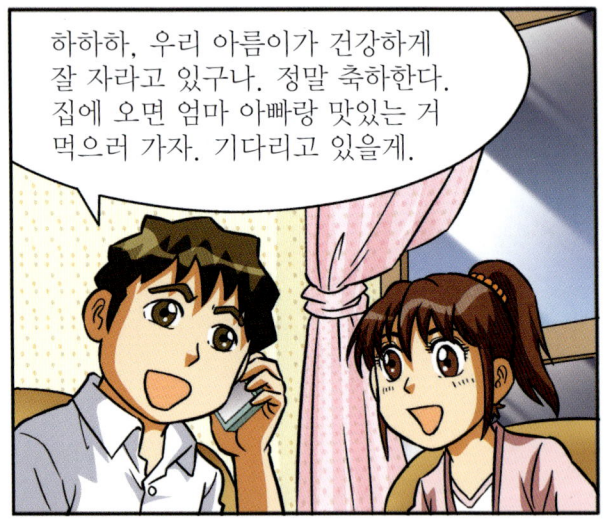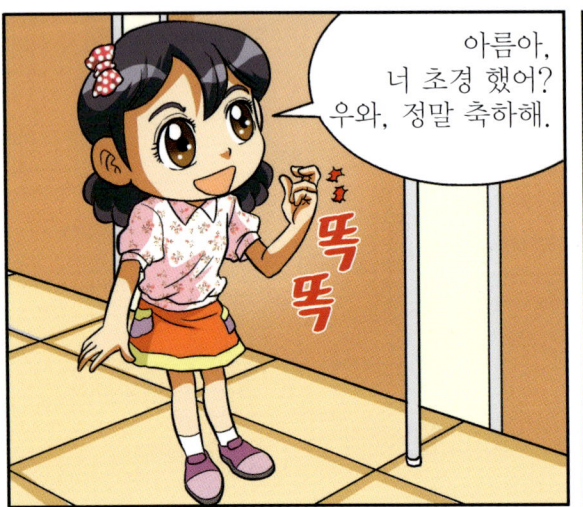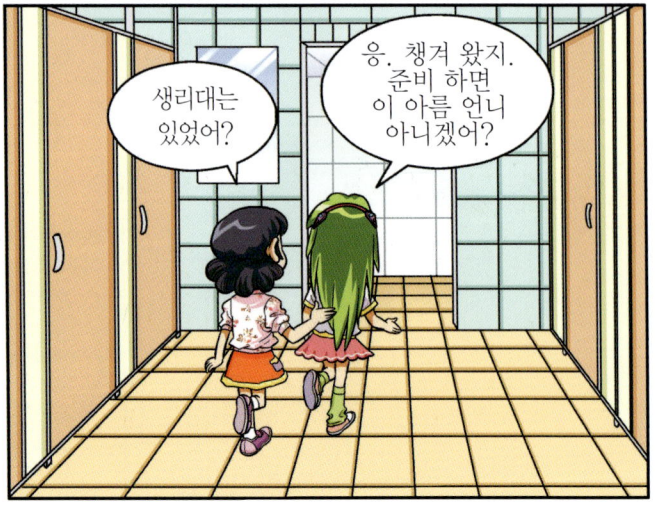

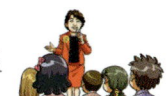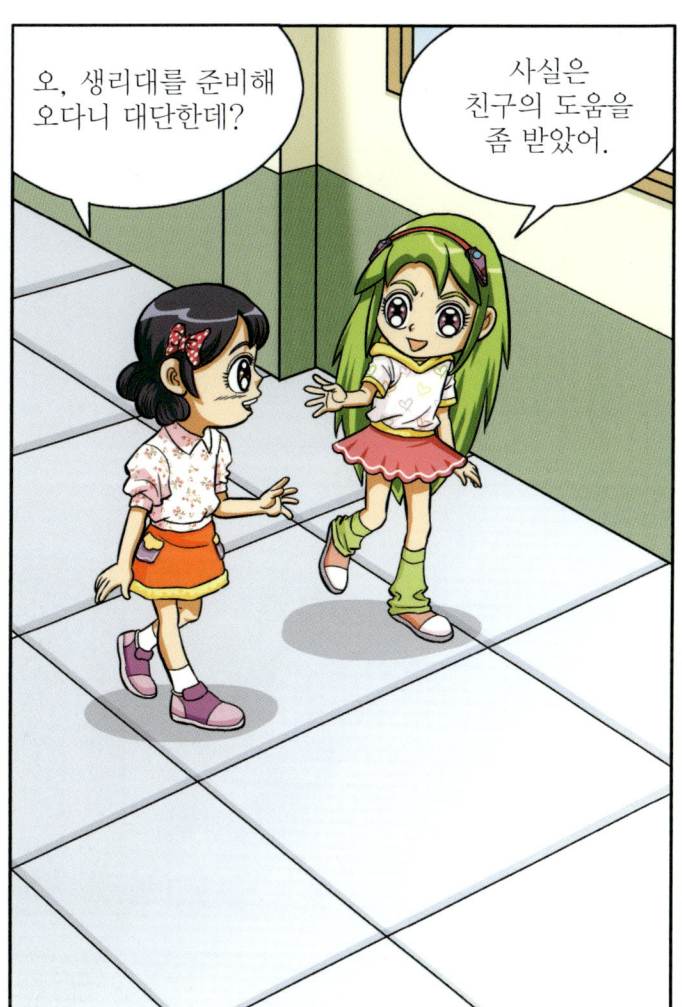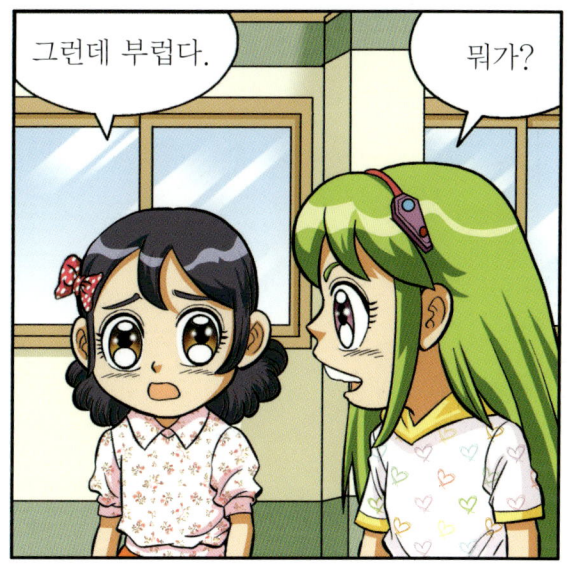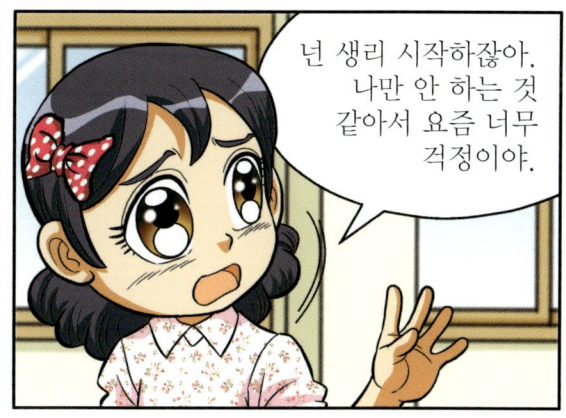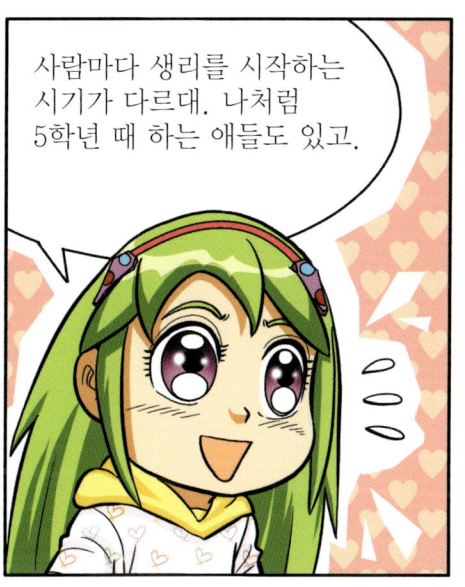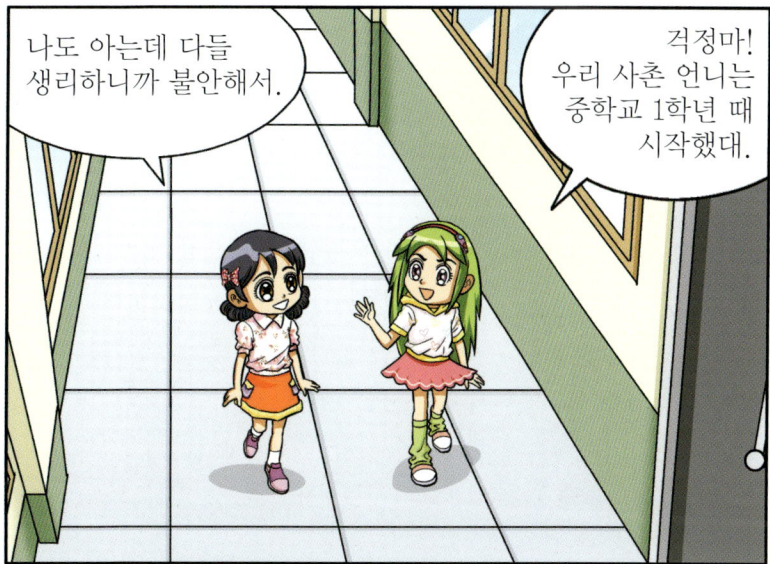

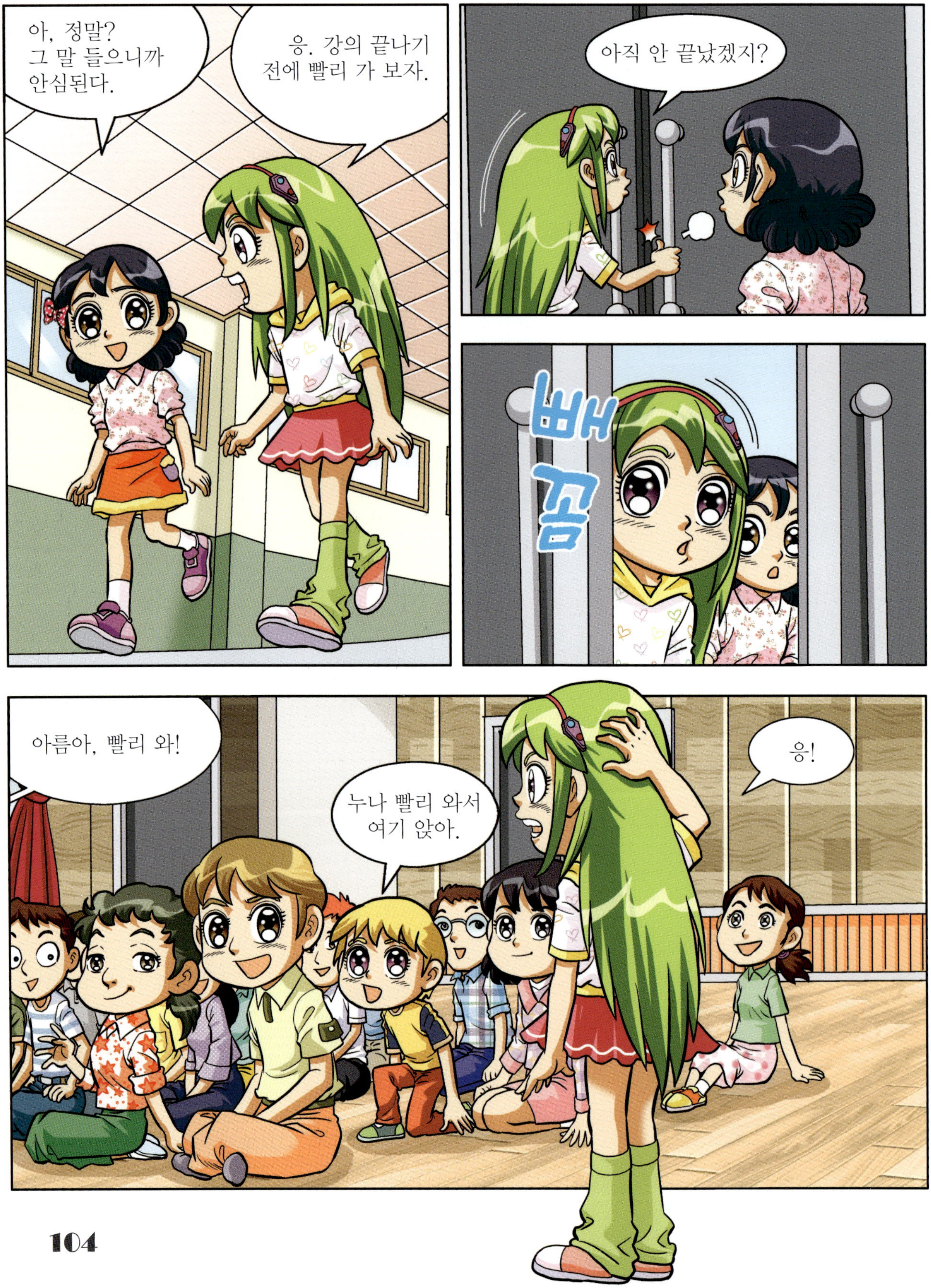

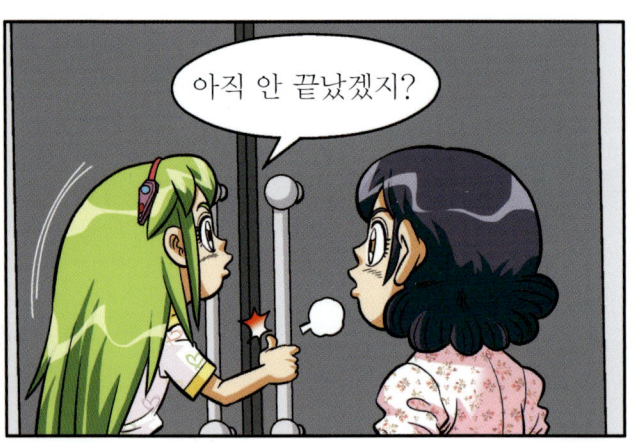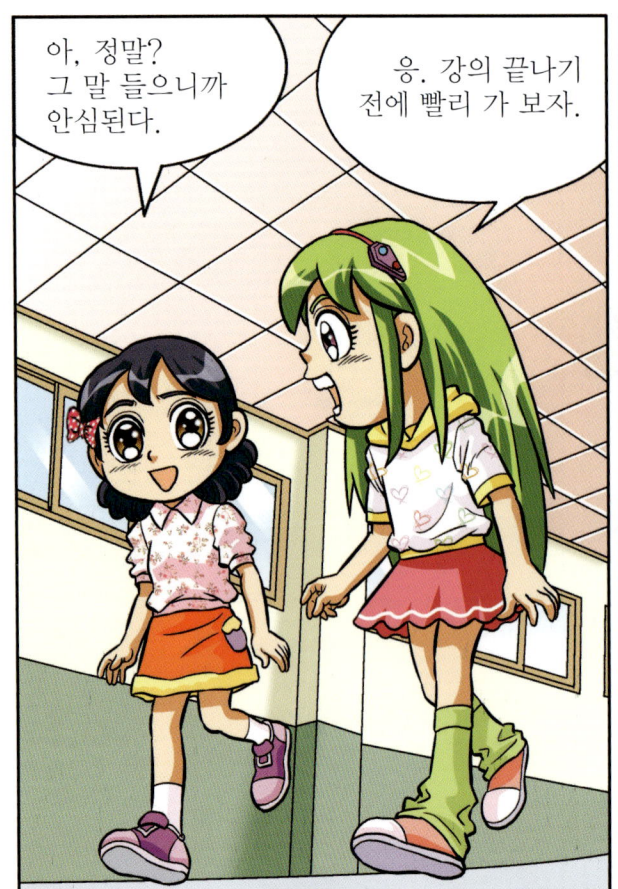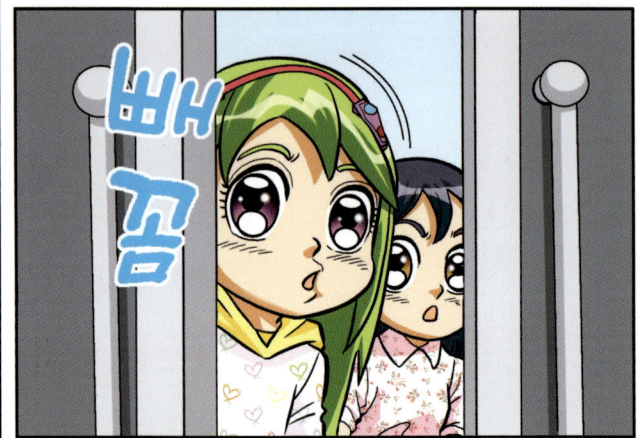

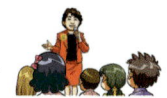

6장 아우성 캠프

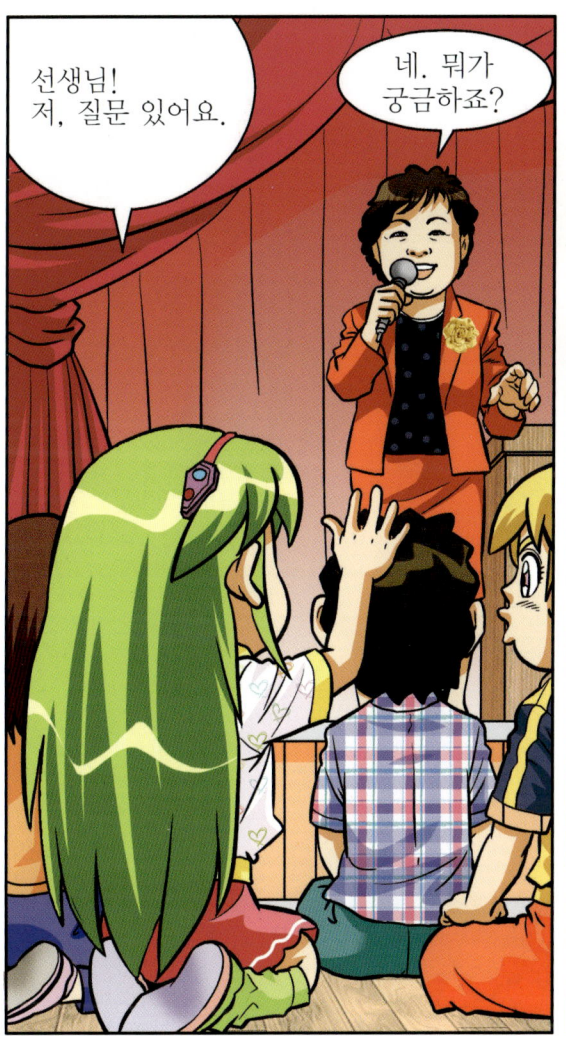

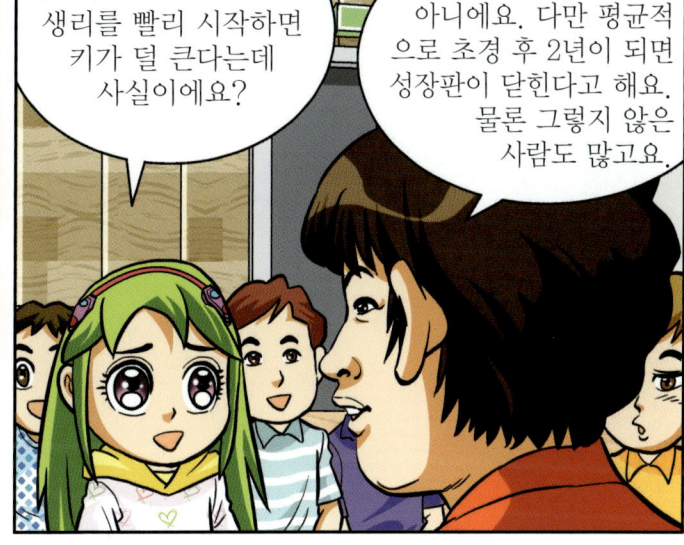

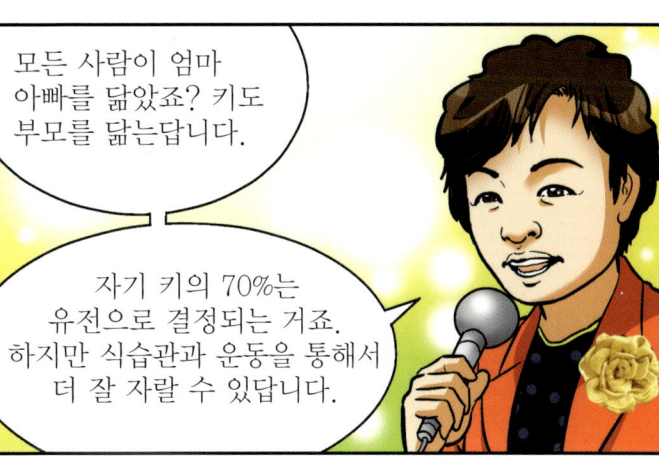

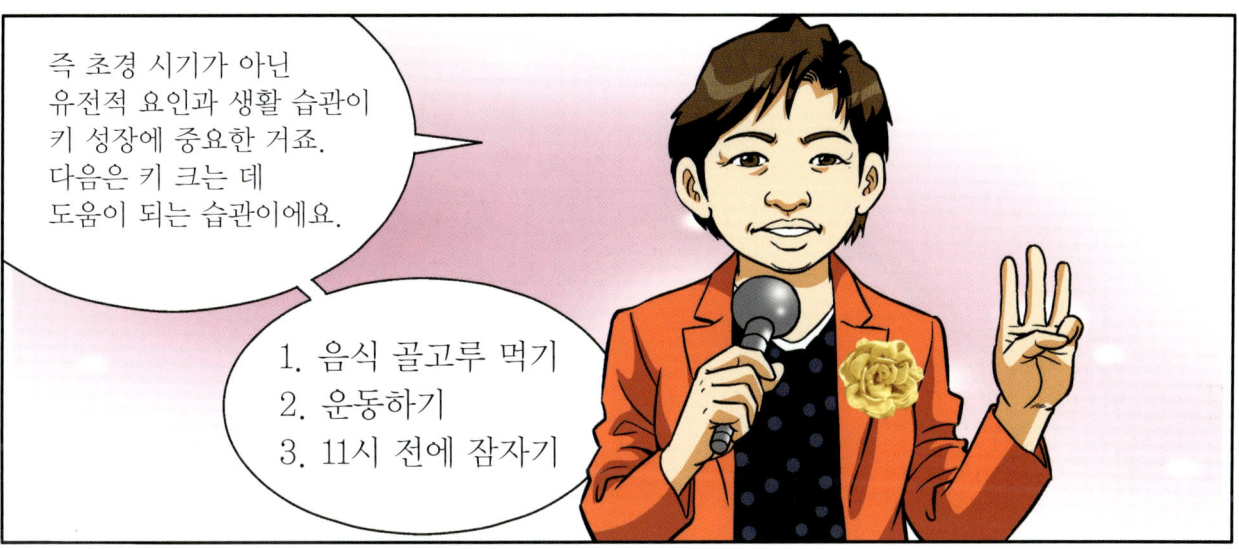

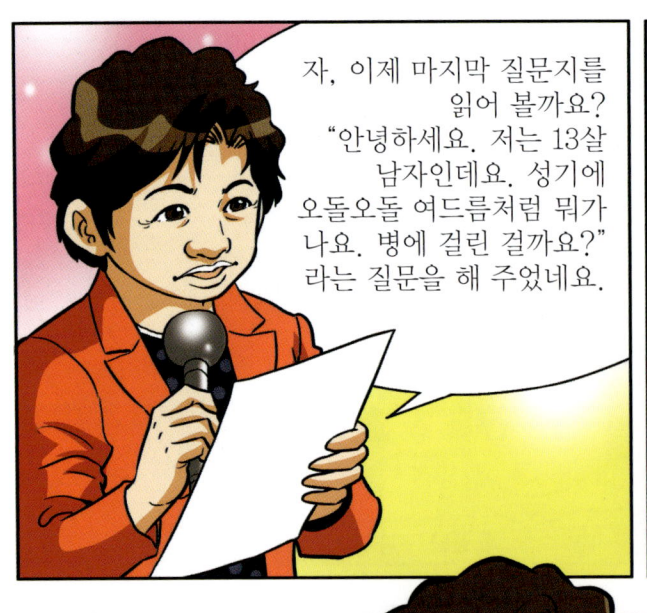
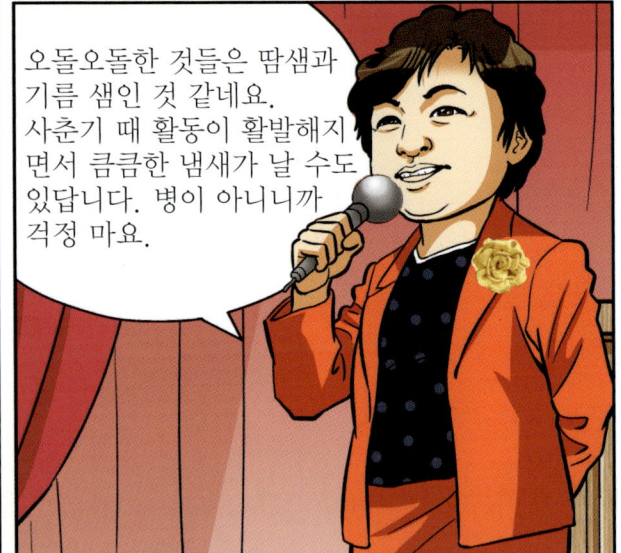
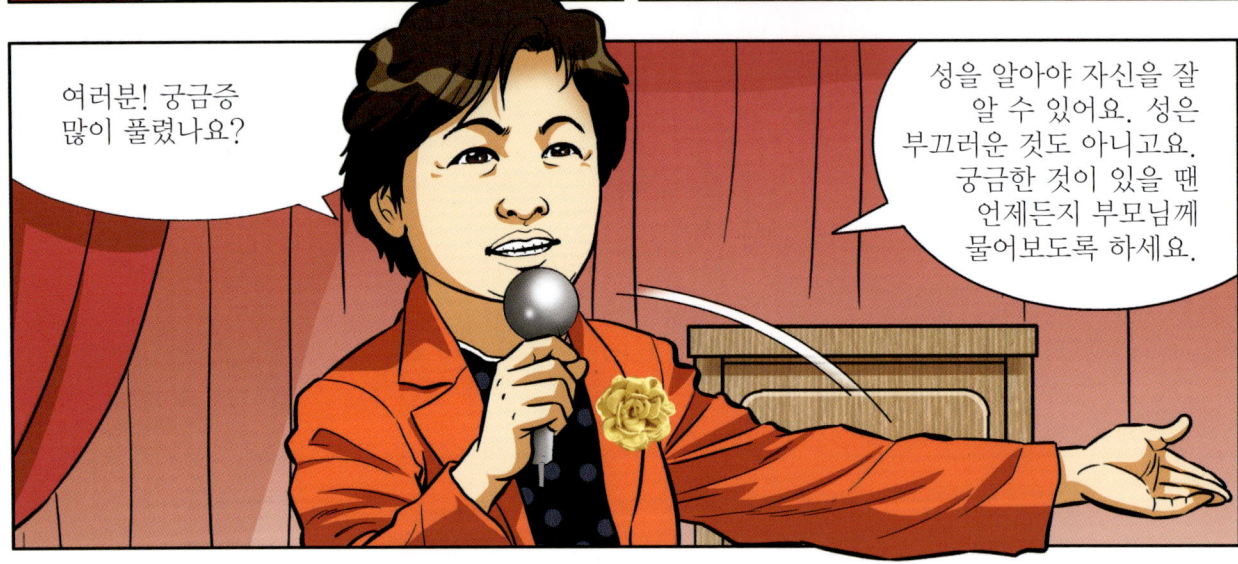
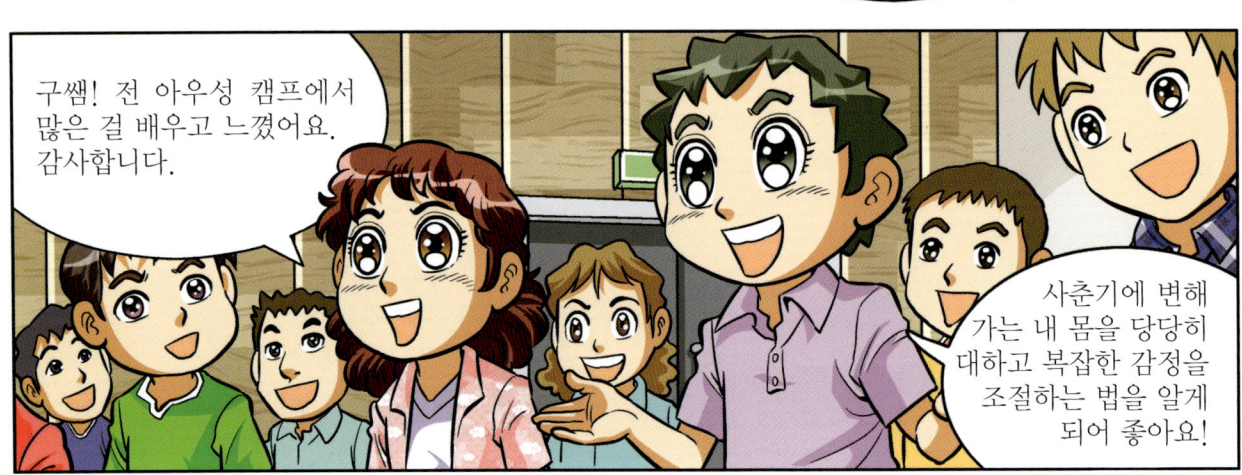

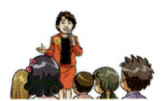

여자가 자위를 하는 게 나쁜 건가요?

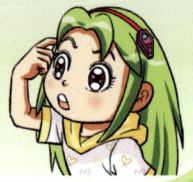

Q 선생님, 제가 어릴 때부터 자위를 했어요. 모르고 시작하긴 했지만 여자가 자위를 하는 게 나쁜 건가요? 하고 싶어서 하는건 아닌데 끊을수가 없어요. 자위 후에도 후회가 되고 죄지은 것처럼 마음이 불편해요.

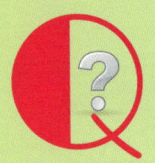

A 여자도 자위를 해요. 나이, 성별에 상관 없이 우리는 모두 성이 있는 존재랍니다.

또 음순, 음핵이 있는 생식기는 다른 부분보다 예민하기 때문에 다양한 감각을 더 잘 느낄 수 있답니다. 원래 그렇게 만들어져 있는 기관이에요. 그래서 샤워 하거나 다리를 꼬다가 우연히 찌릿한 느낌을 느낄 수도 있어요. 성적인 생각을 하지 않더라도 이 부분이 자극을 받으면 이런 느낌이 드는 거죠. 나쁜 행동이 아니에요.

그런데 여자는 성을 몰라야 된다는 편견 때문에 성적인 생각이나 자위 같은 행동을 하면 죄책감을 느끼는 경우가 많아요. 사실이 아닌 부작용에 대한 이야기도 많이 있고요.

자위는 해도 되고 안 해도 되는 것입니다. 다만 안전하고 부작용이 없는 자위를 위해 2가지 정도만 알아 두면 좋겠어요.

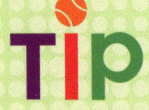 **꼭 지켜야 할 두가지…**

1. 음란물을 끄자: 음란물이 나쁜 이유는 좋아야 할 성, 기뻐야 할 성을 나쁜 것, 싫은 것으로 느끼게 한다는 거예요. 책임, 사랑, 생명이 없는 성만을 보여 주기 때문에 나도 모르게 성적인 생각이나 행동을 할 때 죄책감을 느끼게 되고요. 음란물은 단호하게 꺼야 합니다.

2. 내 몸 알기: 질은 아기가 나오는 길이자 생리혈이 몸 밖으로 나오는 길이랍니다. 평평한 관일 것 같지만 수많은 주름으로 되어 있죠. 성인이 되면 6000개 정도의 주름이 완성이 돼서 잘 늘어나고 상처나 균에도 강한 튼튼한 질을 갖게 되죠. 하지만 그 전에는 미완성이기 때문에 균이 들어가거나 상처가 나지 않게 주의해 주는 것이 좋답니다.

남자랑 여자는 왜 달라요?

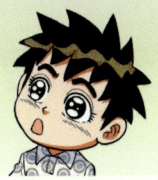

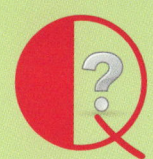 남자랑 여자는 얼굴도 다르고 몸도 다르고 왜 이렇게 다른 거예요?

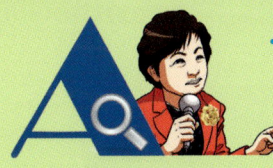 좋은 질문이에요! 이 질문에 대한 답을 알면 내 몸의 변화가 왜, 어떻게 일어나는지 알 수 있거든요.

정답은 바로 호르몬! 호르몬은 몸의 각 부분들이 해야 할 일을 알려 주는 정보가 담겨 있는 물질입니다. 피가 돌아다니는 길인 혈관을 따라 움직이면서 몸 곳곳에 명령을 내리죠. 호르몬마다 역할이 다른데, 성호르몬은 여자 친구들의 가슴을 봉긋하게 하고 초경을 준비합니다. 남자 친구들은 고환이 커지고 정자가 생기죠. 물론 목소리를 내는 성대도 길고 두꺼워지면서 어른 같은 목소리가 나기 시작하고요. 모든 게 호르몬이 하는 일이에요.

여기서 한 가지! 대표적인 여성 호르몬은 '에스트로겐'과 '프로게스테론' 이렇게 두 가지이고, 남성 호르몬은 '테스토스테론'이랍니다. 이름 정도는 알아 두면 좋겠죠? 신기한 건 조금이긴 하지만 남자도 여성 호르몬이 있고 여자한테도 남성 호르몬이 있다는 거예요. 이 호르몬들이 내 몸과 얼굴을 점점 더 여자답게 남자답게! 만들어 줄 거예요.

어떻게 변해갈지 두근두근 기대해 봐요.

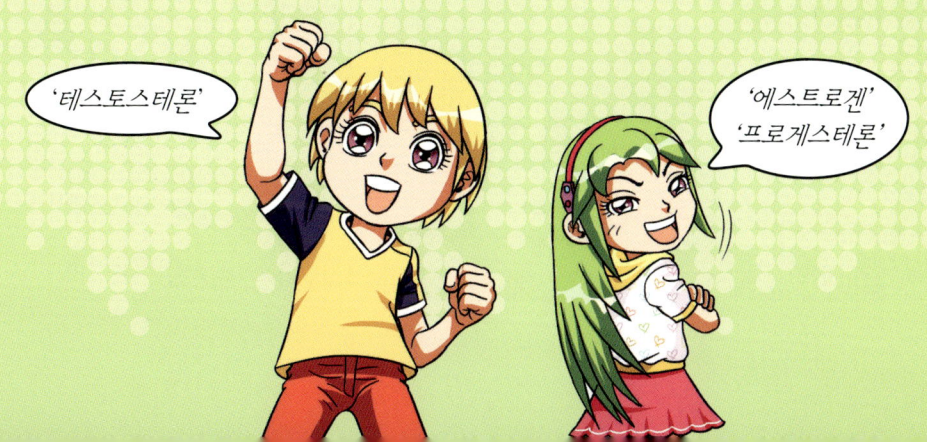

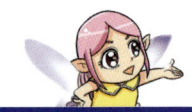

7장

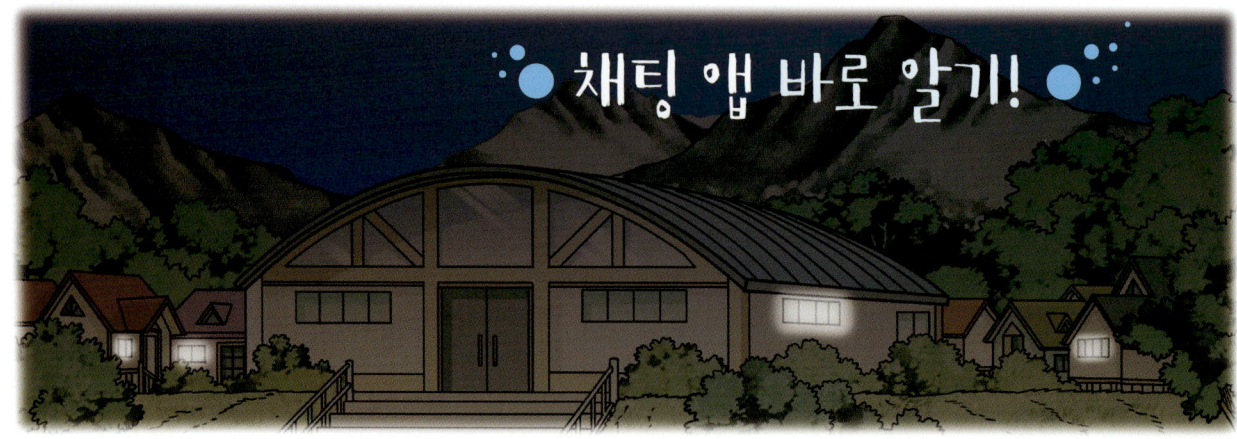

채팅 앱 바로 알기!

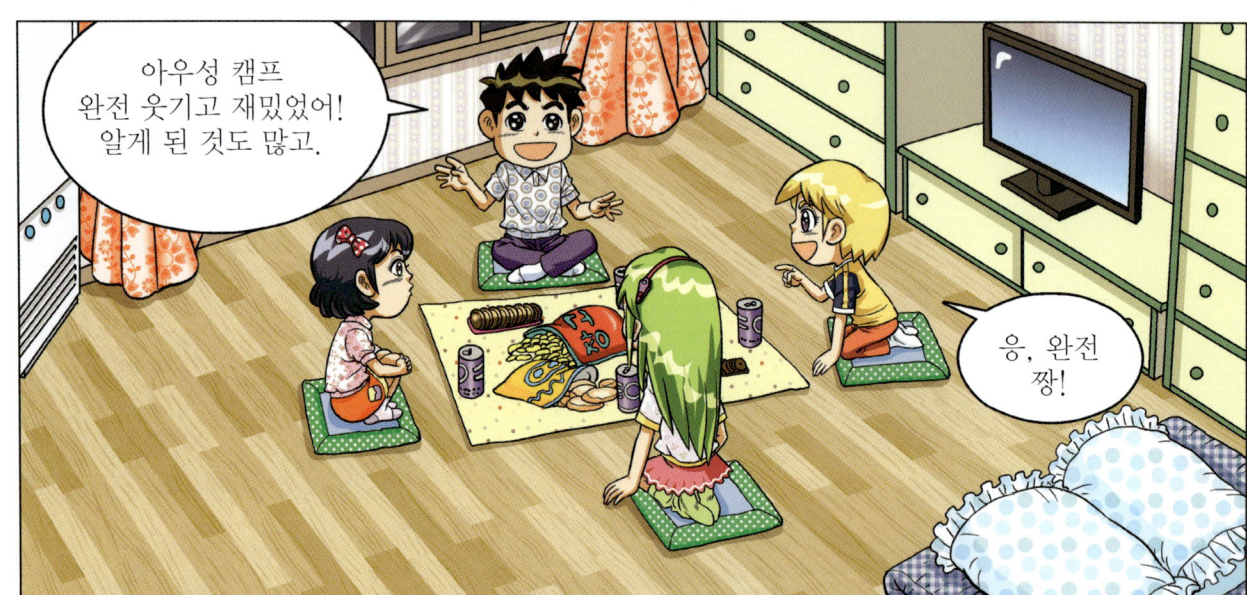

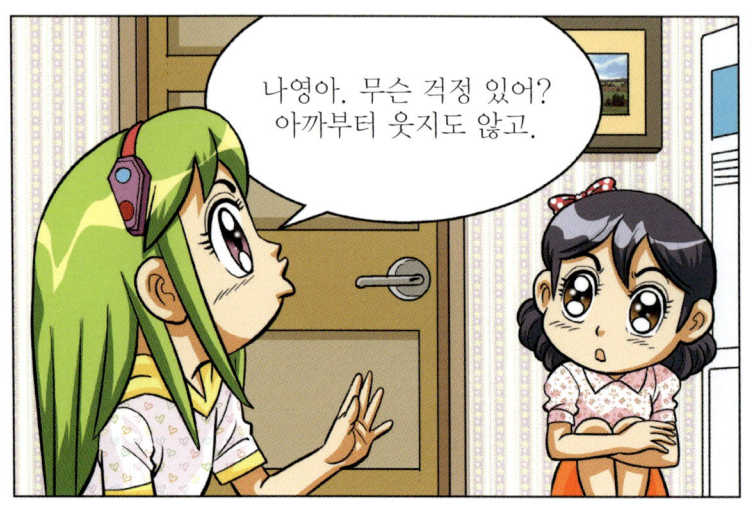

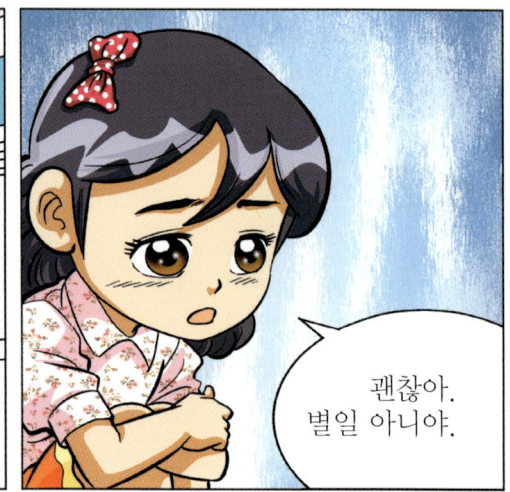

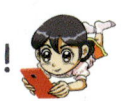

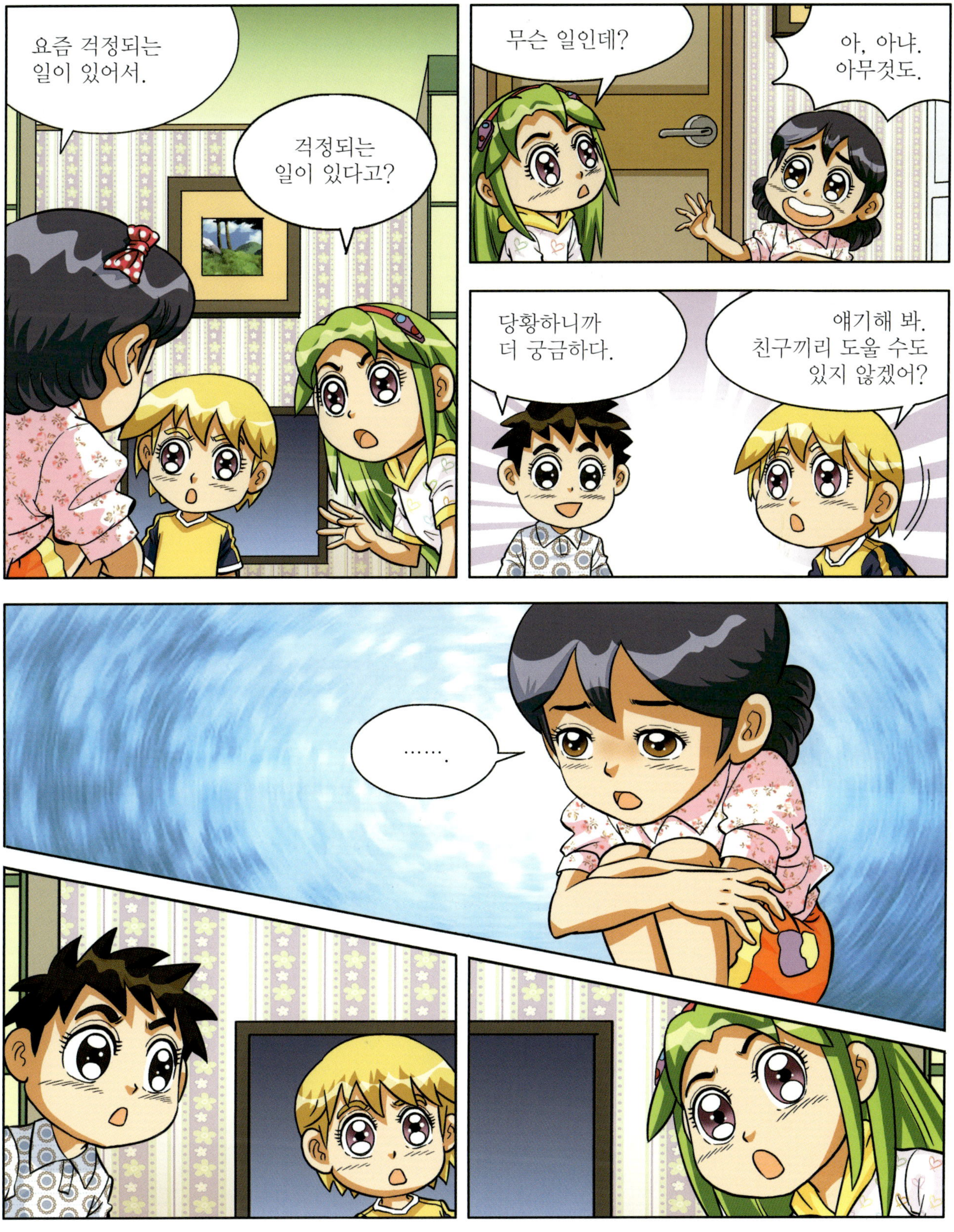

7장 채팅 앱 바로 알기!

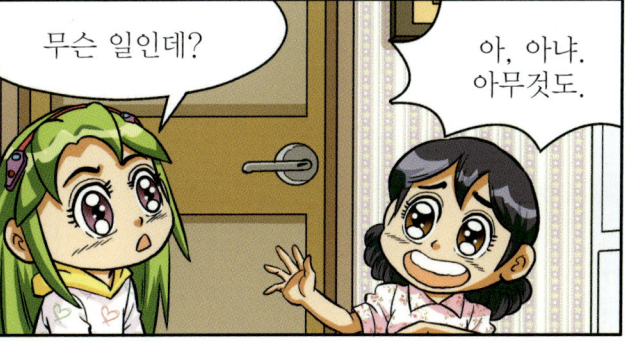

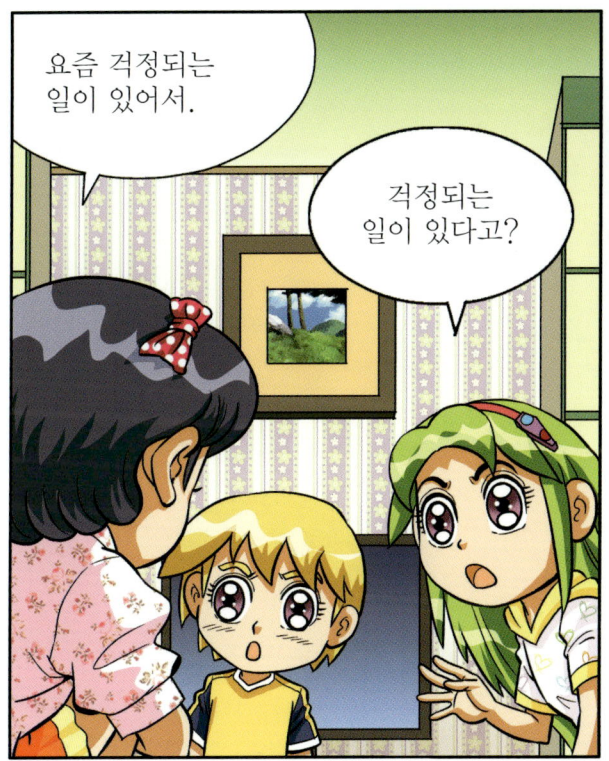

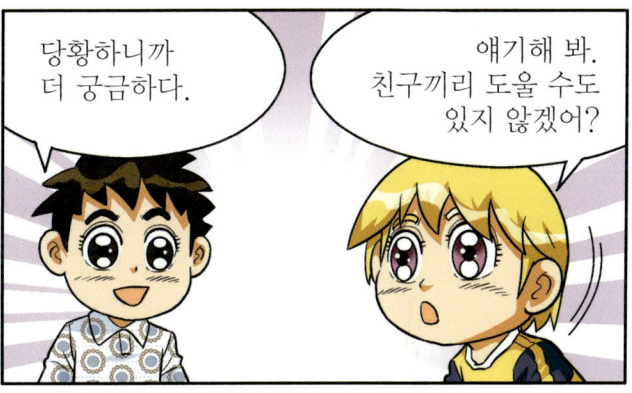

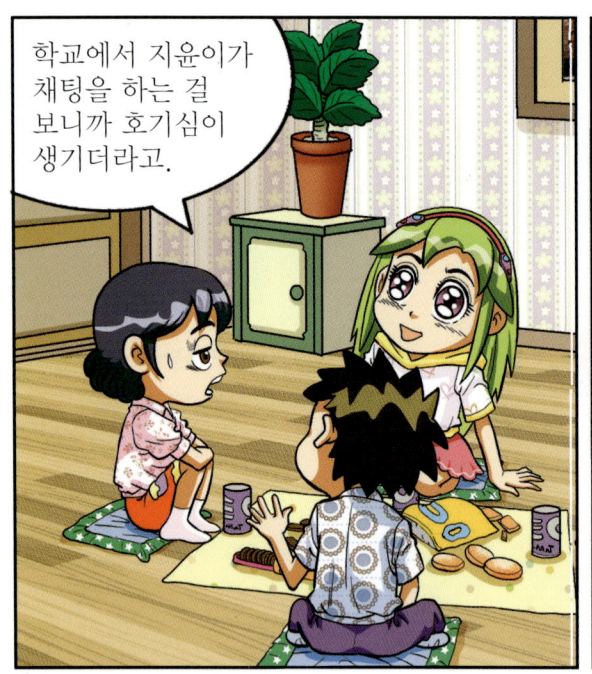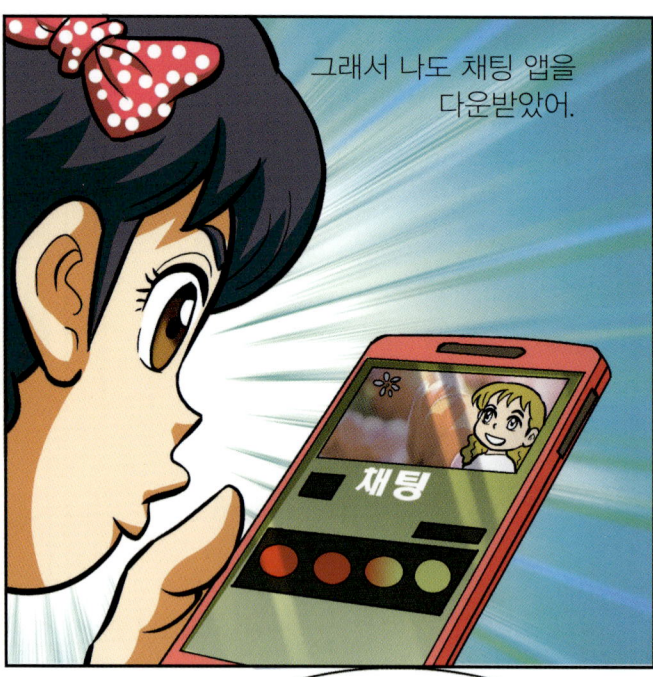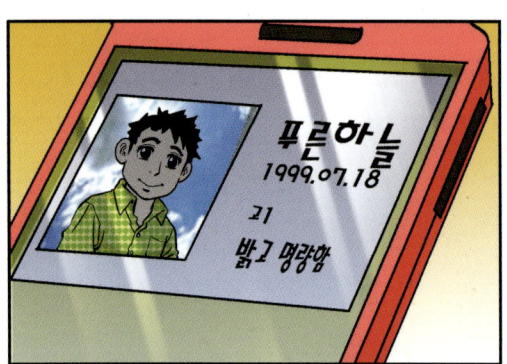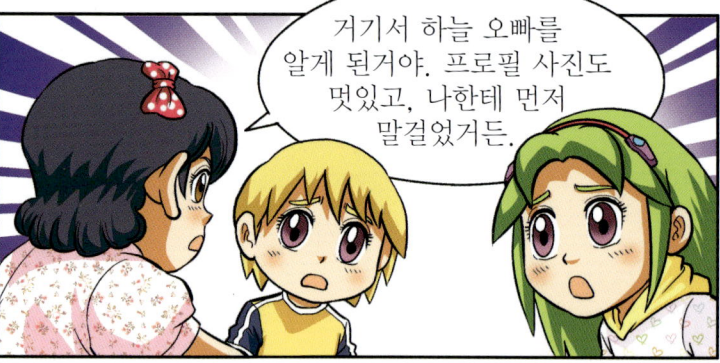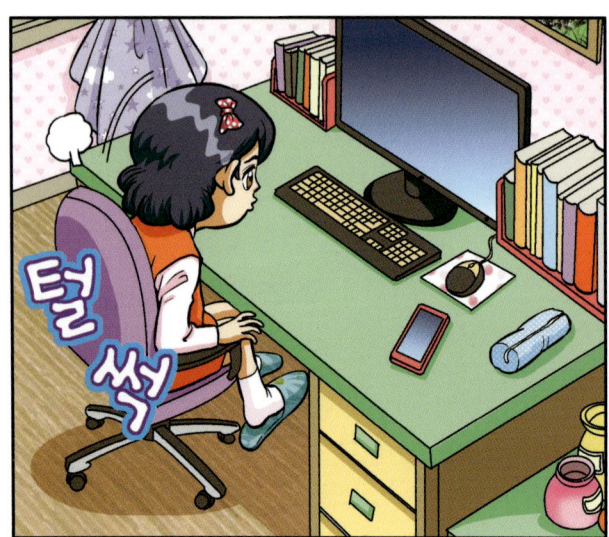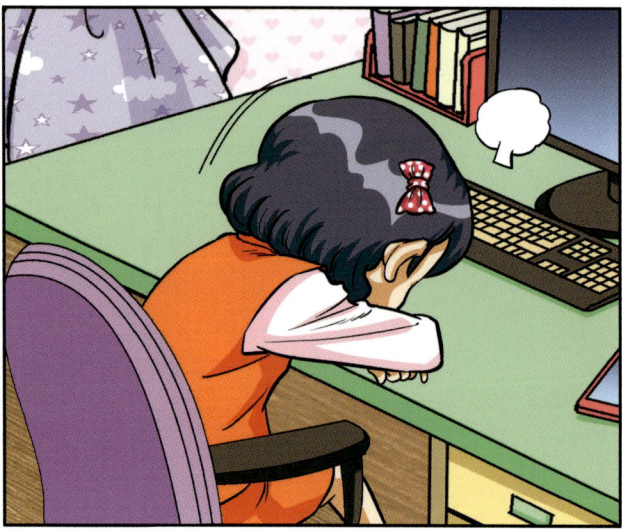

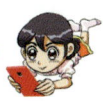

7장 **채팅 앱 바로 알기!**

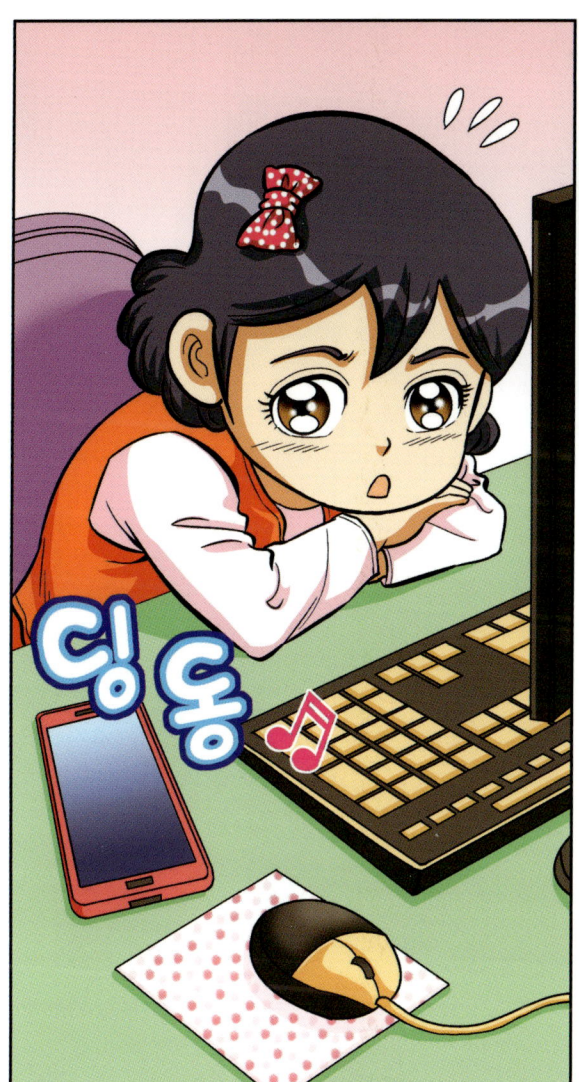
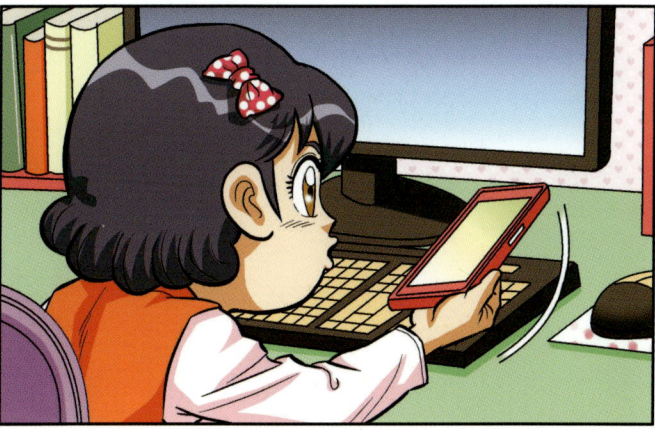
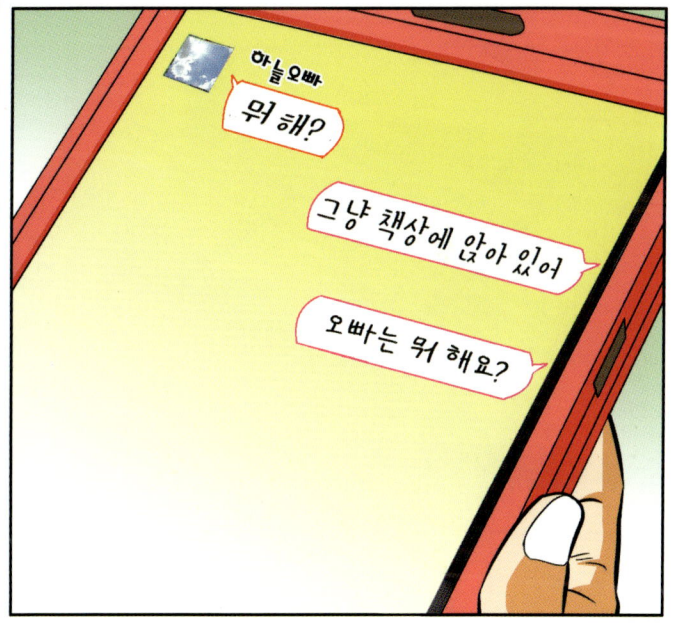
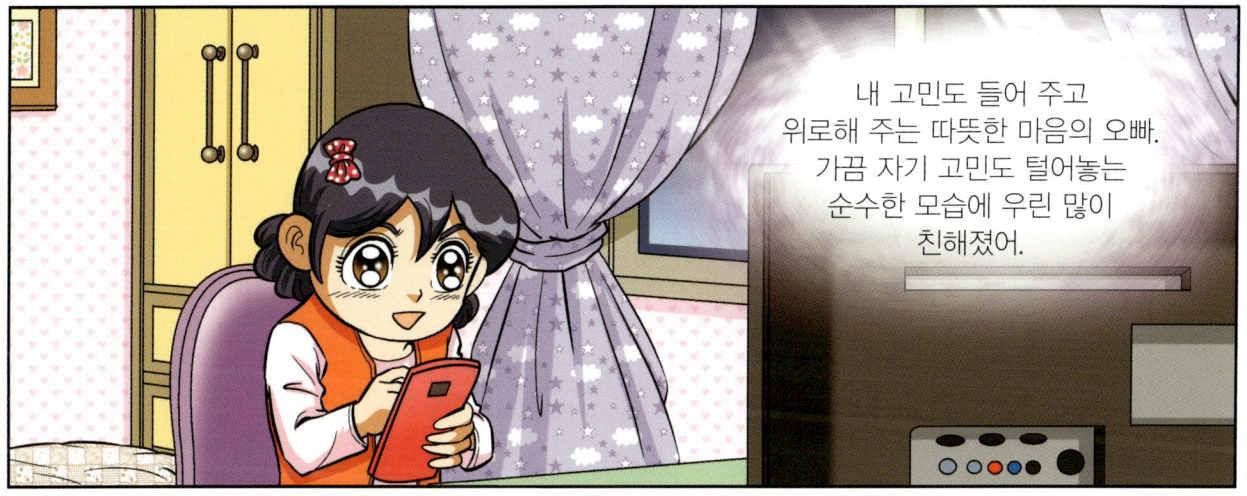

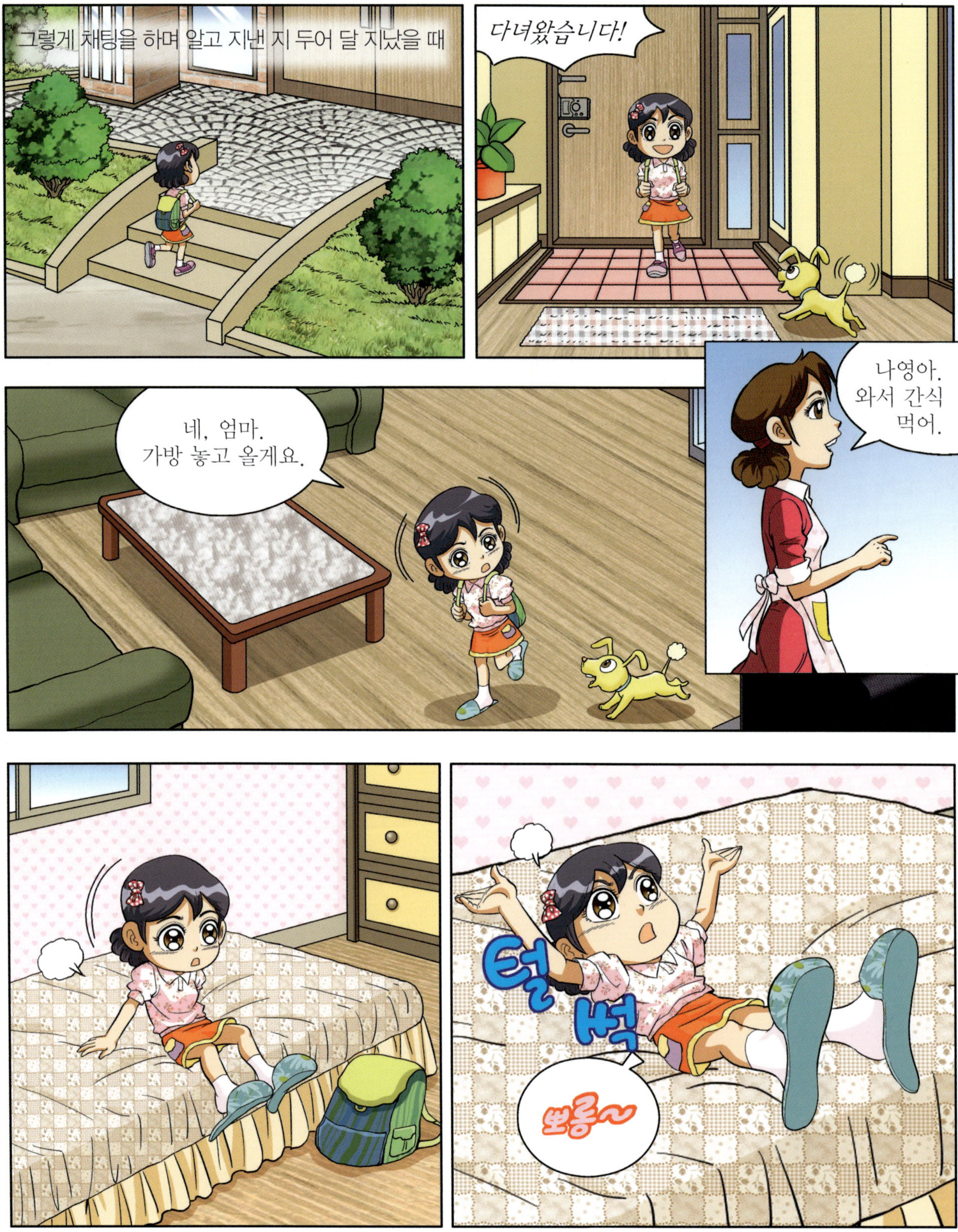

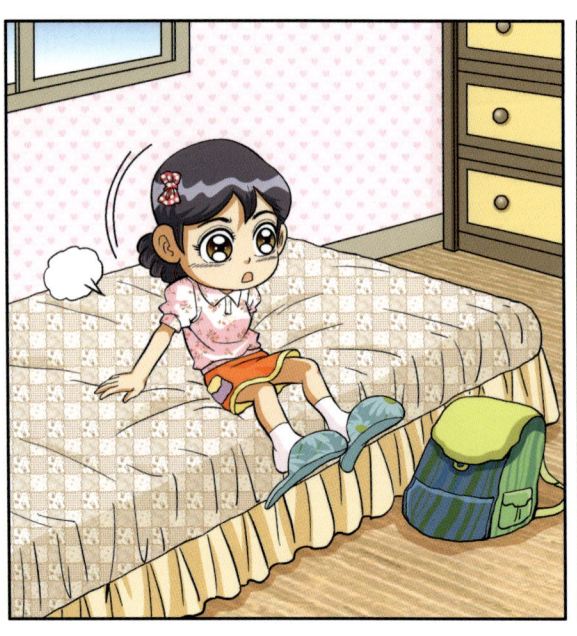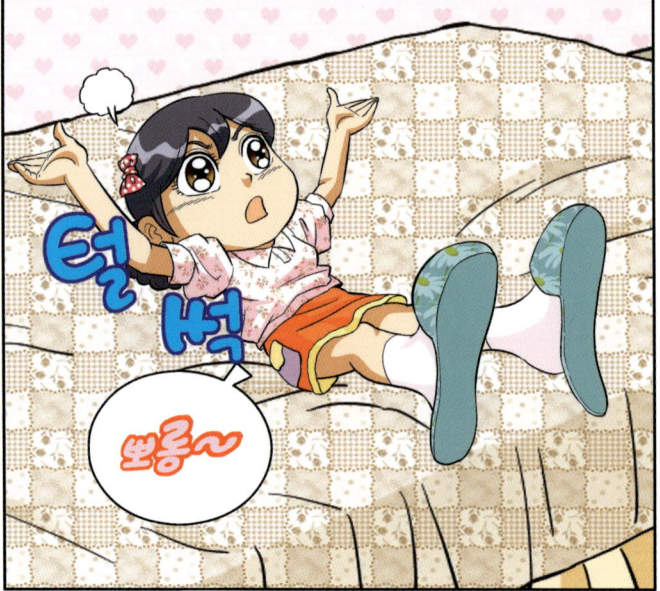

7장 **채팅 앱 바로 알기!**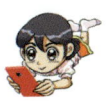

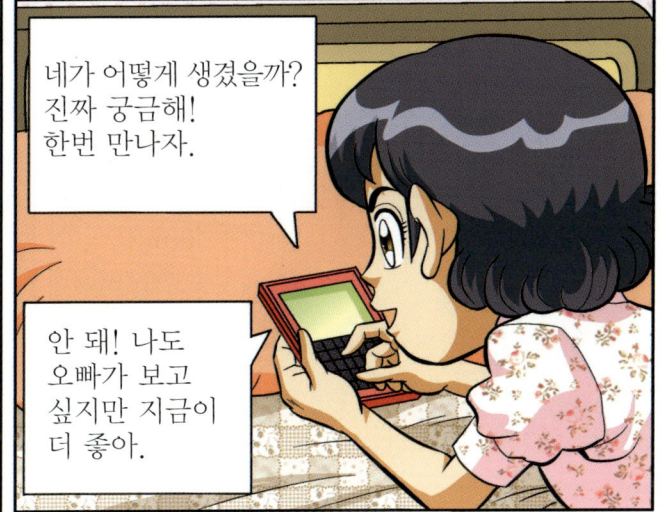

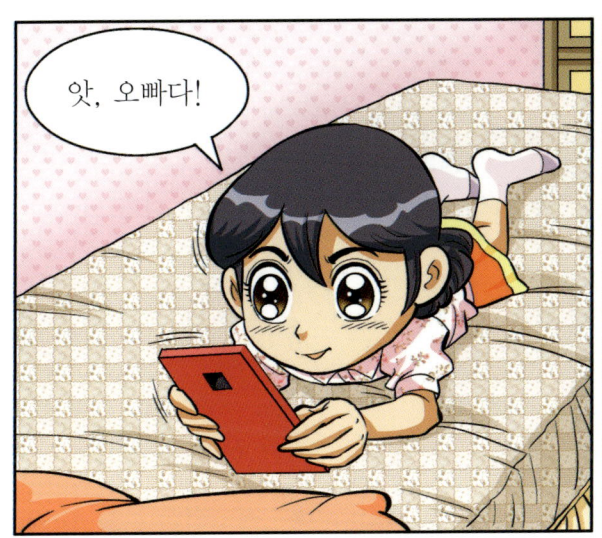

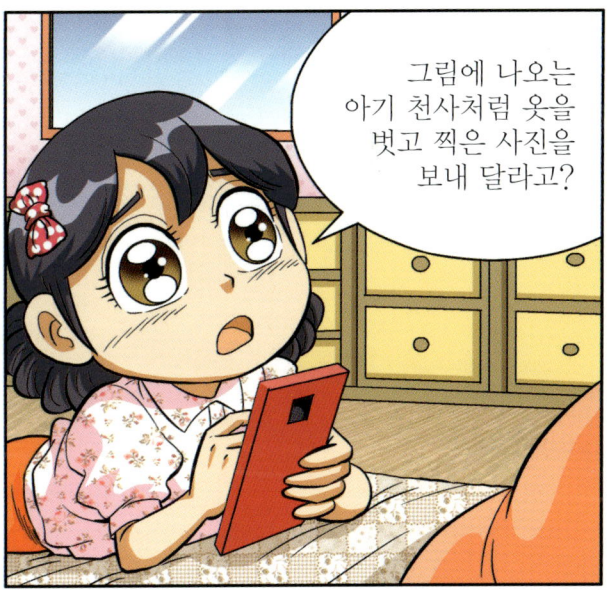

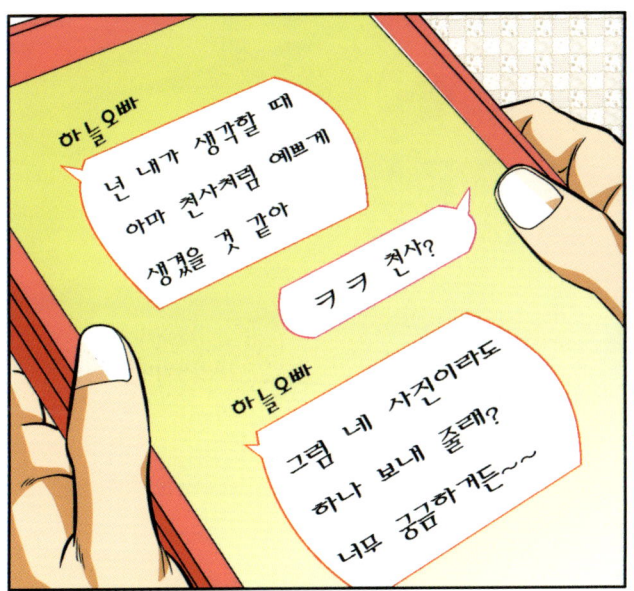

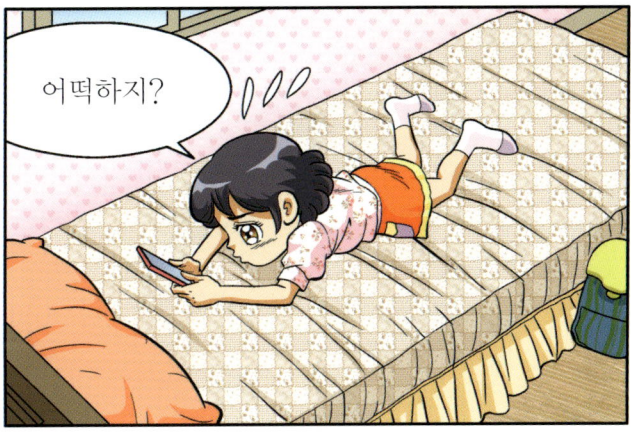

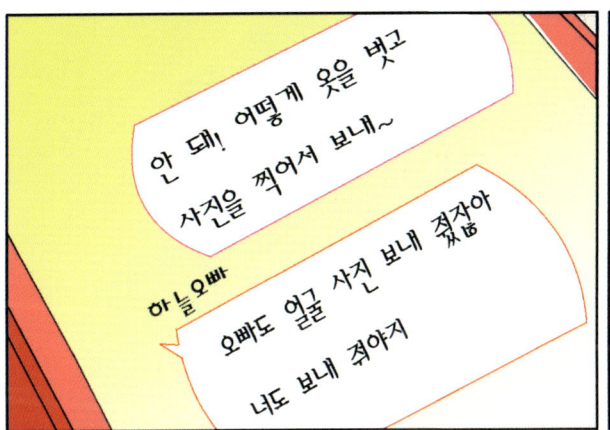

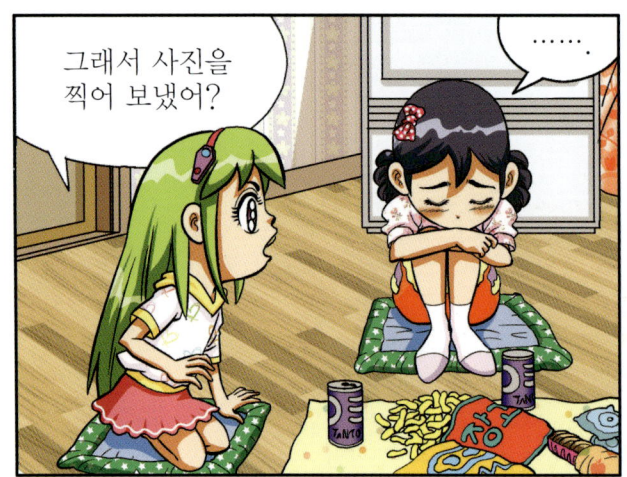
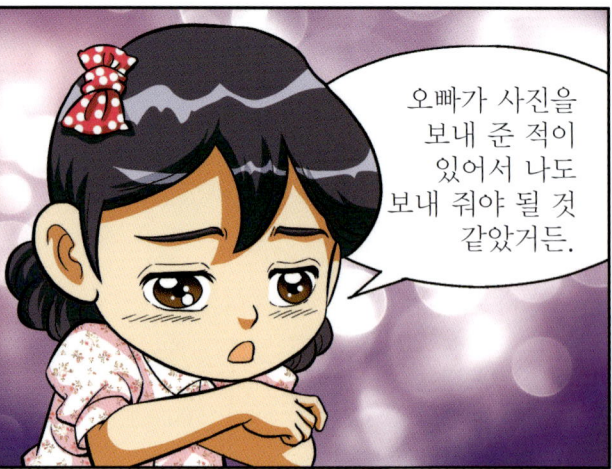
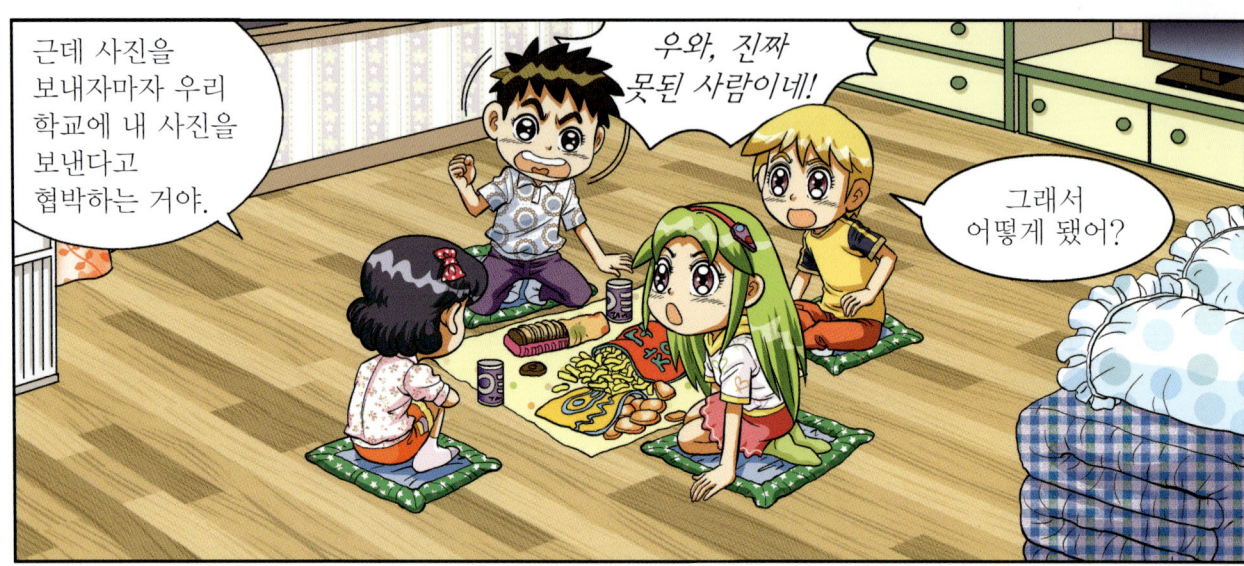
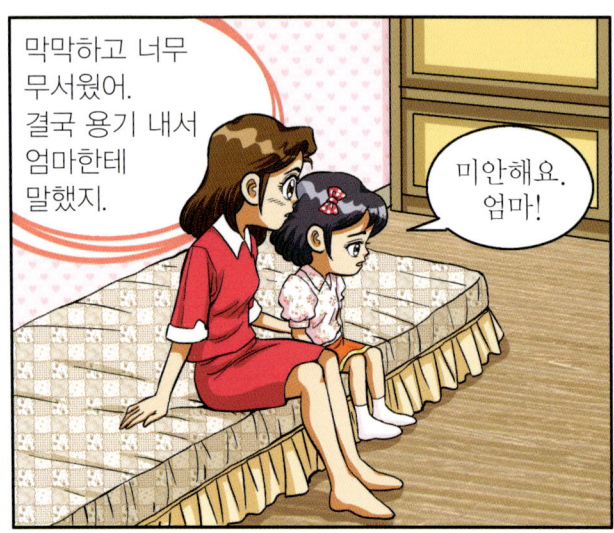
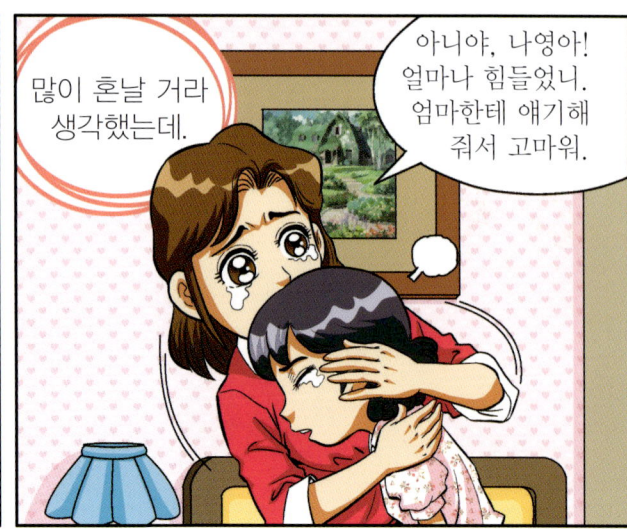

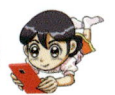

7장 **채팅 앱 바로 알기!**

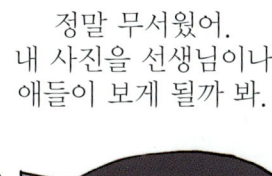
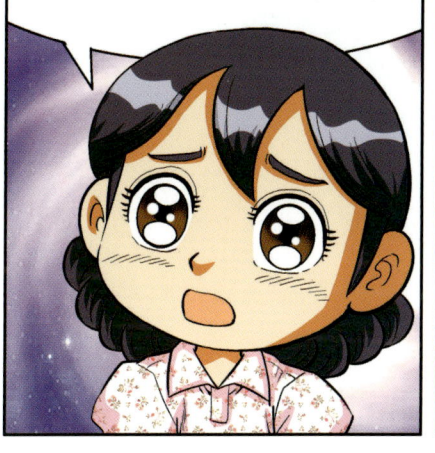
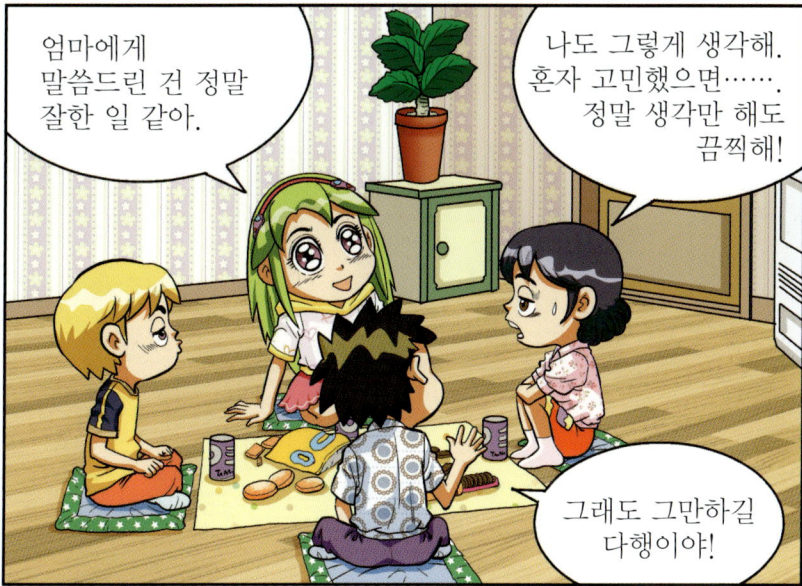
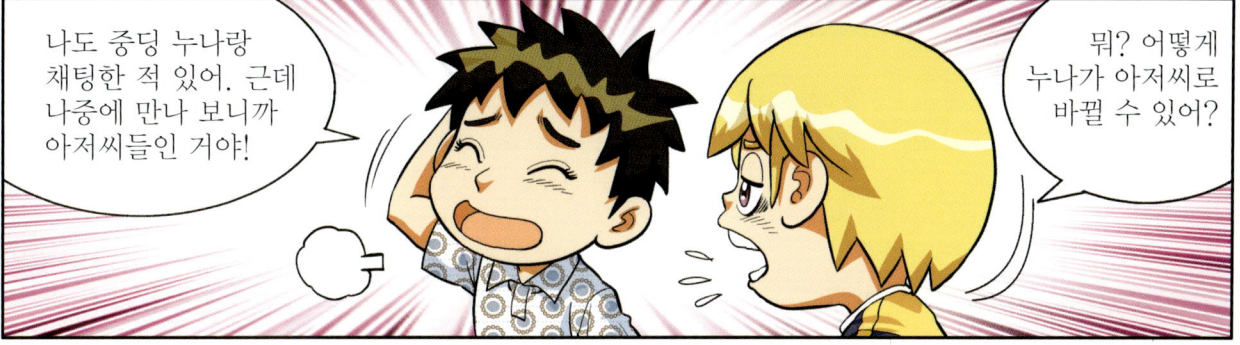
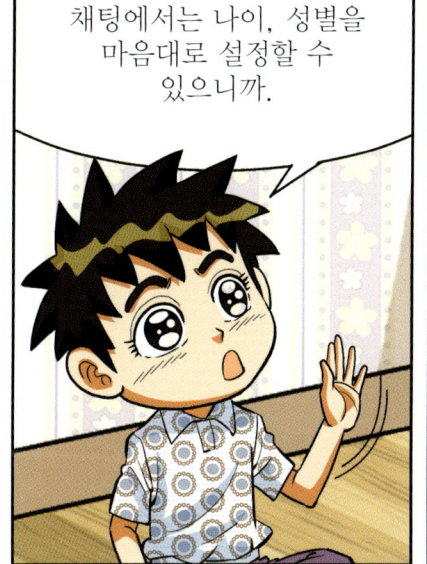
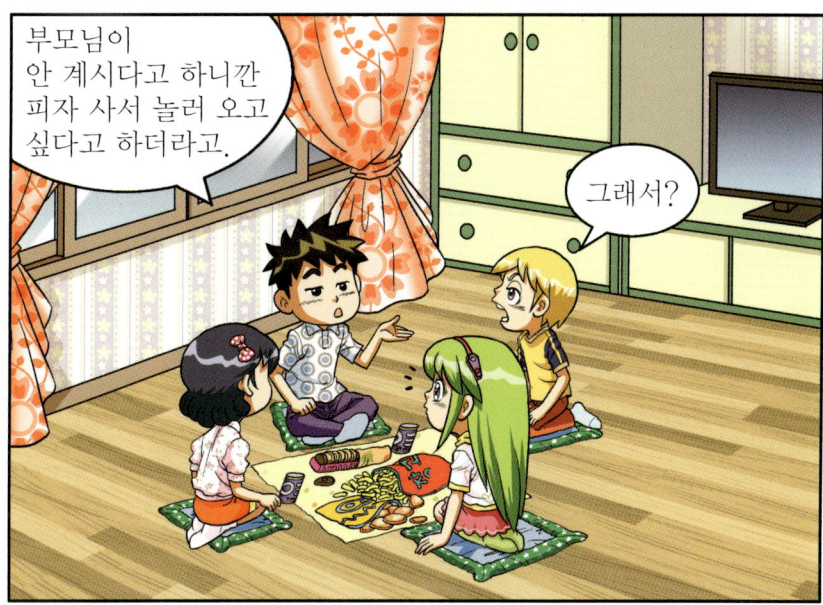

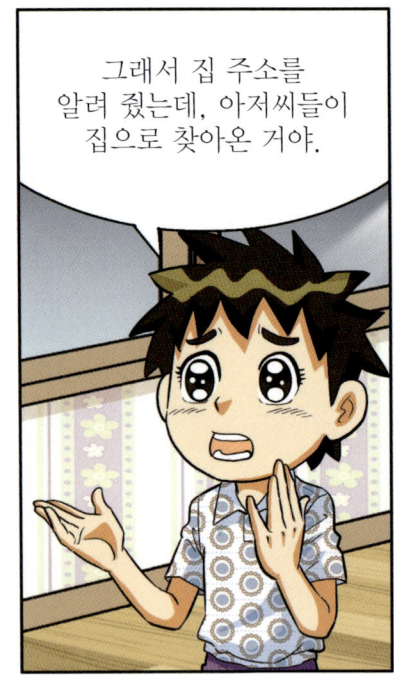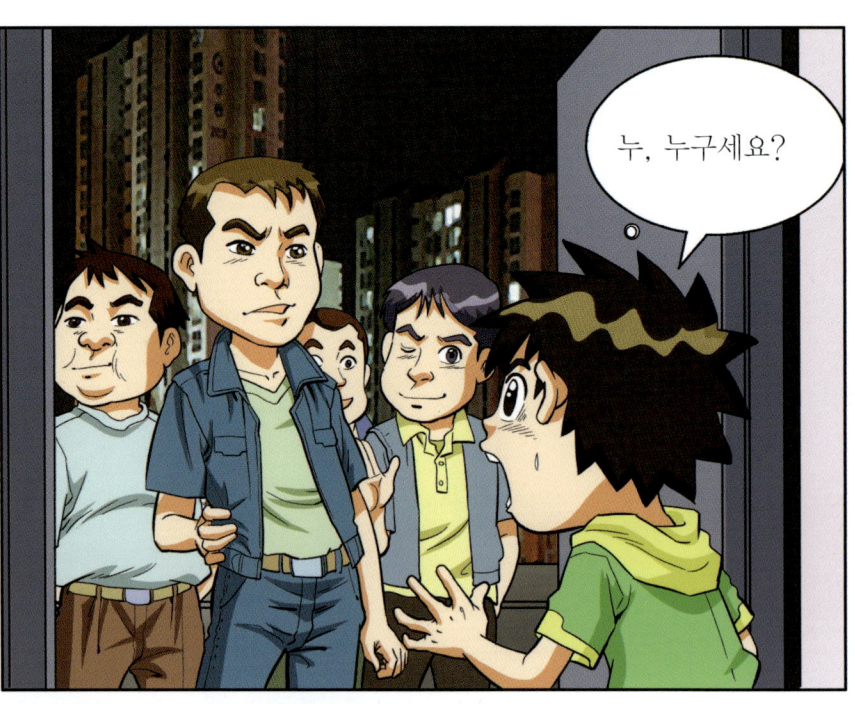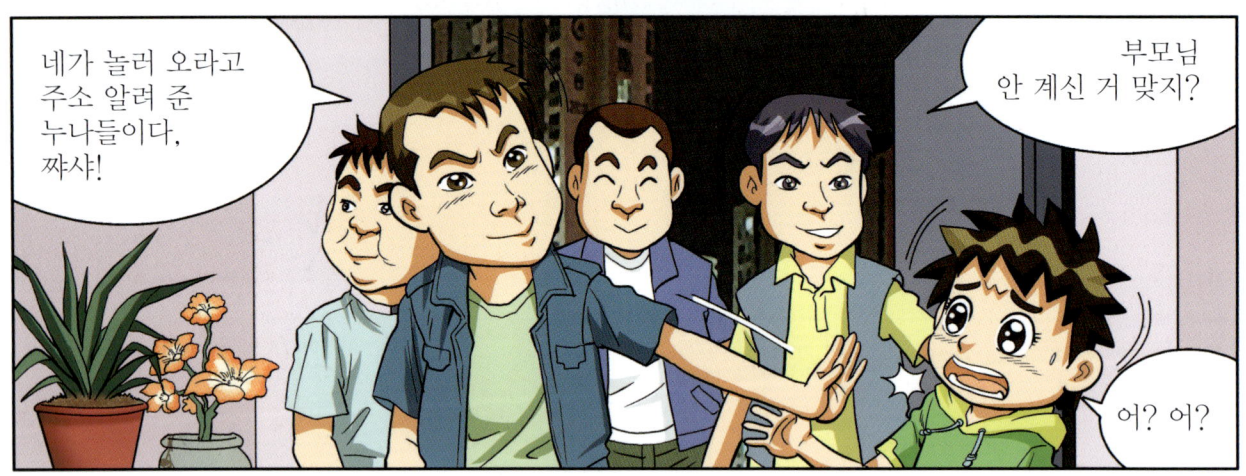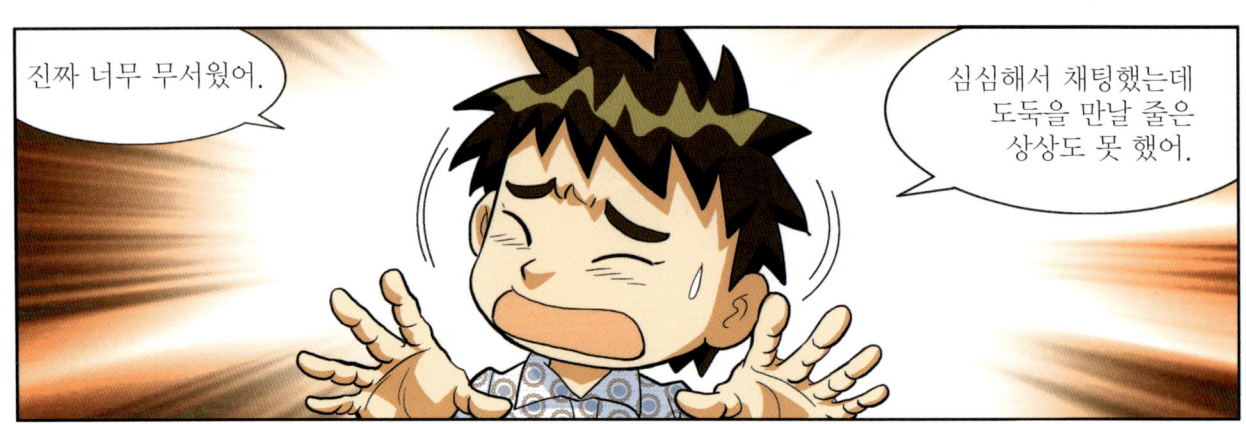

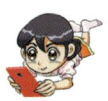

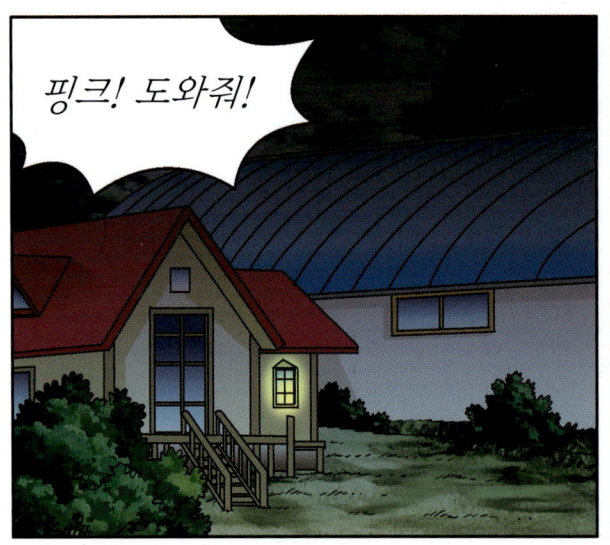
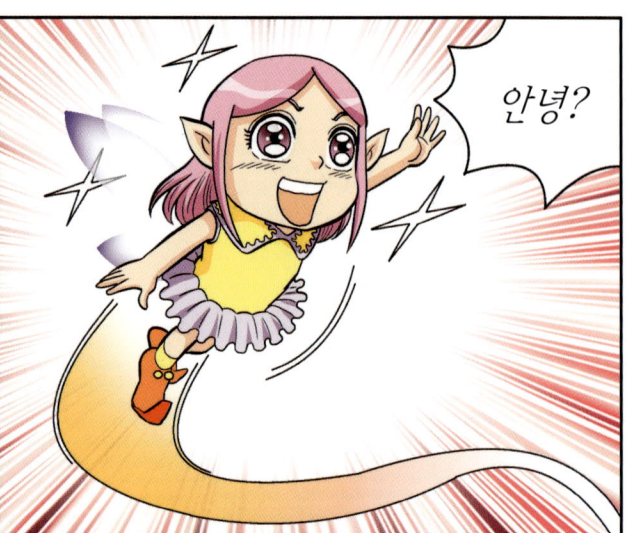
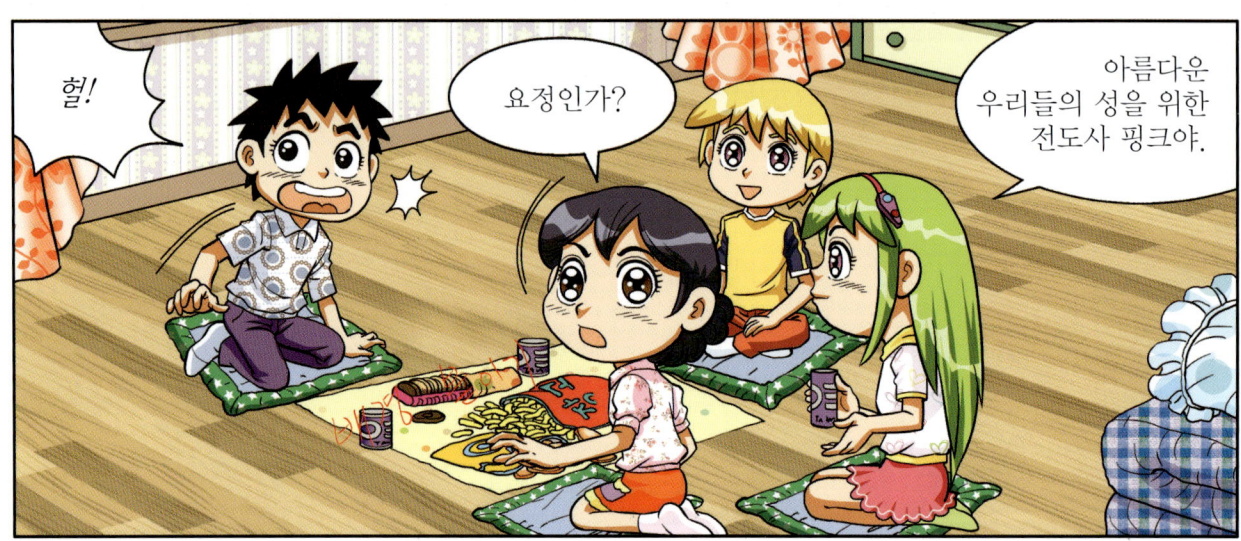
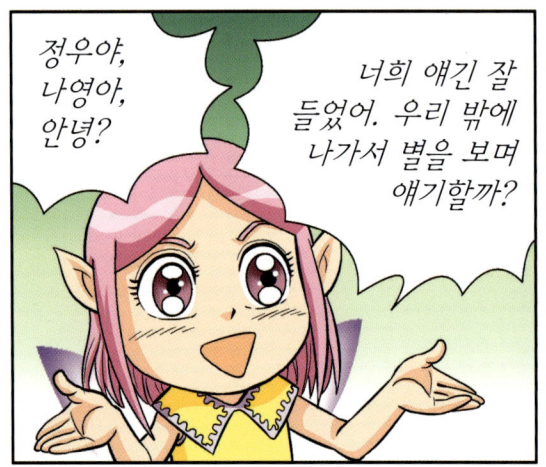
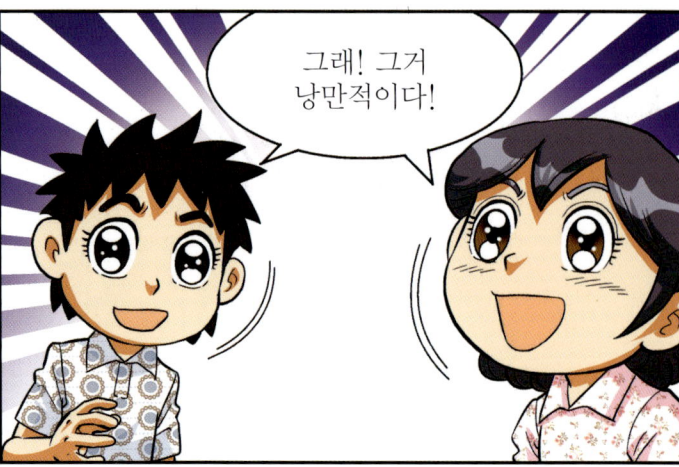

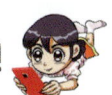

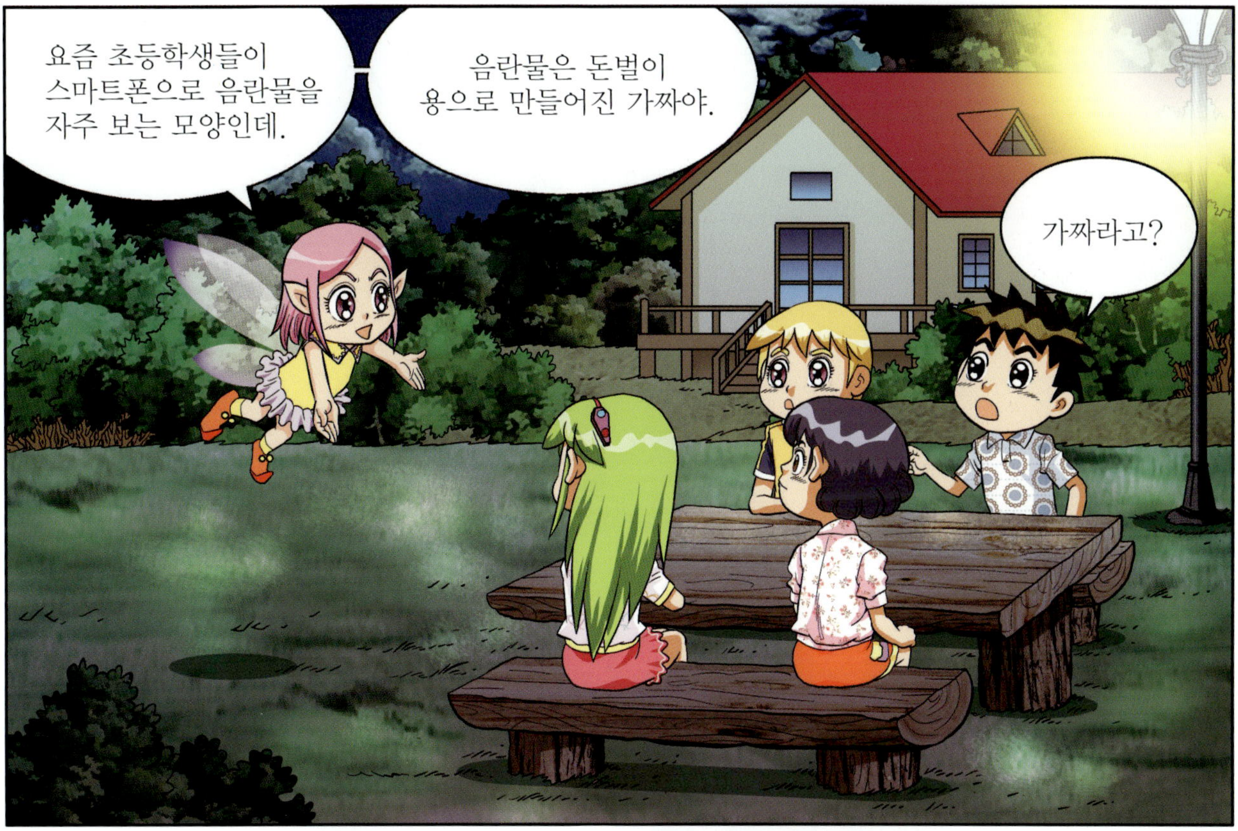

7장 **채팅 앱 바로 알기!**

요즘 초등학생들이 스마트폰으로 음란물을 자주 보는 모양인데.

음란물은 돈벌이 용으로 만들어진 가짜야.

가짜라고?

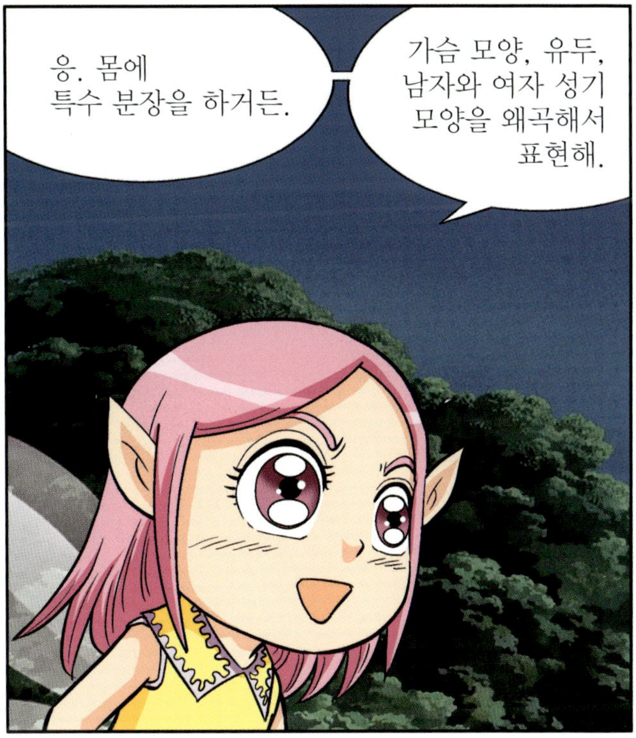

응. 몸에 특수 분장을 하거든.

가슴 모양, 유두, 남자와 여자 성기 모양을 왜곡해서 표현해.

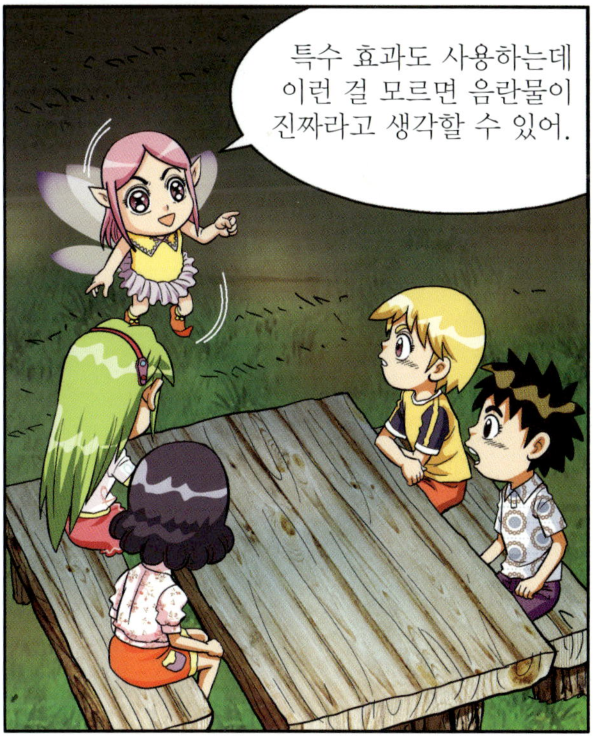

특수 효과도 사용하는데 이런 걸 모르면 음란물이 진짜라고 생각할 수 있어.

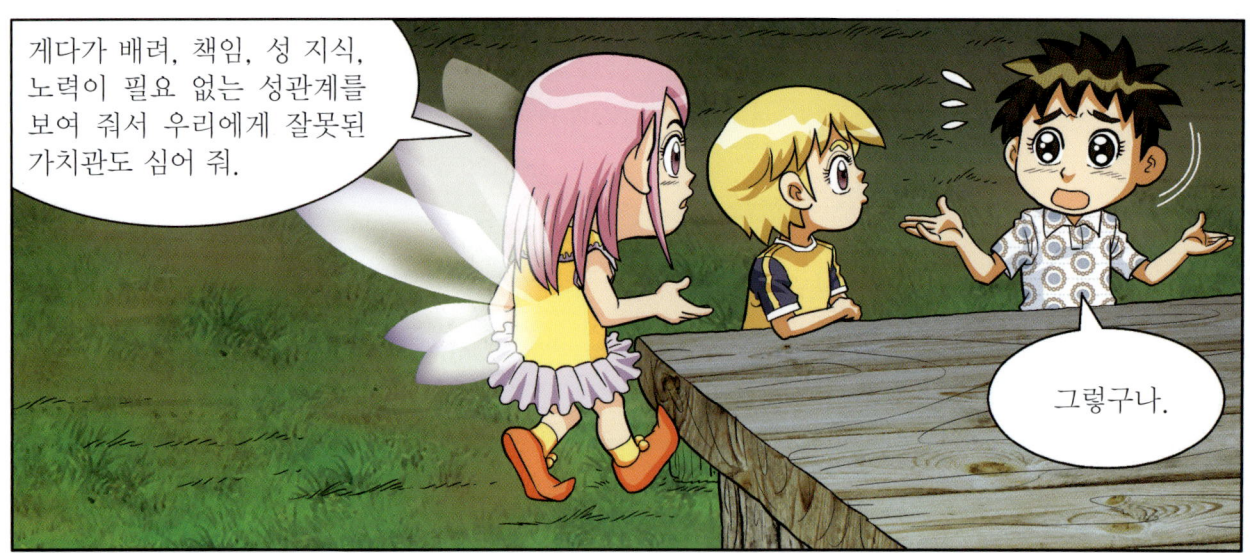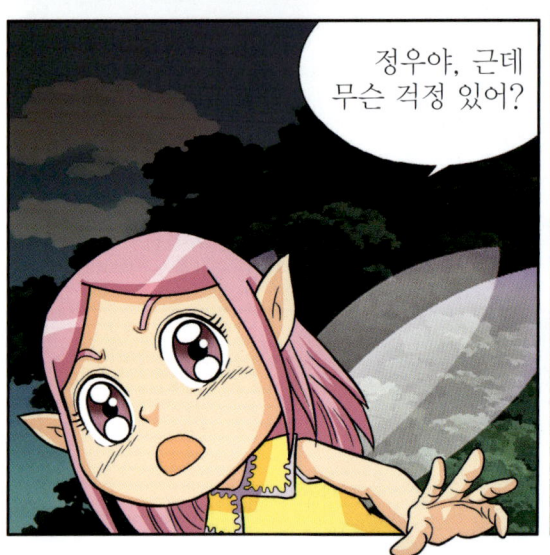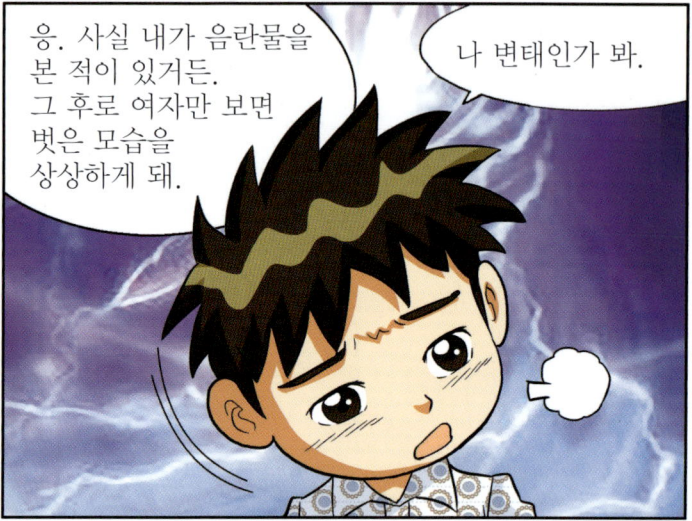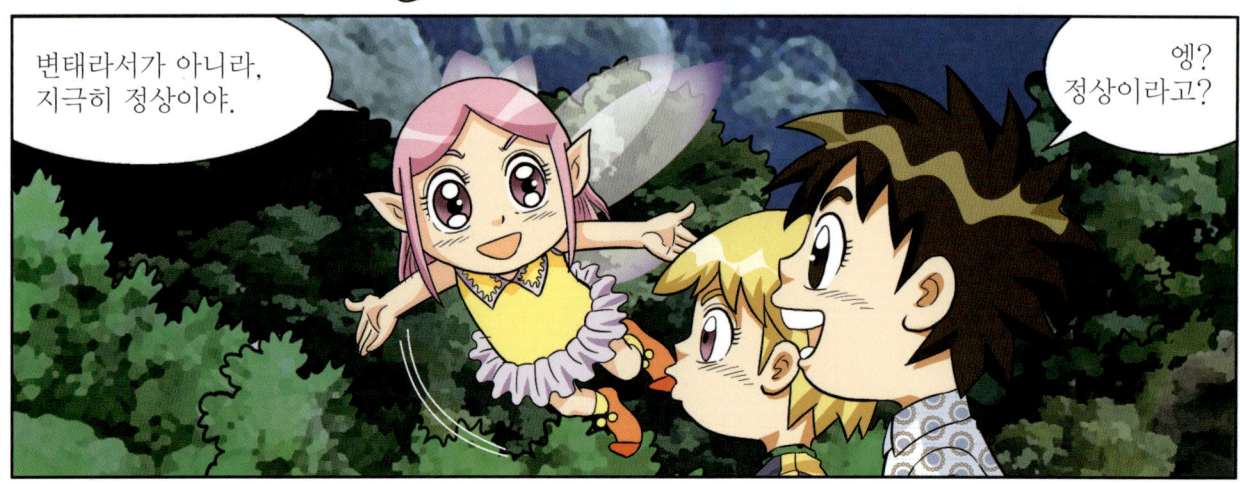

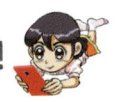

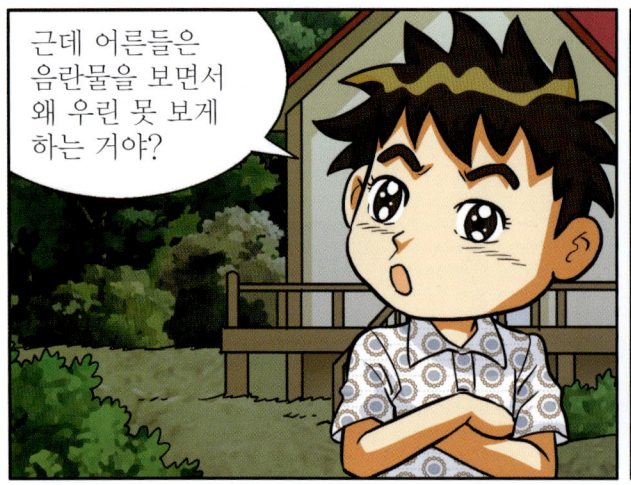
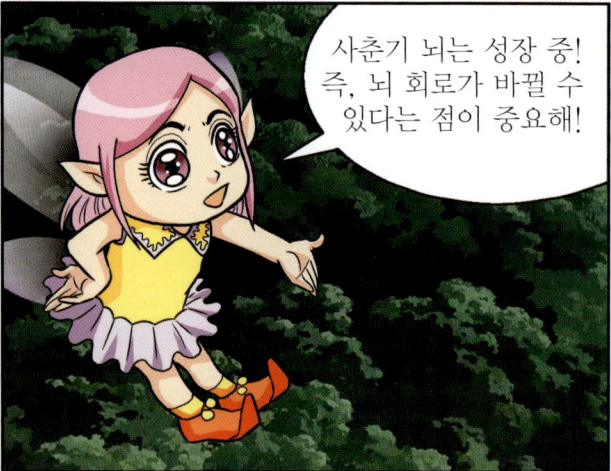
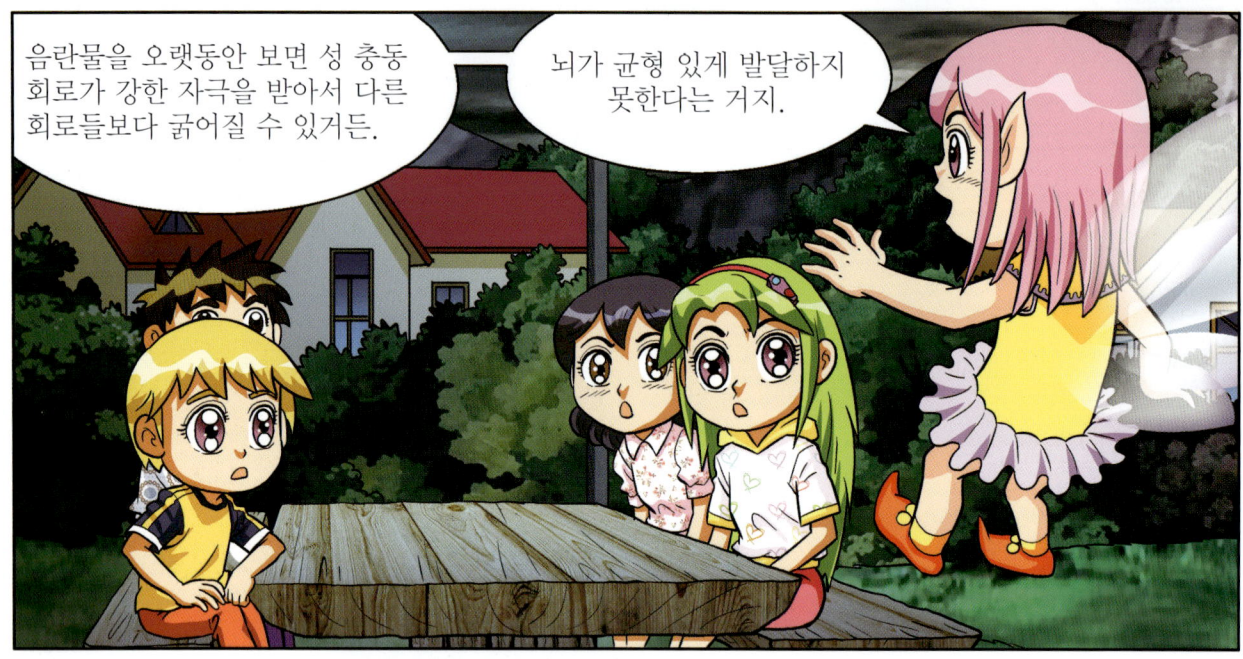
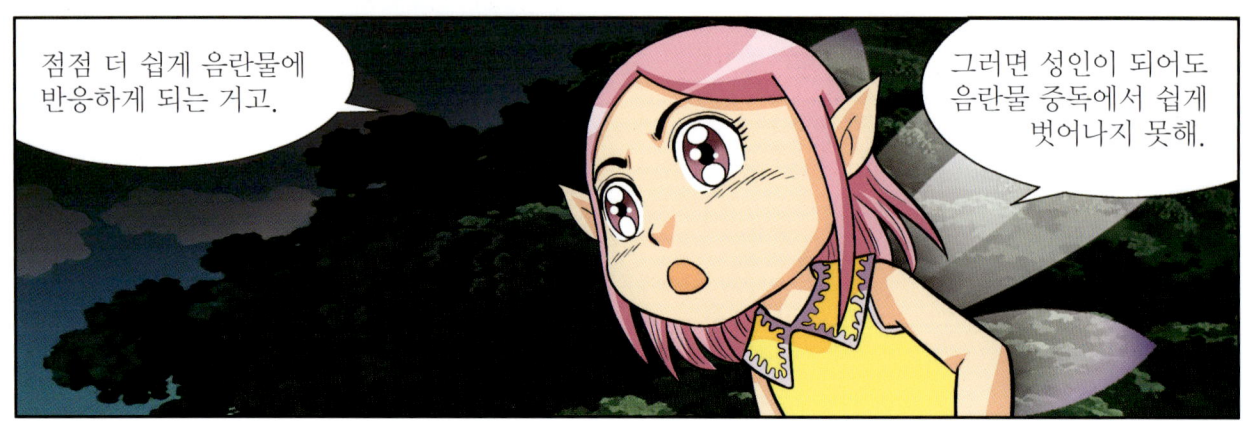

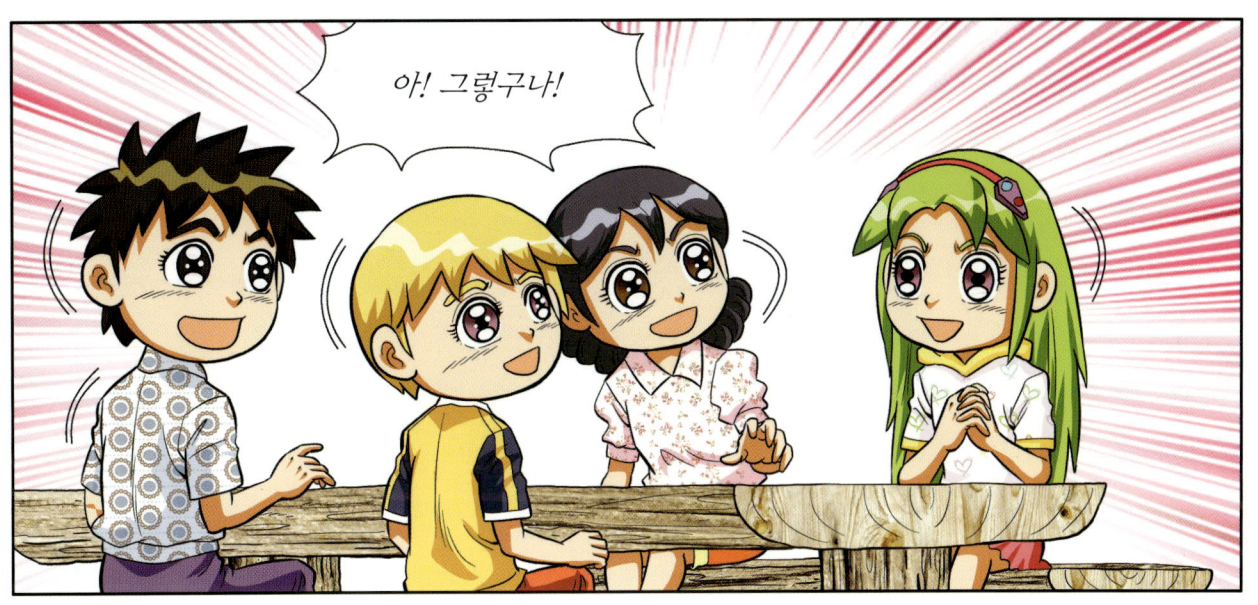

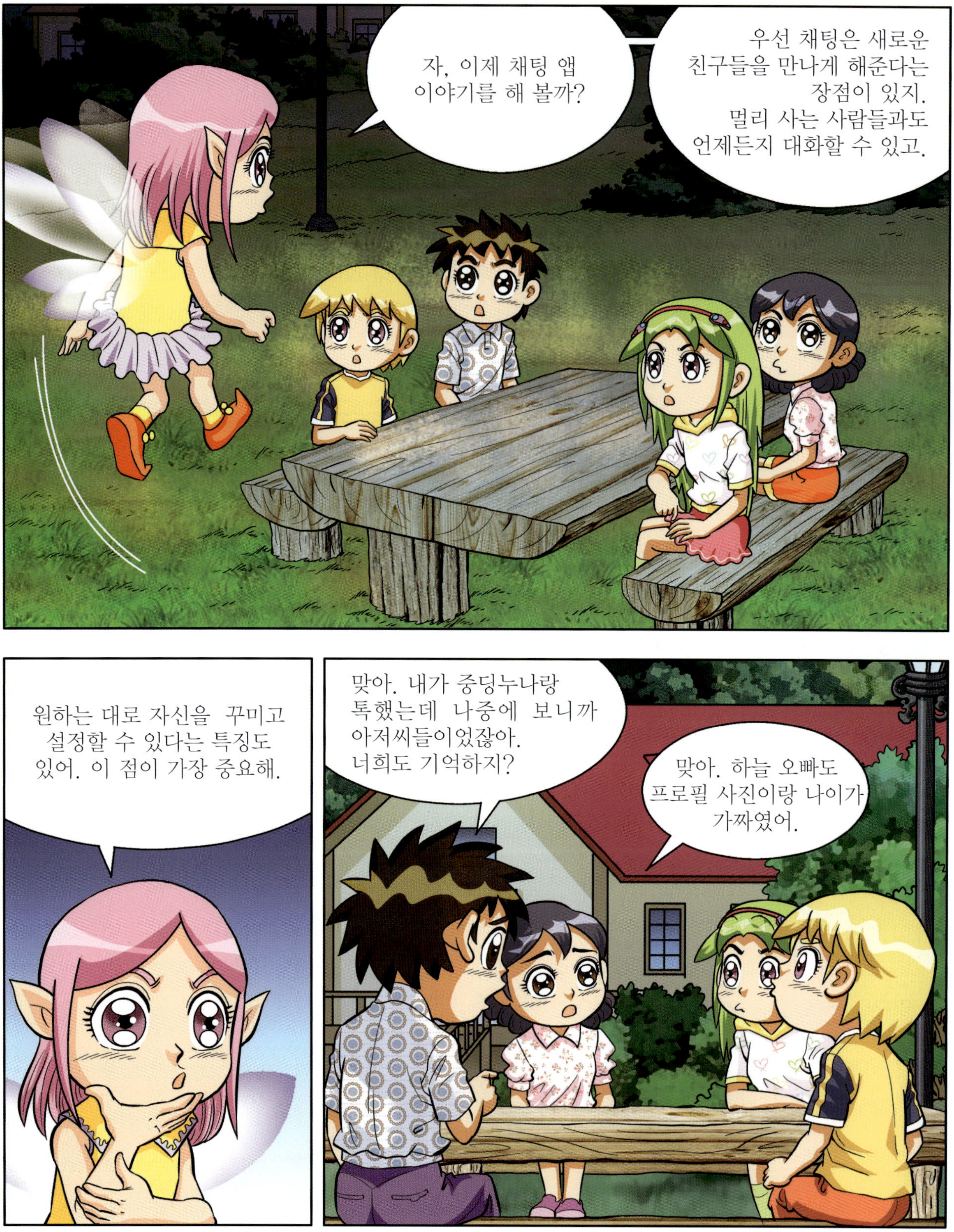

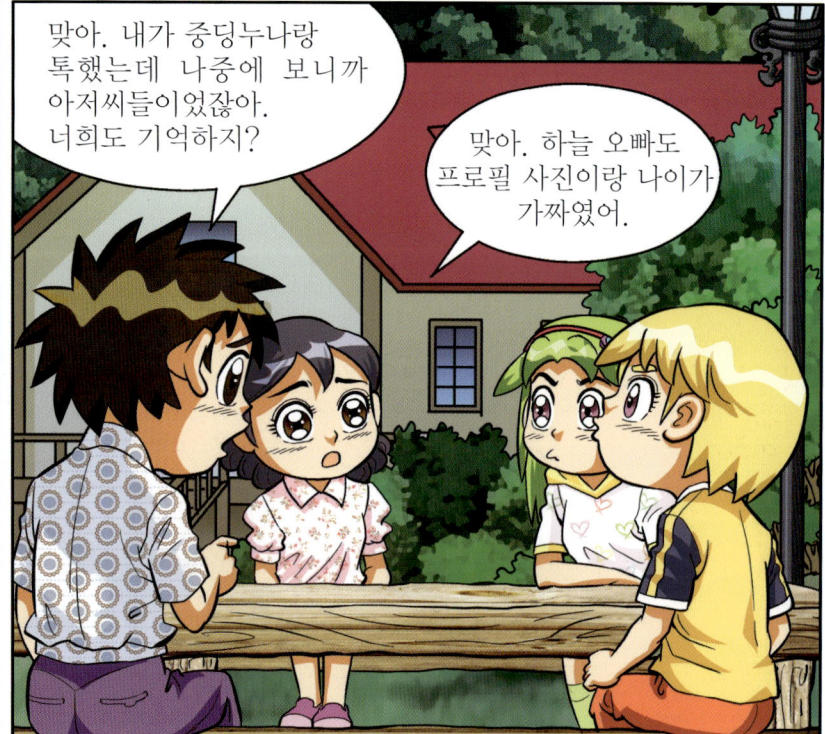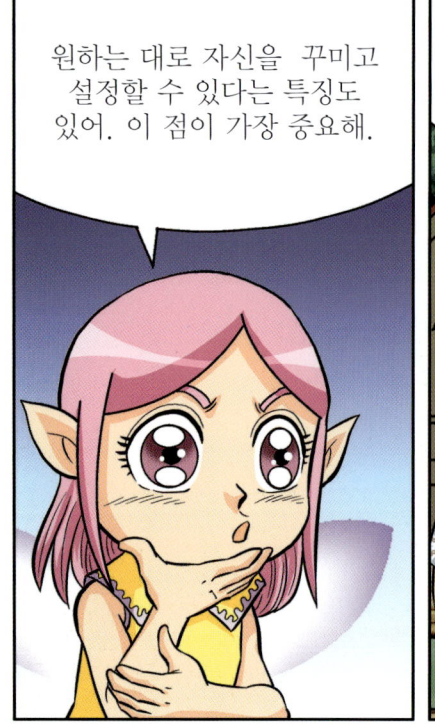

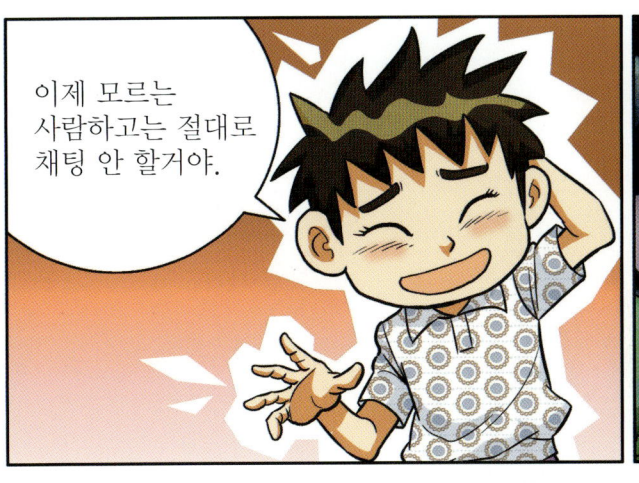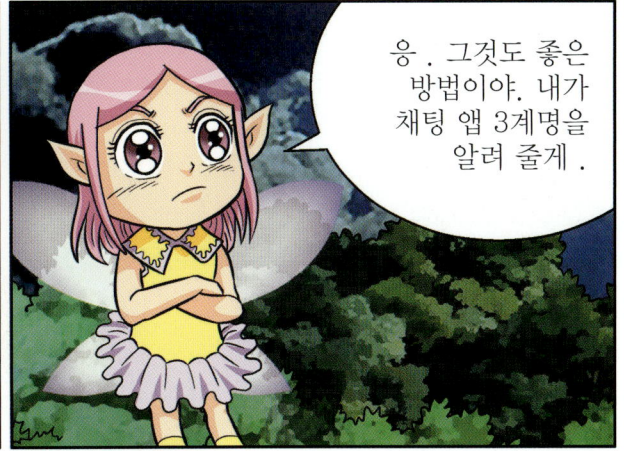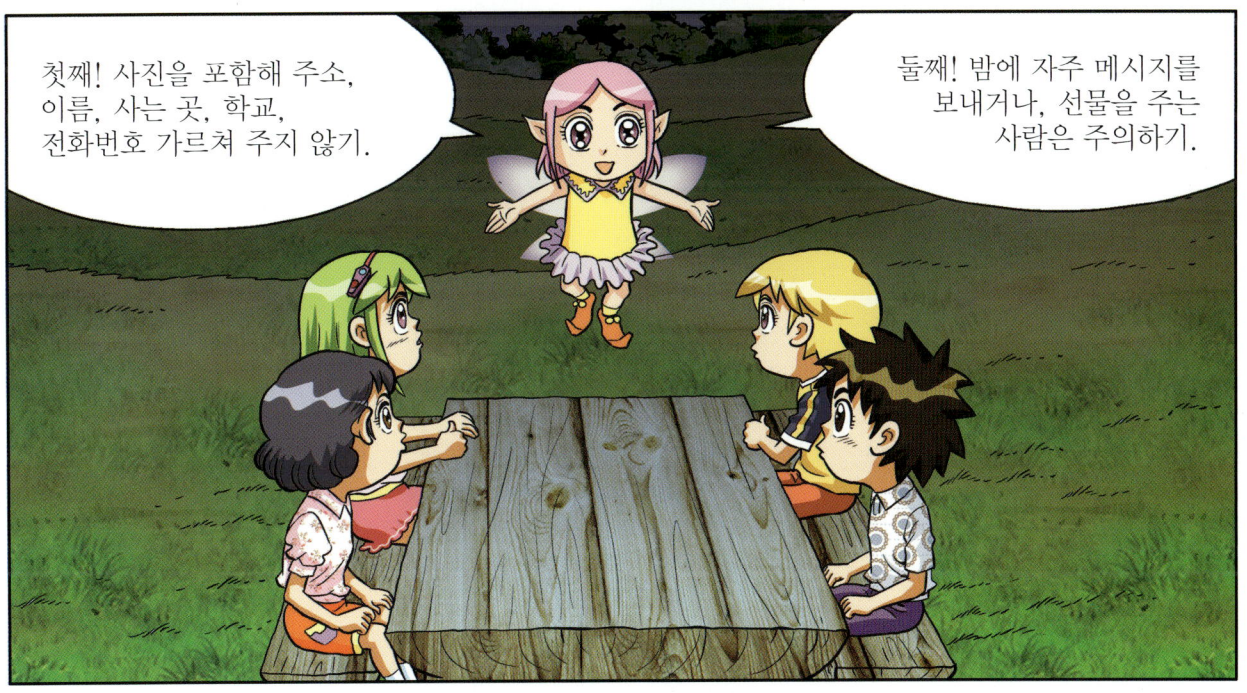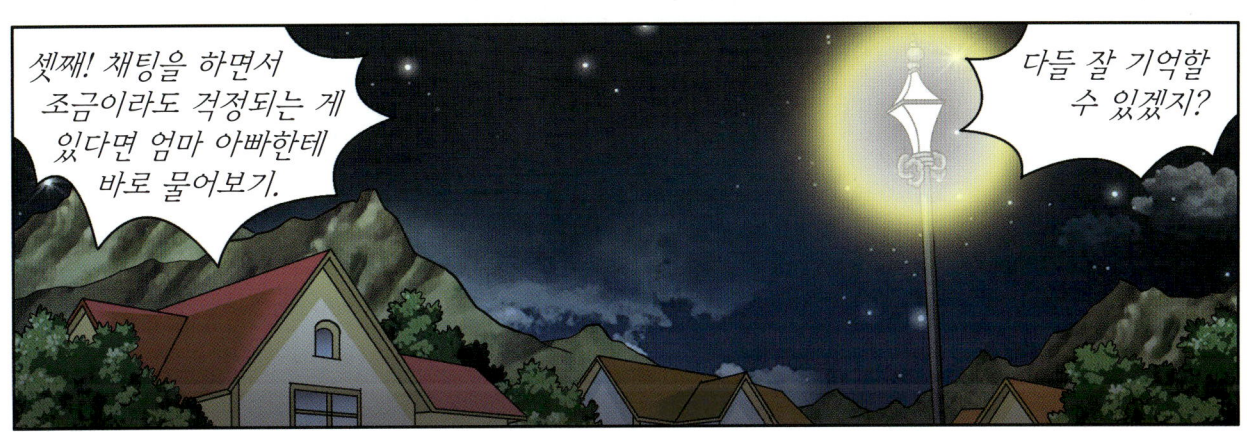

채팅 방에 자꾸 호기심이 생겨요.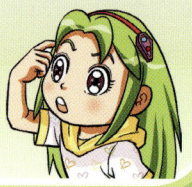

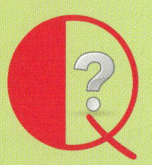 제가 채팅을 하는데 어떤 사람이 말을 걸었어요. 이름이랑 나이를 물어보더니 갑자기 가슴은 크냐고 하는 거예요. 나랑 연애할래? 이런 것도 계속 물어보고요. 그래서 채팅 방을 바로 나와 버렸어요. 자꾸 호기심이 생기는데 저 이제 어떡해요?

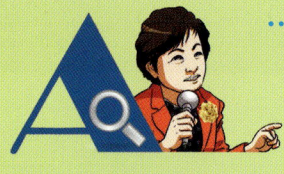 채팅이 처음에는 재밌고 신기하기도 했을 것 같아요. 만나본 적 없는 사람들과 대화해 볼 수 있다는 점은 채팅의 장점이에요. 하지만 범죄에 사용될 수도 있어서 지혜롭고 똑 부러지게 잘 사용해야 돼요.

우선 채팅으로 알게 된 사람과 사진, 파일을 주고받거나 이름, 학교를 알려 주는 건 매우 위험해요. 한 번 준 사진과 정보가 어떻게 사용될지 아무도 모르거든요. 특히 채팅으로 나이, 이름, 성격 모두 속일 수 있고 범인을 추적하기도 어려워서 점점 범죄에 많이 사용되고 있어요. 실제로 채팅으로 친해진 뒤에 재밌는 파일이나 사진을 보내 준다고 해서 받으면, 바이러스 프로그램을 설치하고 핸드폰에 있는 전화번호나 사진을 가져가서 협박하는 일도 많아지고 있어요.

특히 친구에게 신체에 대한 말이나 사귀자는 말 등을 했다면 범죄자이거나 성희롱을 하려는 사람일 가능성이 아주아주 높아요! 채팅 방을 바로 나온 건 아주 잘 했어요. 호기심에 조금 더 채팅을 해 보고 싶을 순 있지만 모르는 사람과의 채팅은 너무 위험해요. 이름이나 사진을 주지 않고 바로 채팅 방을 나왔기 때문에 큰 문제 걱정하지 않아도 돼요.

그래도 걱정된다면 채팅 사이트에서 탈퇴하세요. 핸드폰에 저장되어 있는 채팅 앱을 지운다고 탈퇴가 되는 건 아니기 때문에 채팅 사이트에서 탈퇴가 됐는지 확인해 보세요.

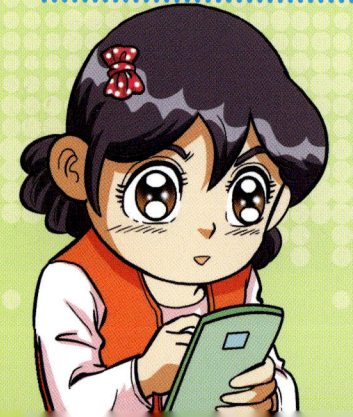

채팅 사이트에서 탈퇴 됐는지 꼭 확인하자.

채팅 앱을 하다가 이상한 사진을 받았어요!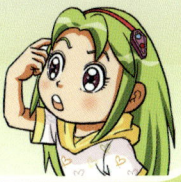

Q 안녕하세요, 6학년 여학생입니다. 올해 처음 스마트폰을 사고 친구들이 채팅 앱이 재미있다고 해서 한번 깔아 봤습니다. 근데 채팅 앱에 들어가자마자 아저씨들이 야한 사진을 엄청 많이 보냈어요. 처음에는 깜짝 놀라서 그 채팅을 그만뒀는데 여러 번 그런 일이 있다 보니까 익숙해진 거예요. 근데 이 사진들과 대화 내용들 그리고 야한 거 검색한 기록들이 제 미래에 나쁜 영향을 줄까요? 진짜 요즘 하루하루가 너무 불안합니다.

A 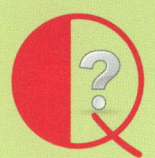 혹시 자신의 몸이나 얼굴 사진, 이름, 학교, 카톡 아이디 같은 개인 정보를 알려 주었나요? 개인 정보도 알려 주지 않고 사진도 받기만 했다면 정말 다행입니다. 채팅 방을 나오고 아이디를 없애고 탈퇴한다면 이후에 큰 문제는 없을 겁니다.

새로운 친구를 만나고 싶은 마음에, 채팅이 재밌다니까 호기심에 접속하는 채팅 앱은 성매매자들과 성범죄자들이 이용하기 쉬운 도구가 된 지 오래입니다. 범인 추적이 어렵고 회원가입이 쉽다는 점, 성별 및 나이를 속이기 쉽다는 특징 때문이죠. 또 채팅 앱 업체들은 접속 기록, 문자 내용을 1주일에서 2달 정도만 지나면 삭제하기 때문에 문제가 생겼을 때 수사하고 싶어도 증거가 남아 있지 않을 수 있습니다. 우리나라 법을 피하려고 아예 중국같이 가까운 해외에서 전문적으로 범죄를 저지르는 경우도 많아지고 있고요.

채팅을 이용한 범죄 수법은 주로 대화로 친해지고, 자기 사진을 먼저 보낸 다음, 상대의 사진을 찍어서 보내 달라고 하는 거예요. 그러고 나면 협박하기 시작합니다. 보낸 사진을 퍼트린다고요. 다행히 이렇게 협박당하지 않고, 사진에 얼굴이 나와 있지 않았더라도 시간이 흘러서 누군가 나를 알아보면 어쩌나 하는 마음에 힘들어하는 친구들이 있답니다.

아쉽지만 채팅은 너무 위험해요. 앞으로는 친구 스스로를 위해서 하지 않아야 합니다.

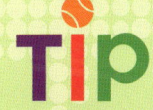 **채팅앱 사용원칙 하나 둘 셋 넷!**
1. 사진을 보내지 말자.   2. 랜덤 채팅에서 틱톡 혹은 카톡으로 옮겨서 채팅하지 않는다.
3. 랜덤 채팅 앱에는 성매매와 성폭력을 하려는 사람들이 많다는 걸 잊지 말자.
4. 상대방이 좋더라도 몸 사진, 얼굴 사진을 달라고 하는 것은 범죄이다.

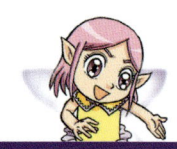

8장

떠나 보자!
한중일 성 문화 탐방

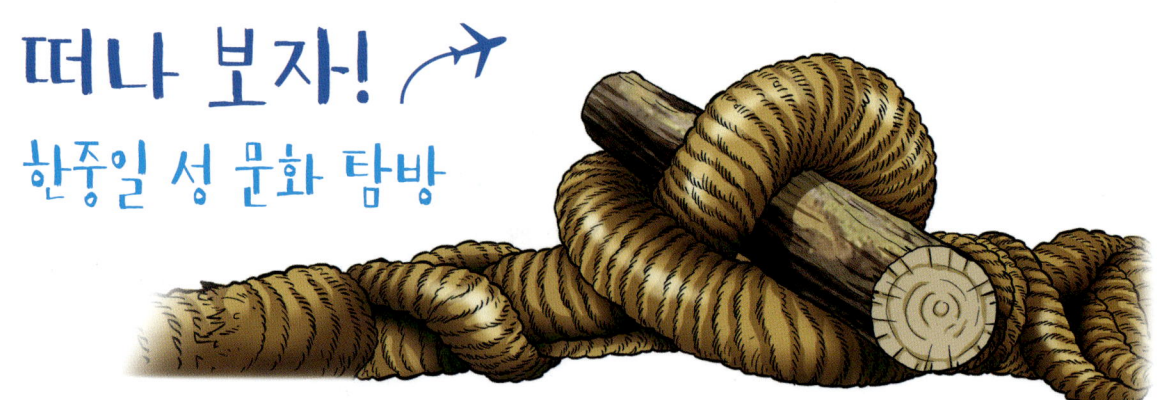

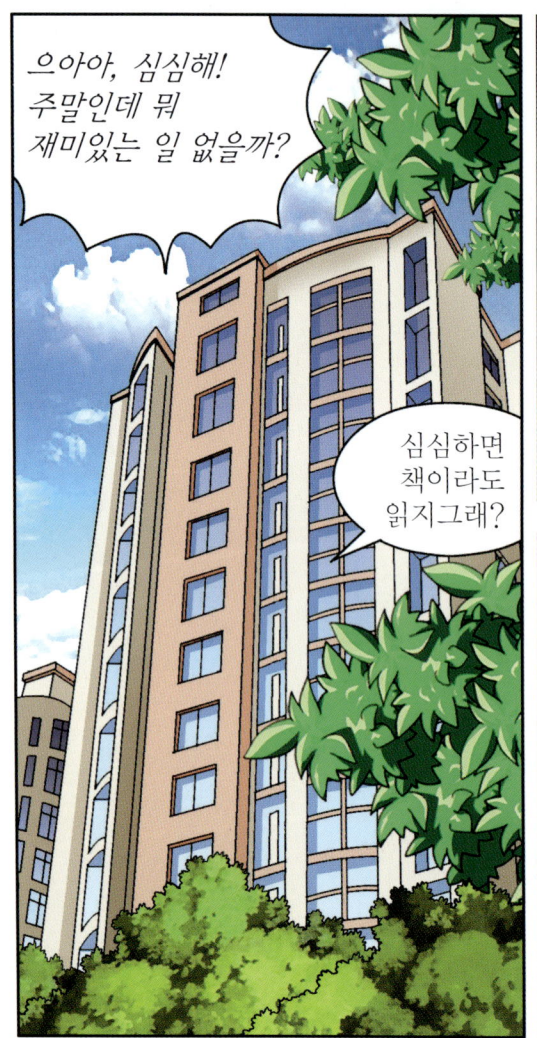

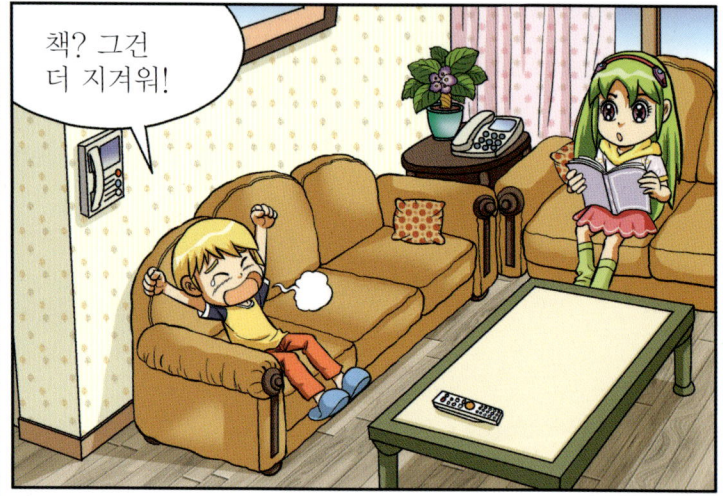

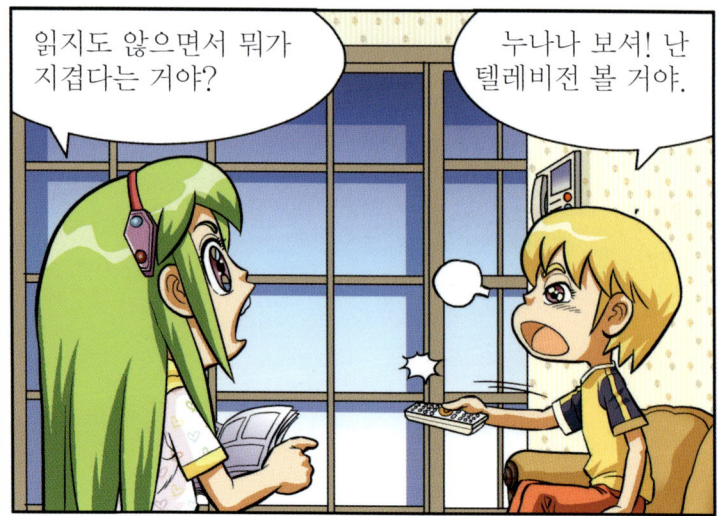

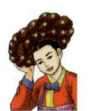

8장 **떠나 보자! 한중일 성 문화 탐방**

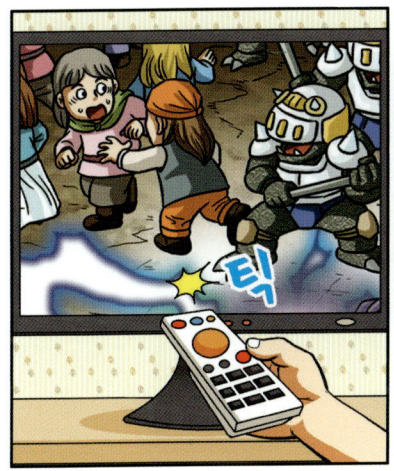
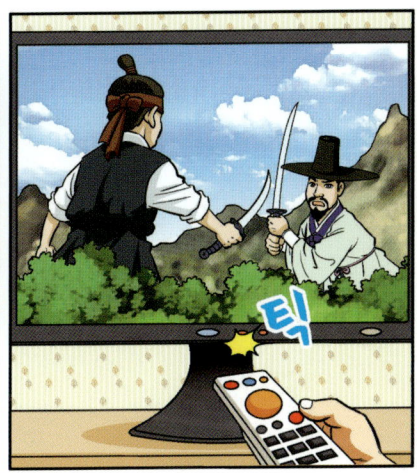
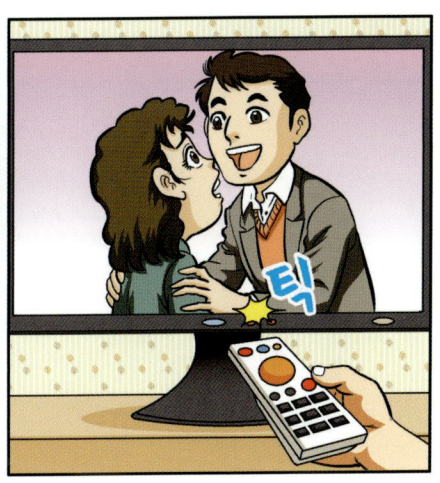
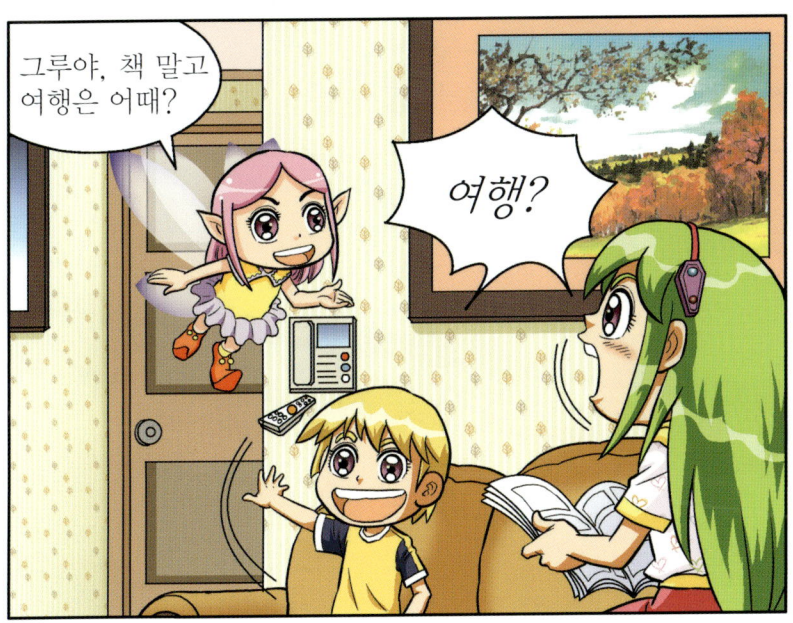
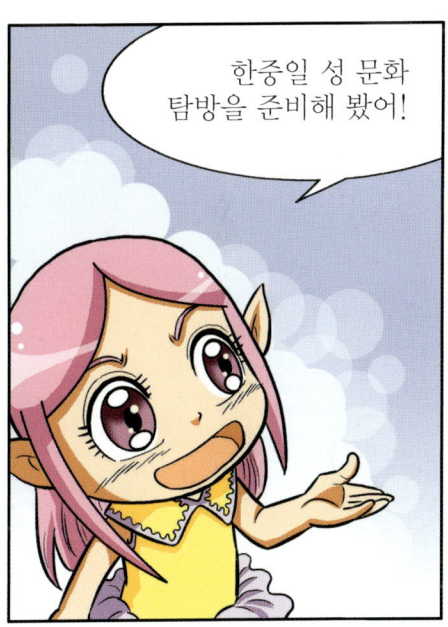
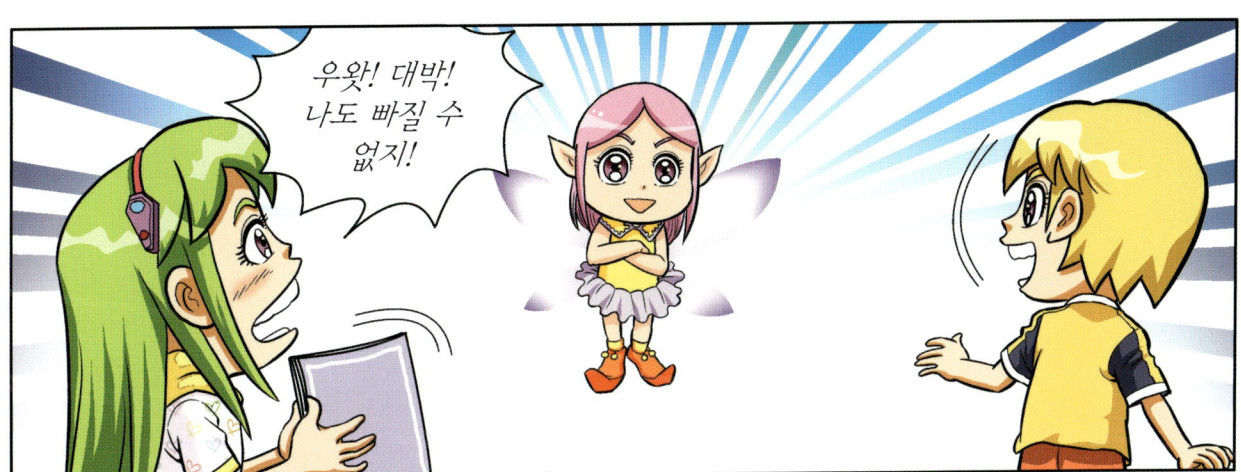

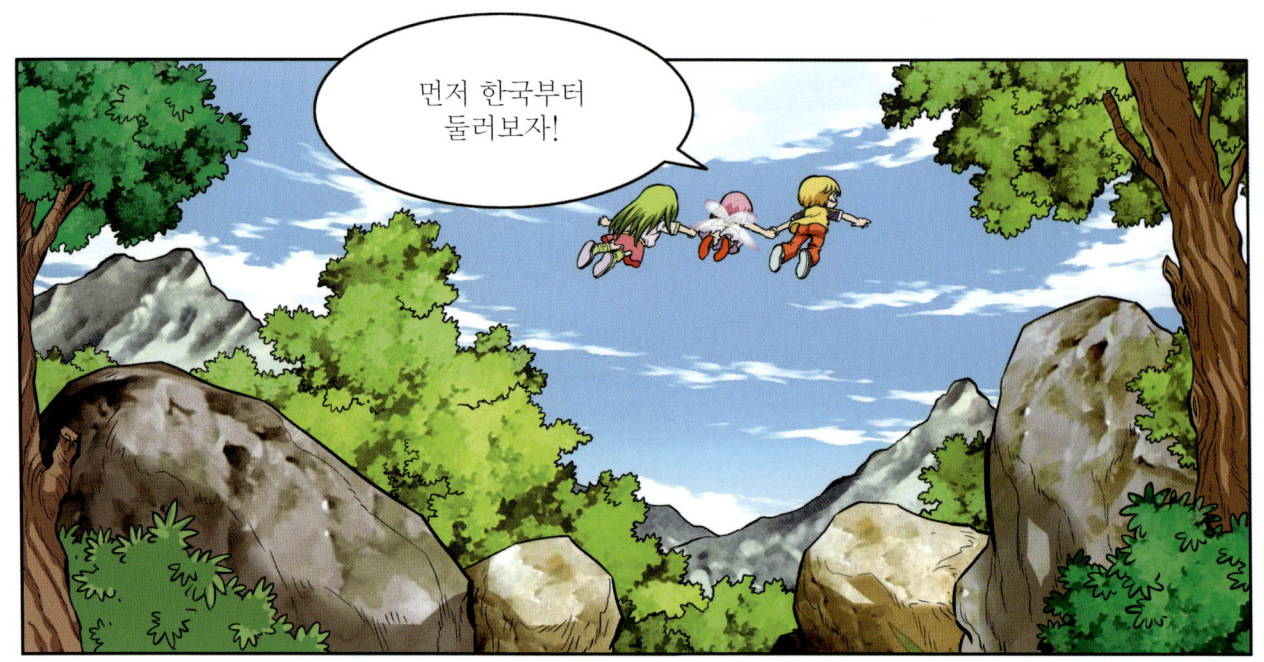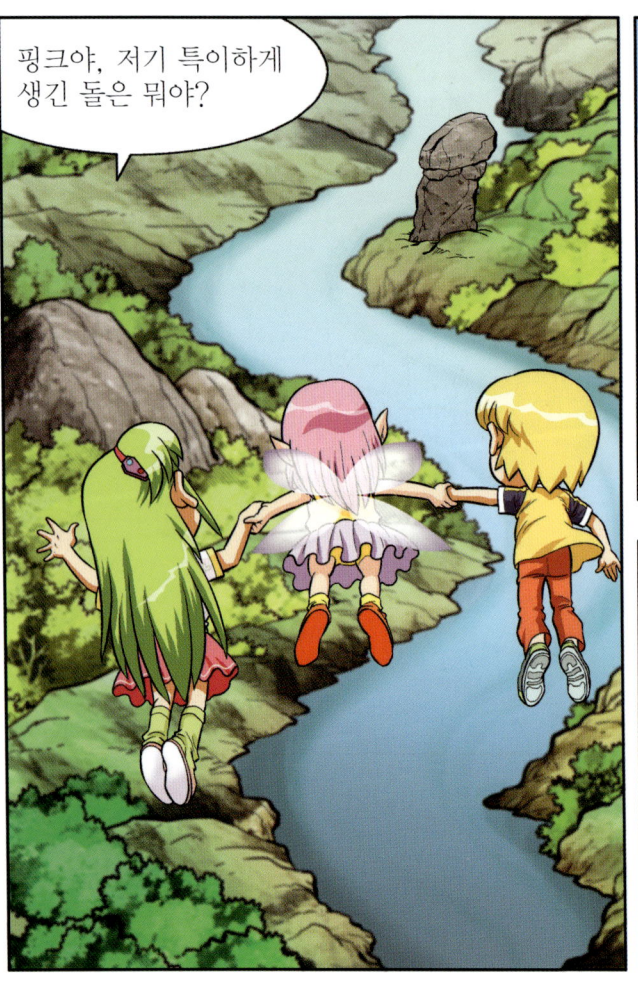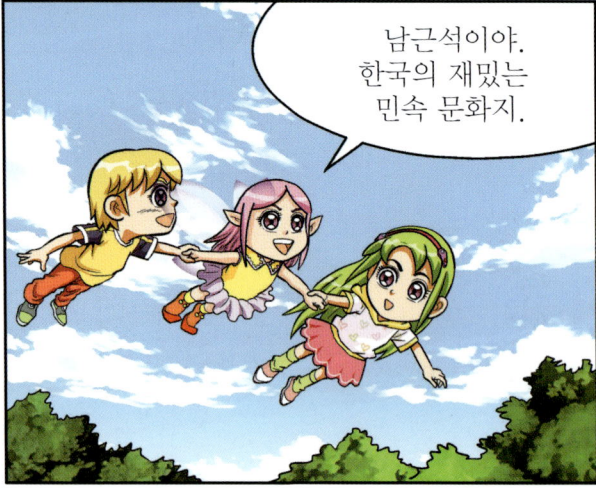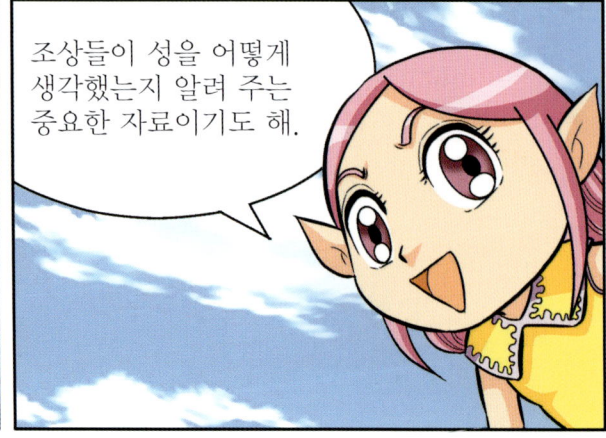

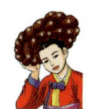

8장 떠나 보자! 한중일 성 문화 탐방

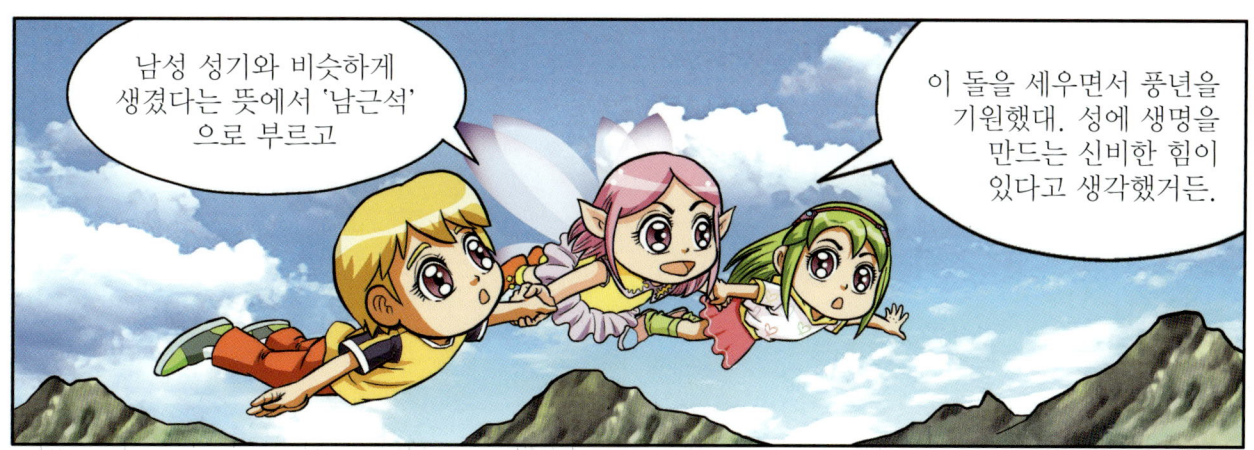

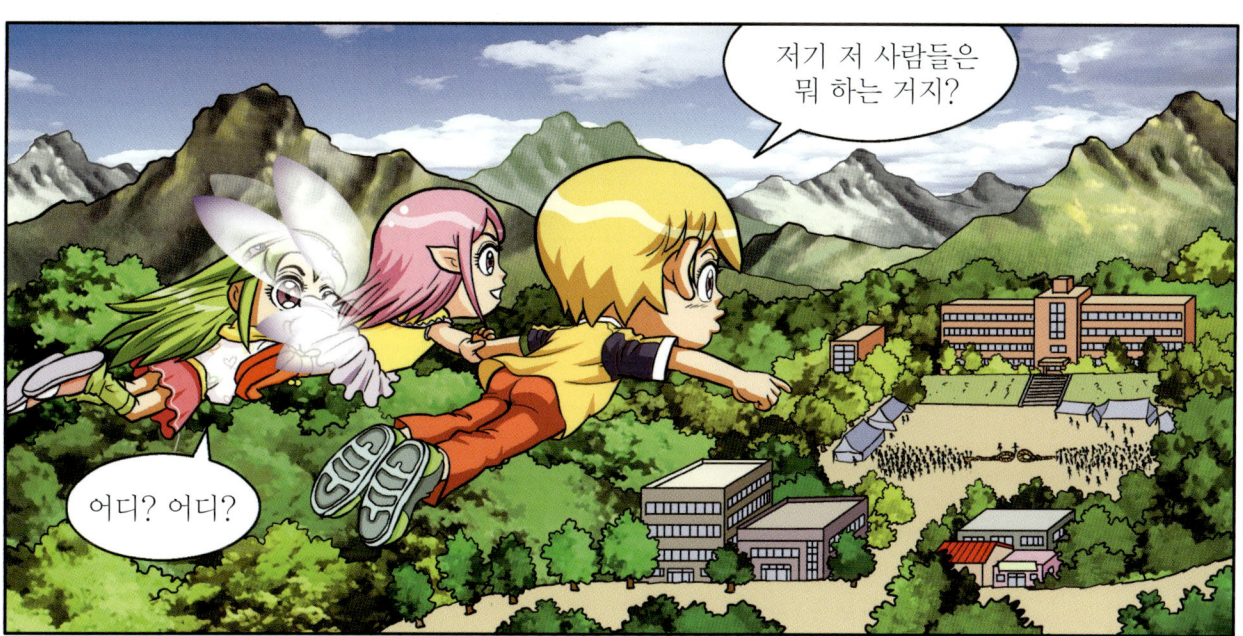

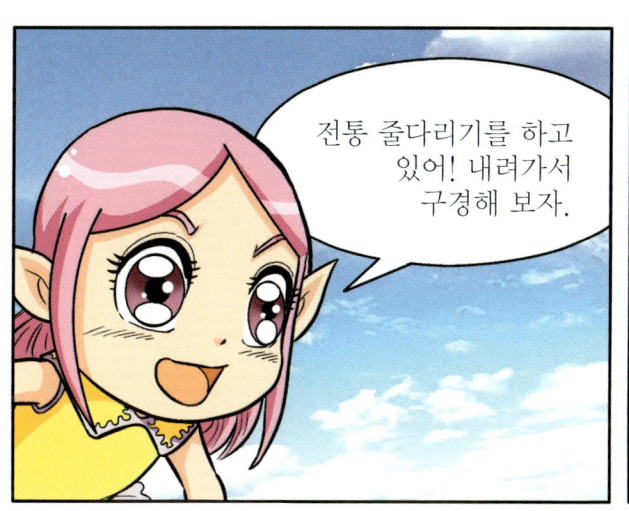

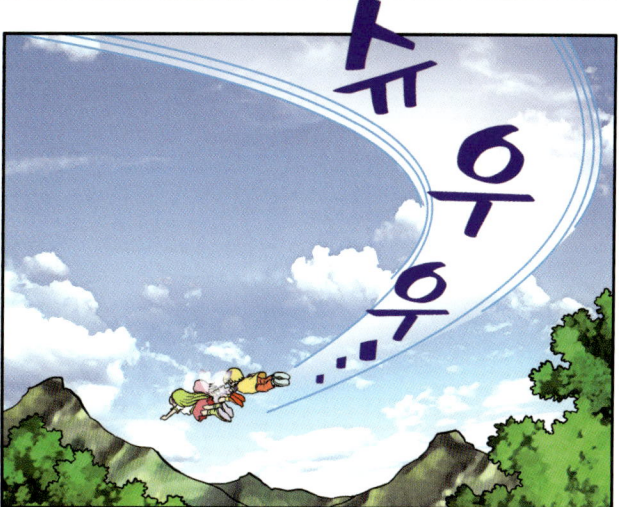

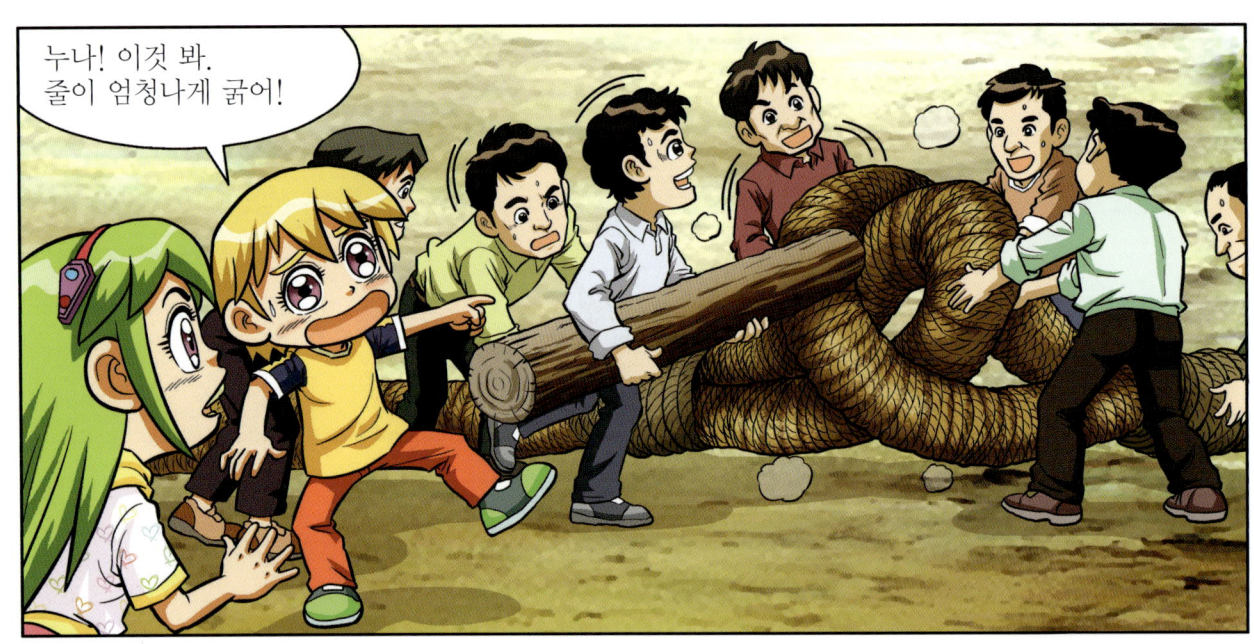

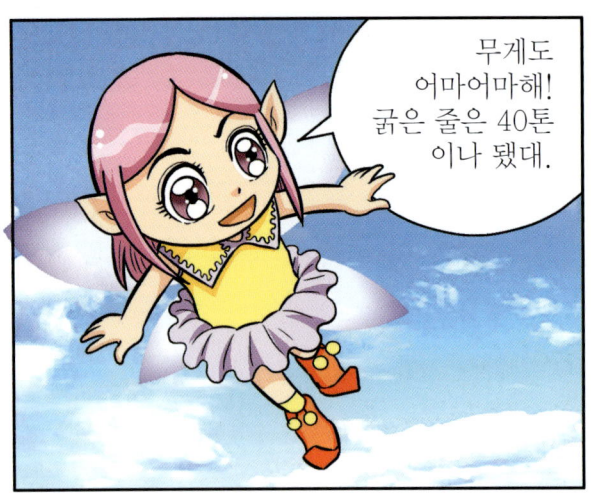

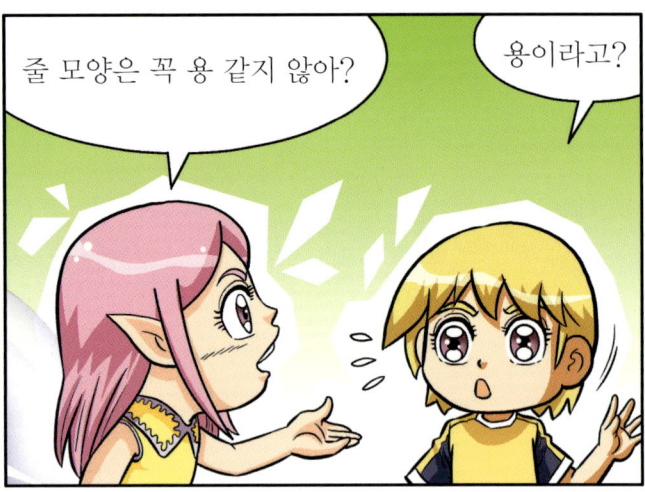

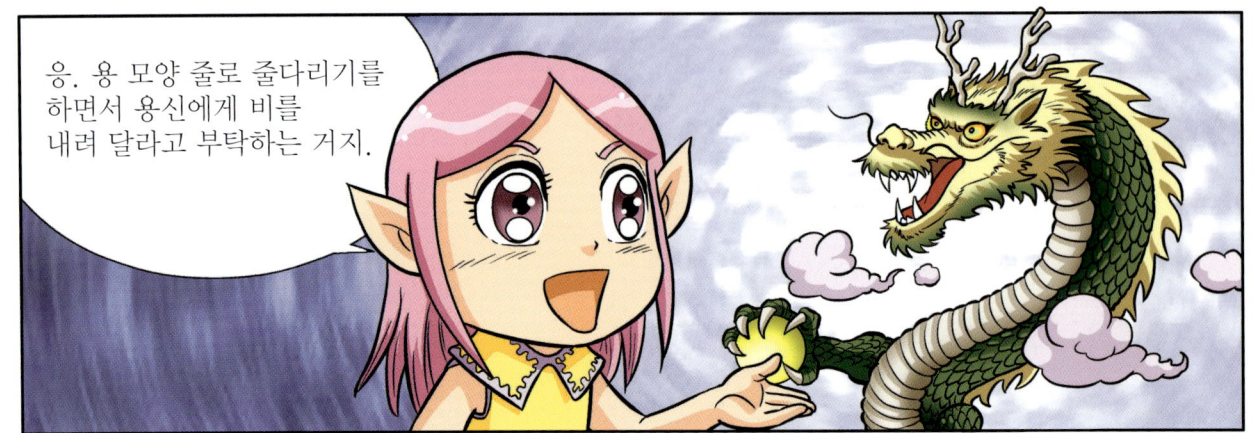

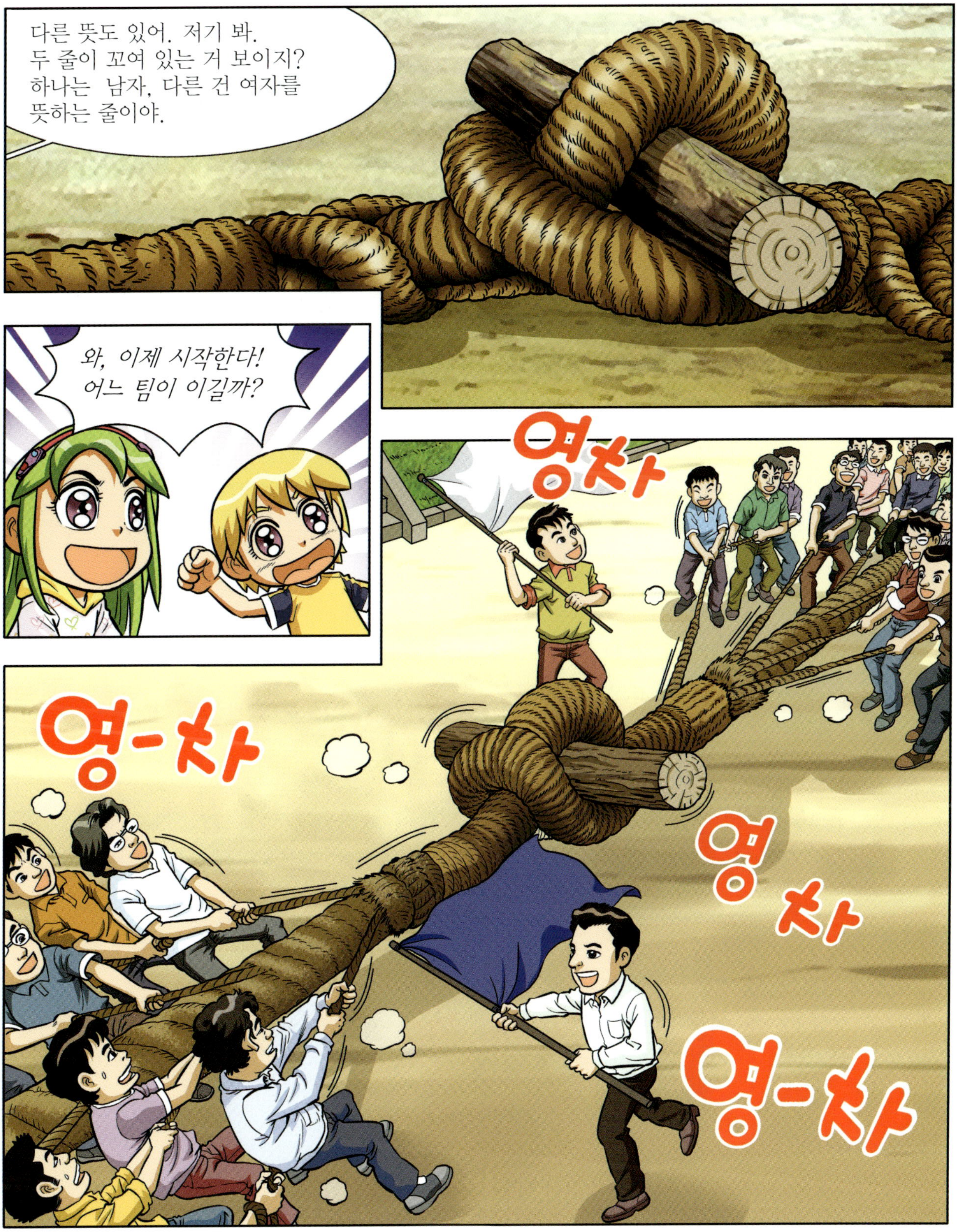

8장 **떠나 보자! 한중일 성 문화 탐방**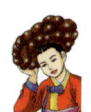

다른 뜻도 있어. 저기 봐. 두 줄이 꼬여 있는 거 보이지? 하나는 남자, 다른 건 여자를 뜻하는 줄이야.

와, 이제 시작한다! 어느 팀이 이길까?

영차 영차 영차 영차

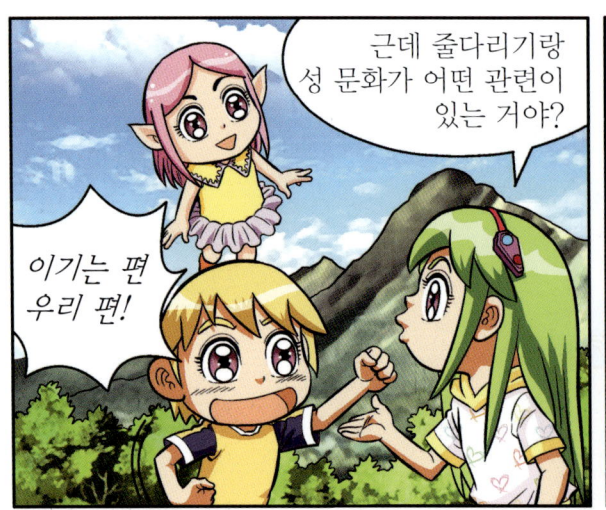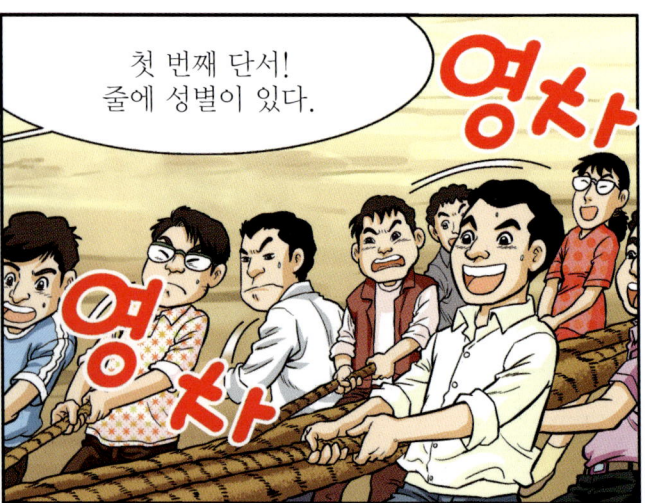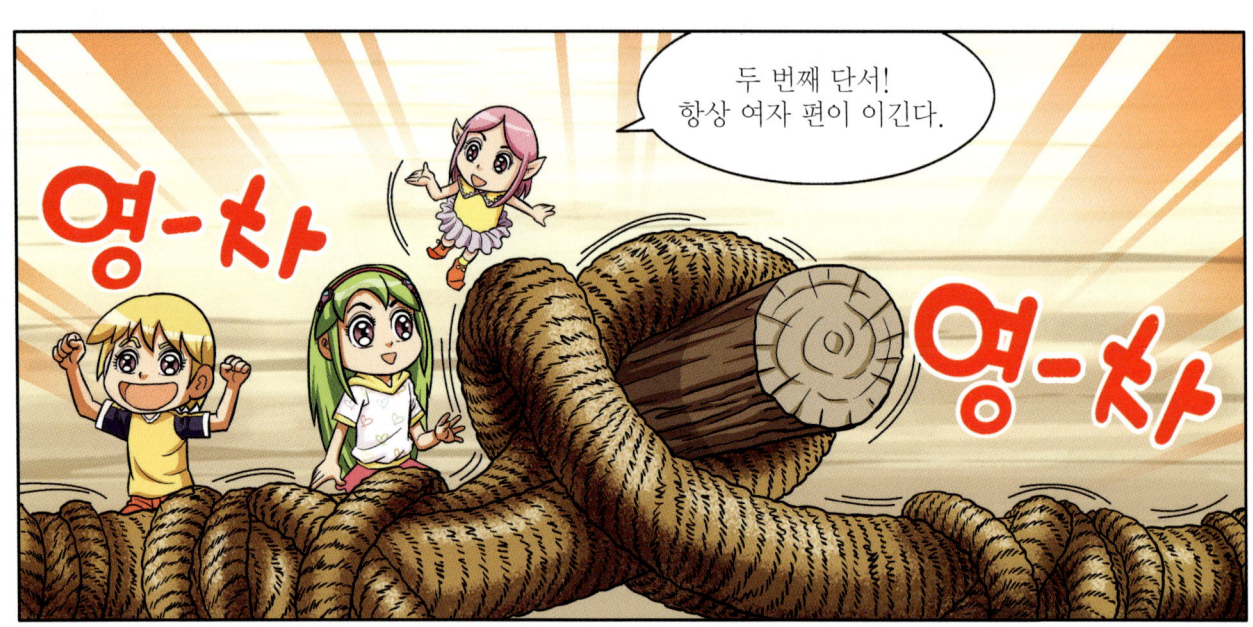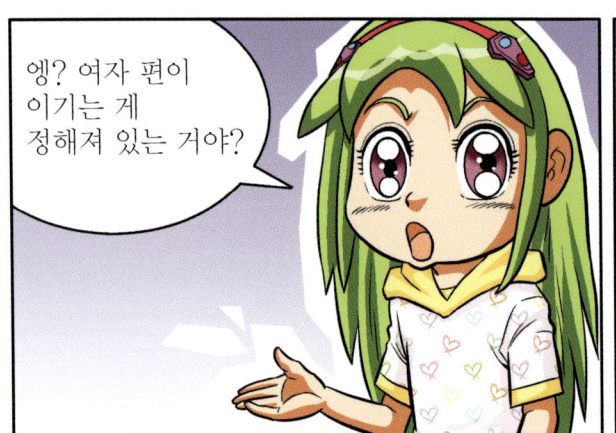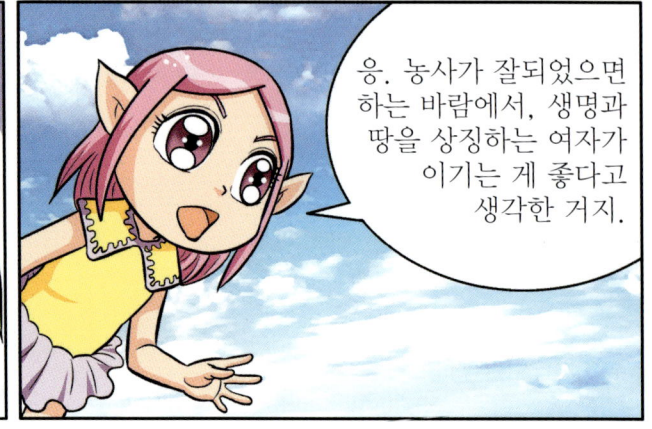

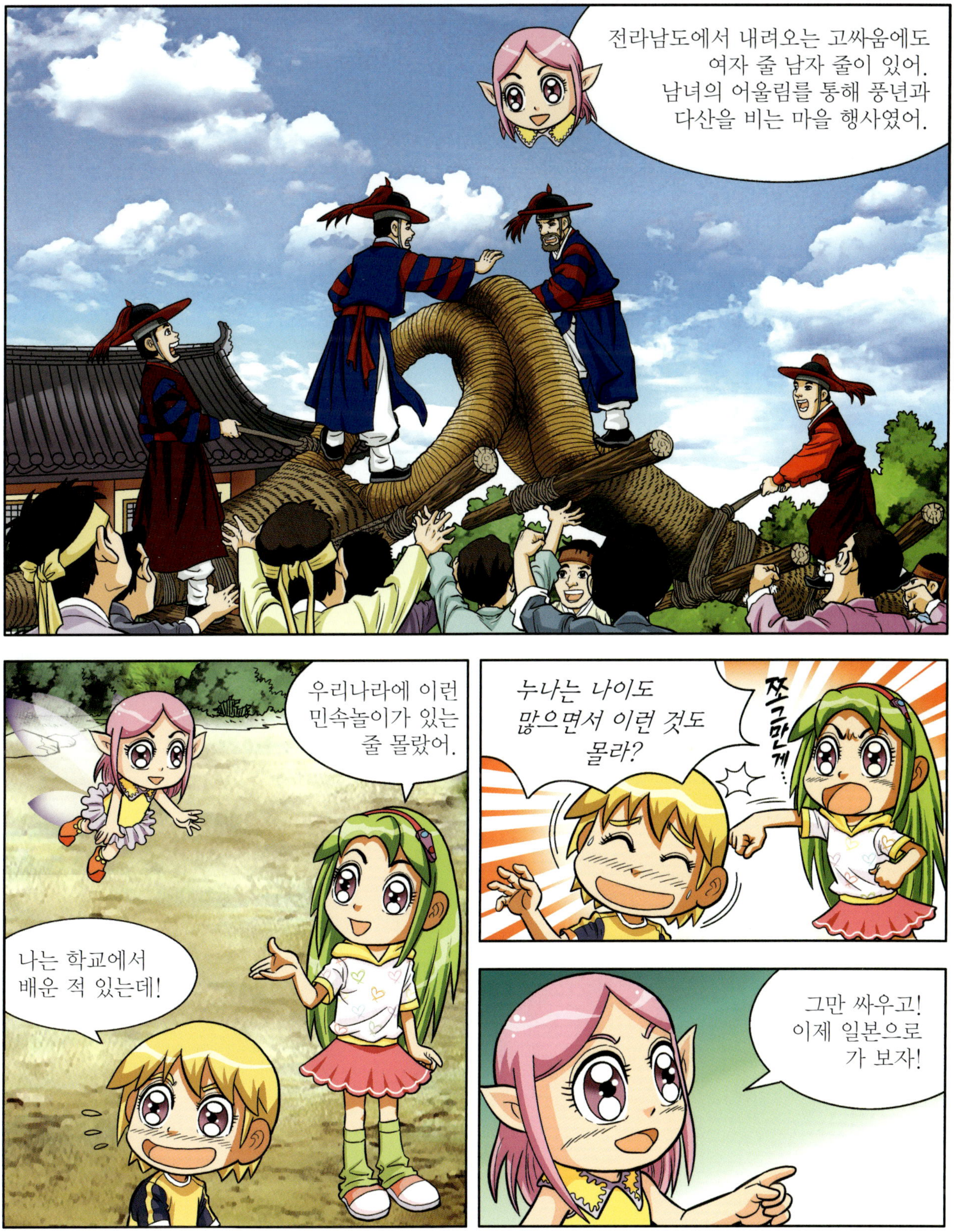

8장 떠나 보자! 한중일 성 문화 탐방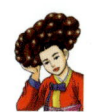

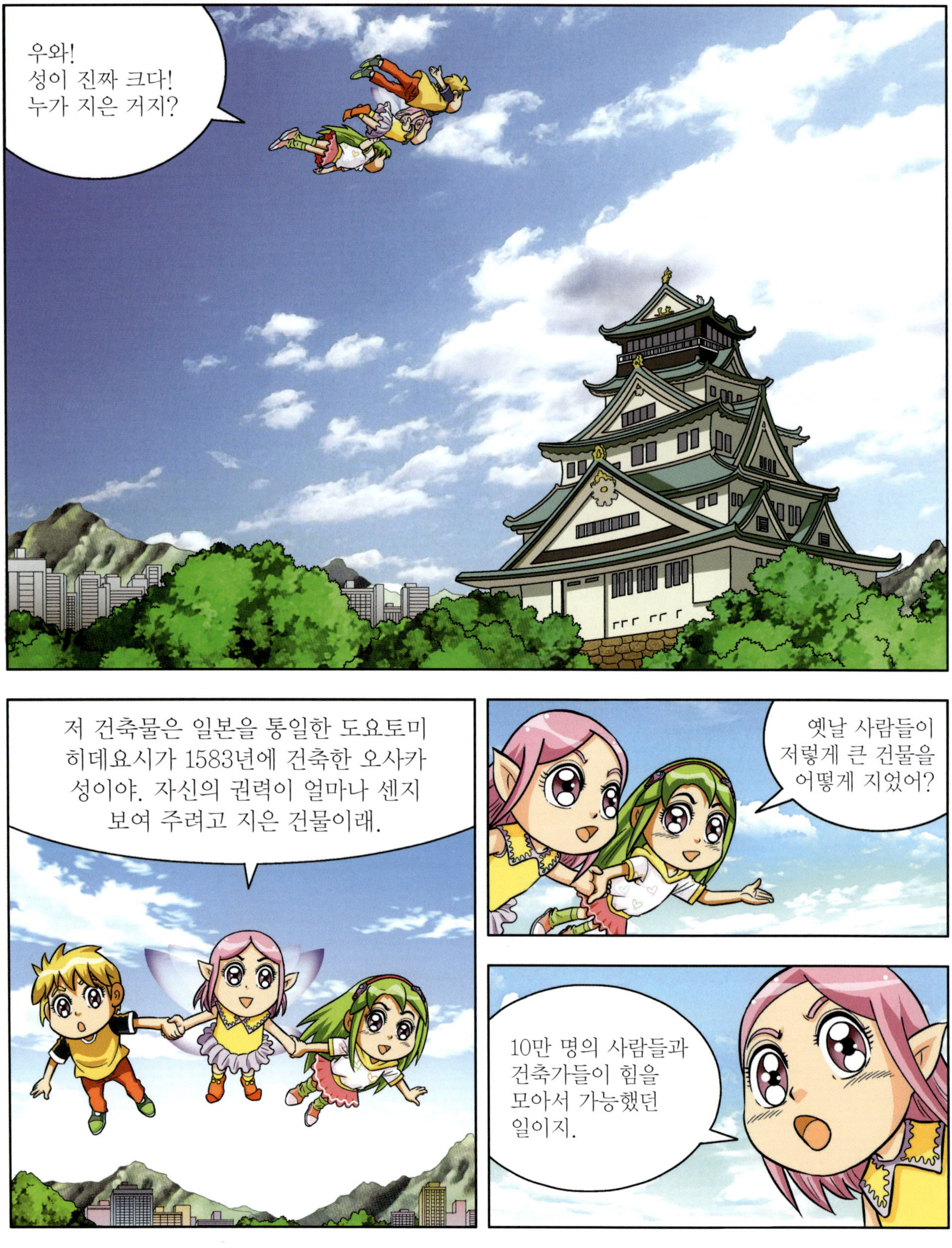

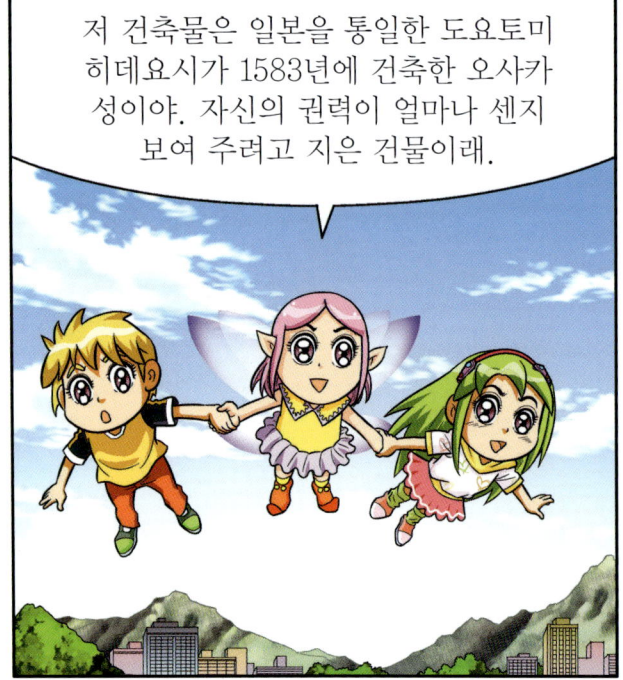

우와! 성이 진짜 크다! 누가 지은 거지?

저 건축물은 일본을 통일한 도요토미 히데요시가 1583년에 건축한 오사카 성이야. 자신의 권력이 얼마나 센지 보여 주려고 지은 건물이래.

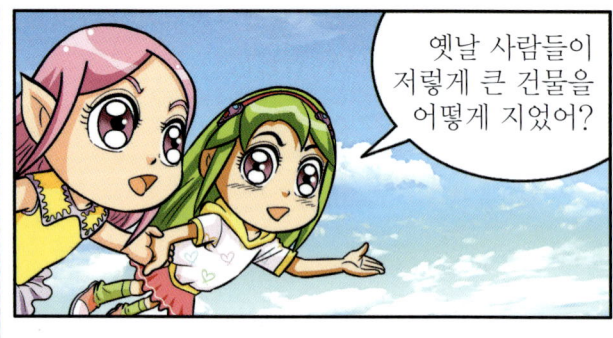

옛날 사람들이 저렇게 큰 건물을 어떻게 지었어?

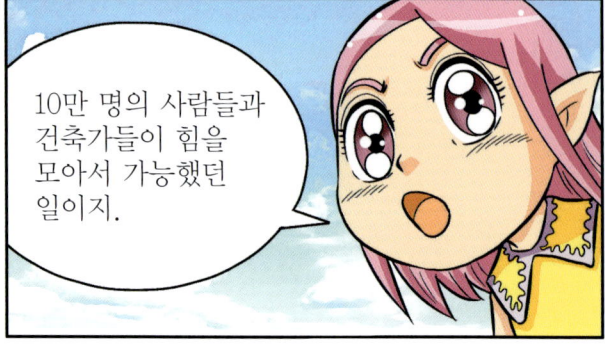

10만 명의 사람들과 건축가들이 힘을 모아서 가능했던 일이지.

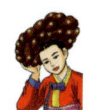

8장 **떠나 보자! 한중일 성 문화 탐방**

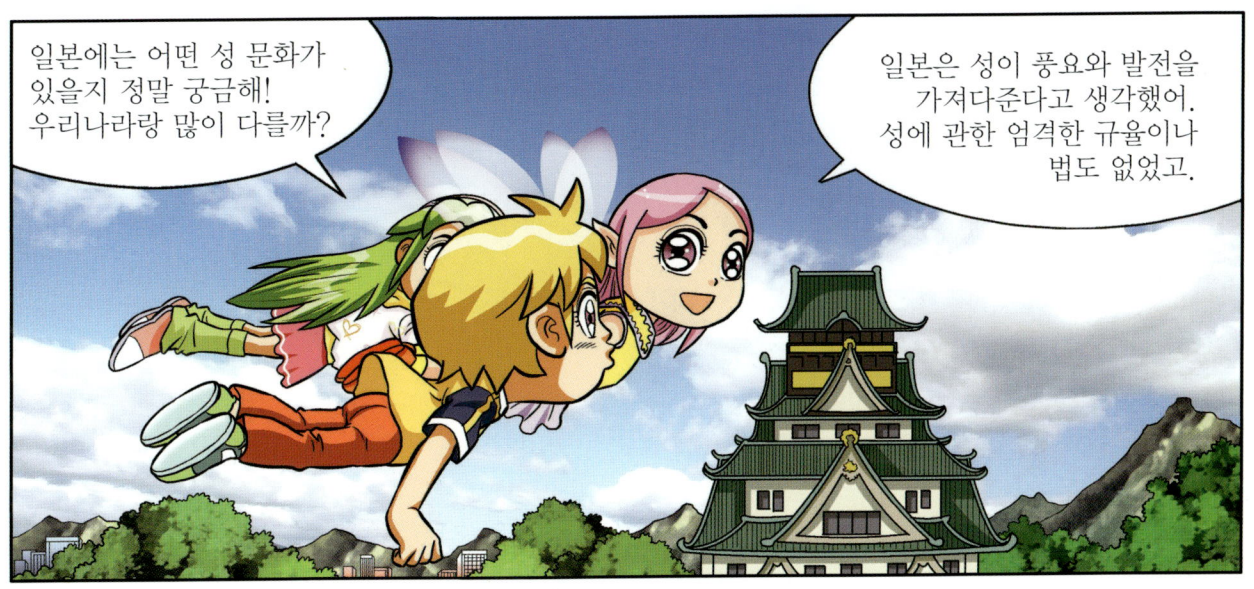

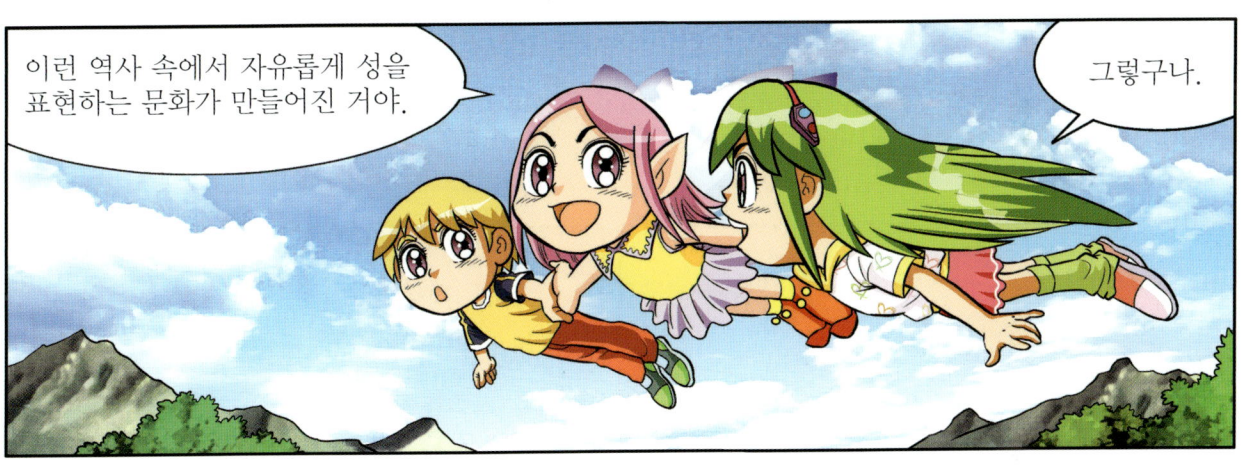

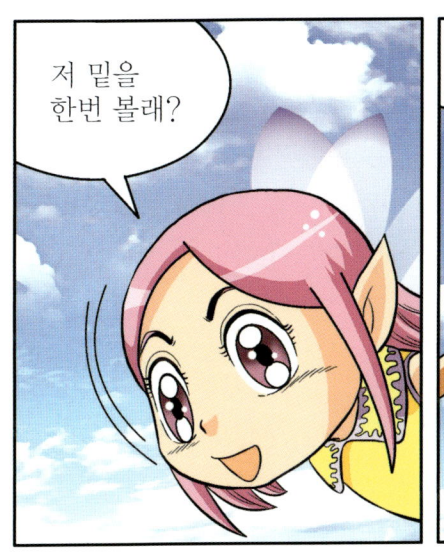

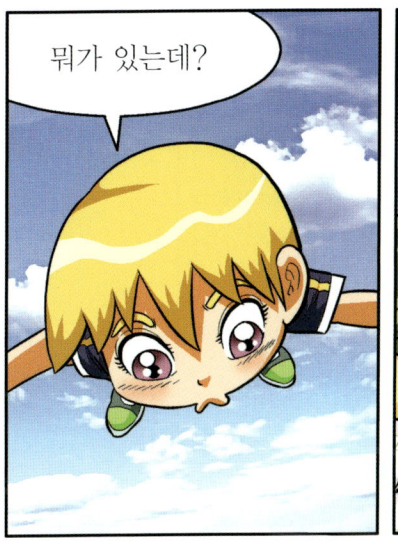

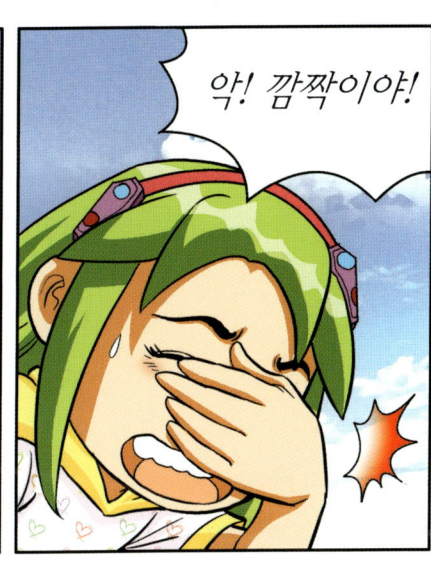

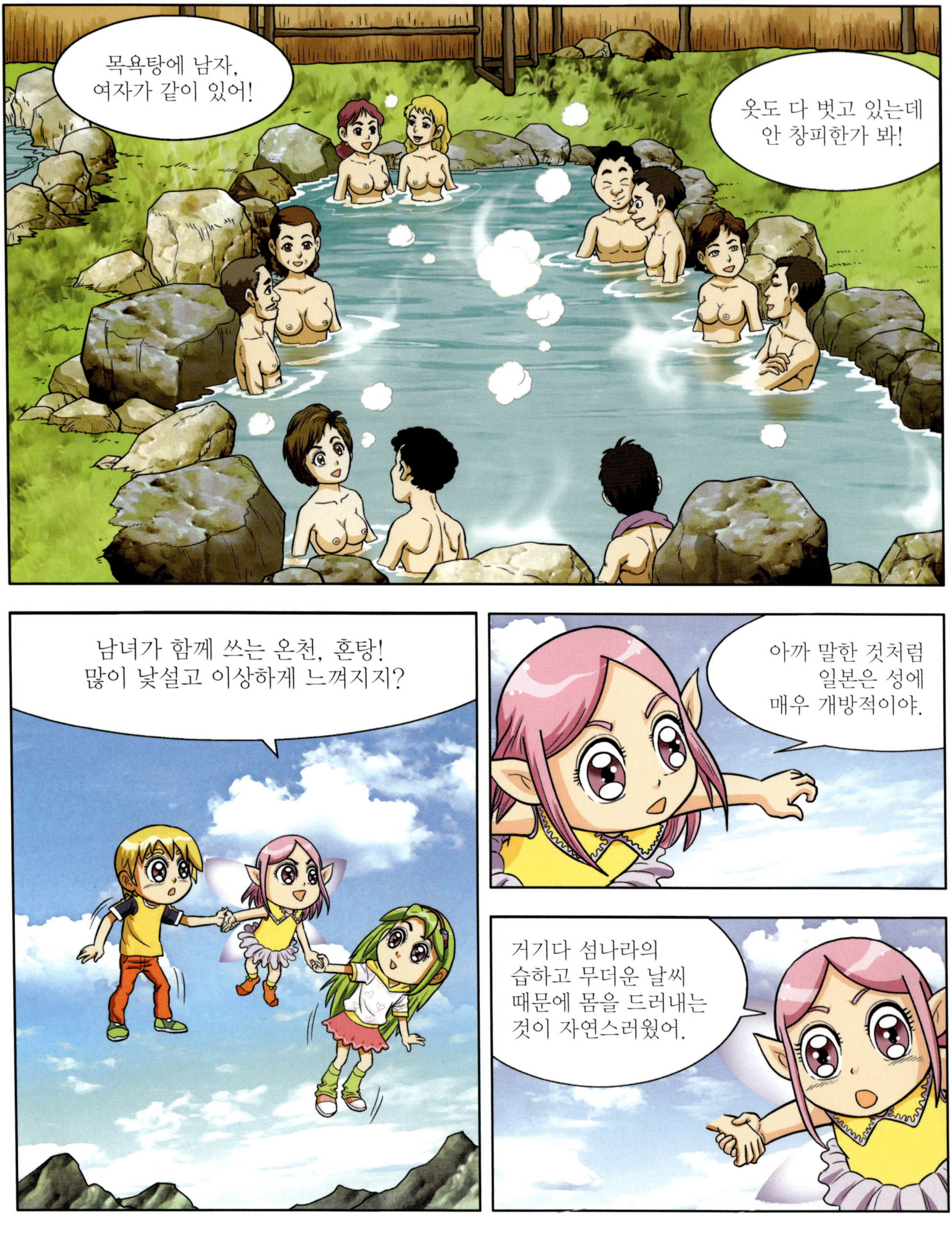

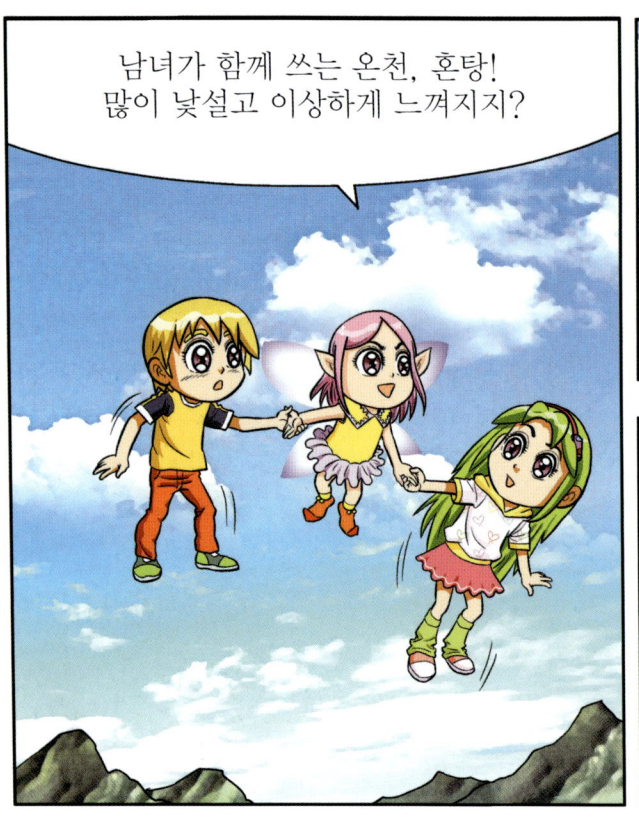
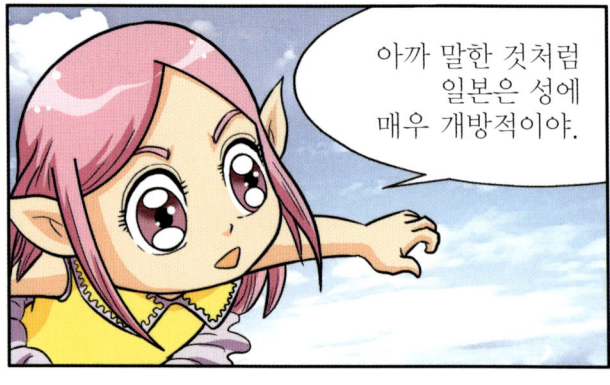
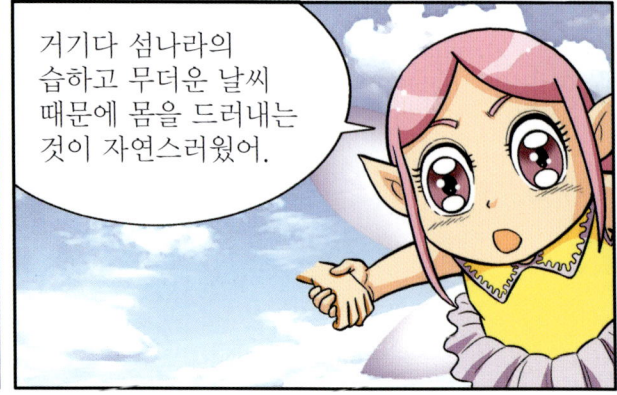

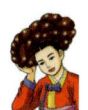

8장 **떠나 보자! 한중일 성 문화 탐방**

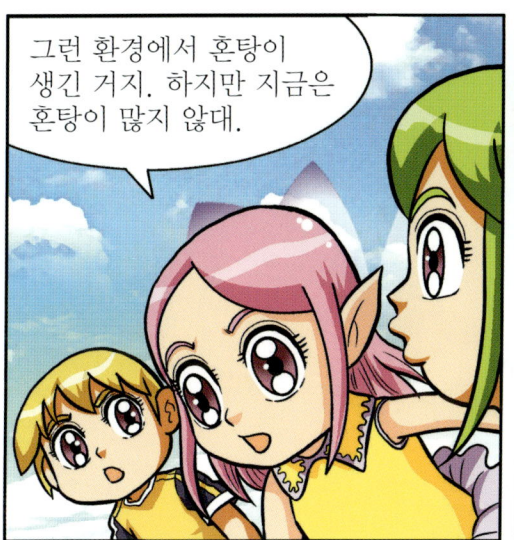

그런 환경에서 혼탕이 생긴 거지. 하지만 지금은 혼탕이 많지 않대.

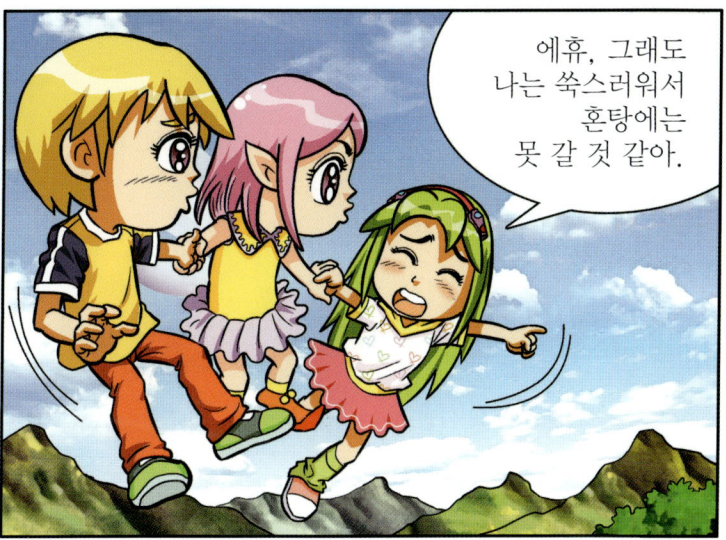

에휴, 그래도 나는 쑥스러워서 혼탕에는 못 갈 것 같아.

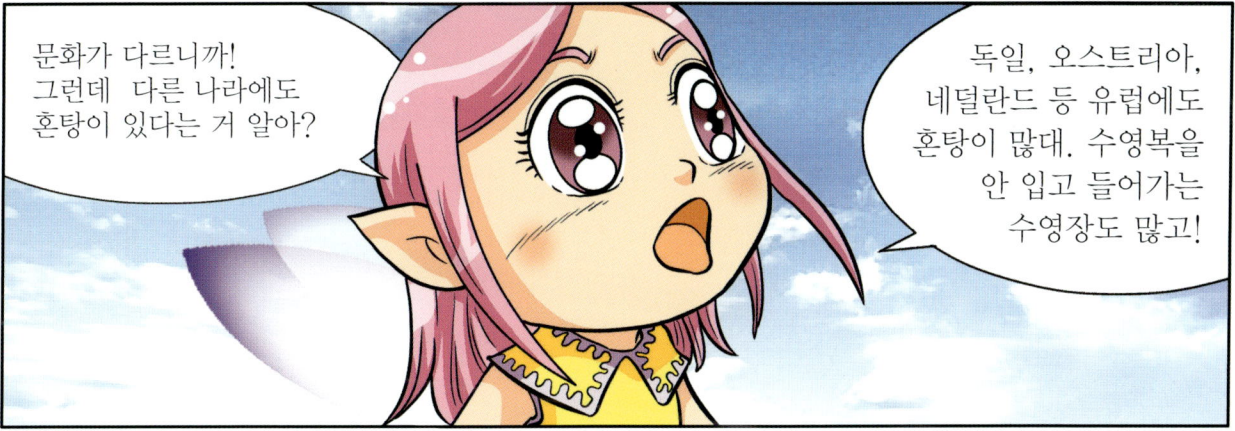

문화가 다르니까! 그런데 다른 나라에도 혼탕이 있다는 거 알아?

독일, 오스트리아, 네덜란드 등 유럽에도 혼탕이 많대. 수영복을 안 입고 들어가는 수영장도 많고!

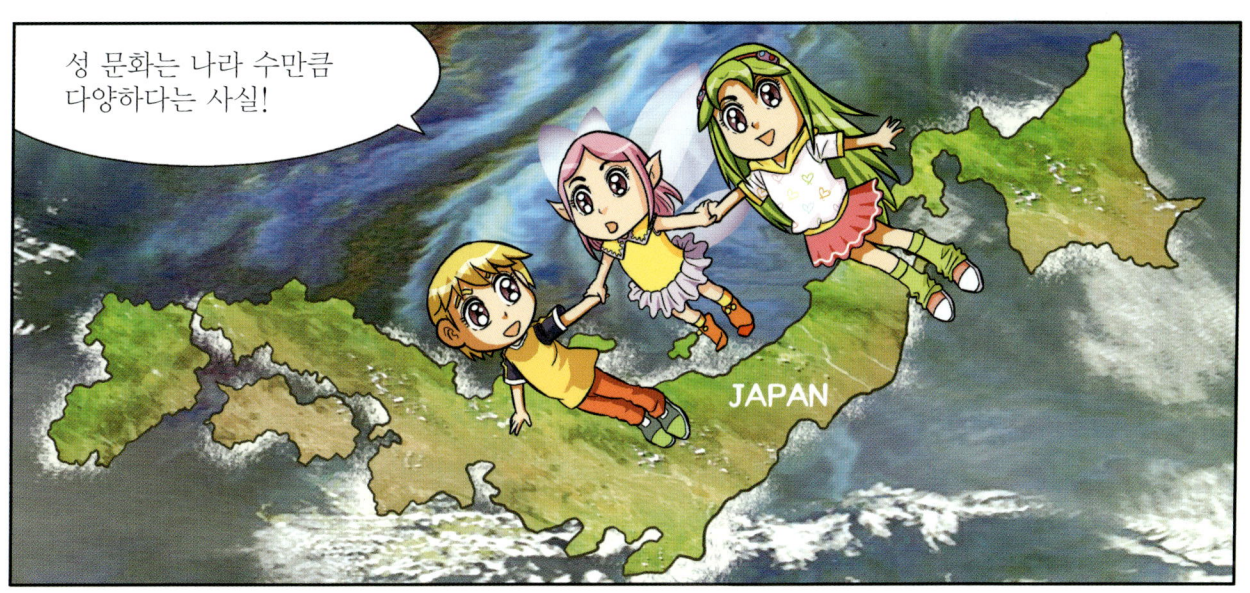

성 문화는 나라 수만큼 다양하다는 사실!

141

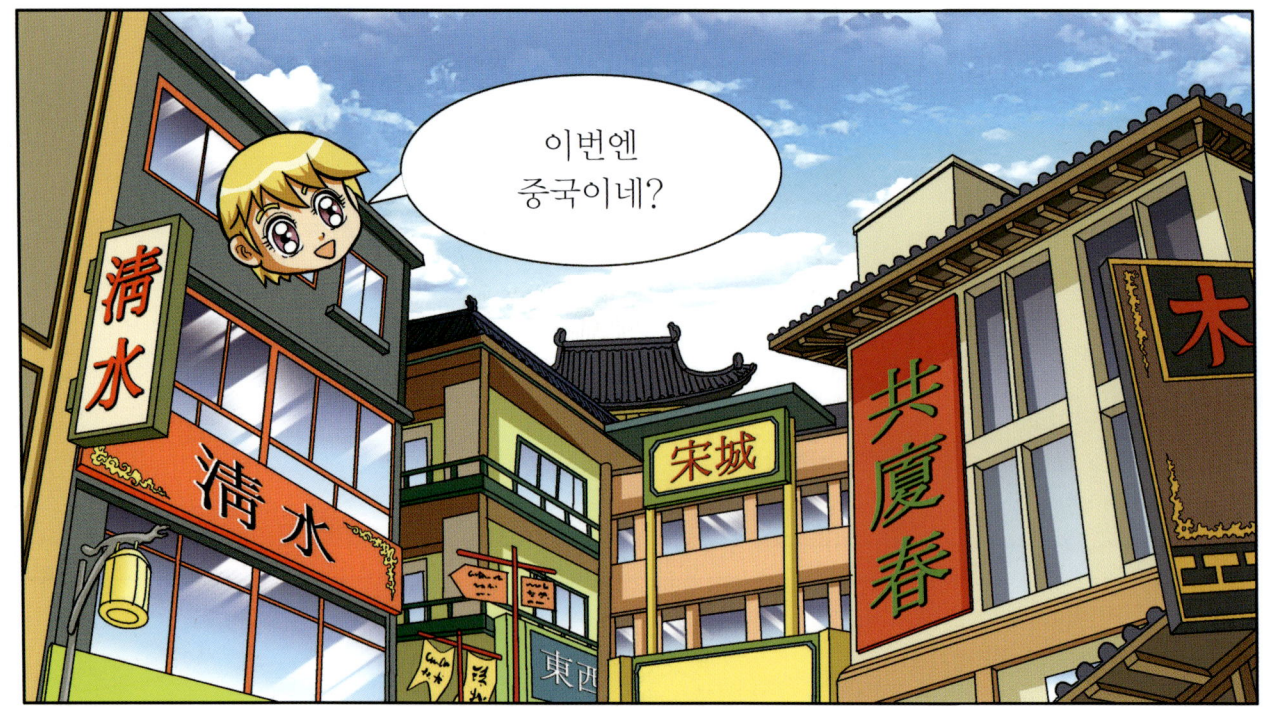
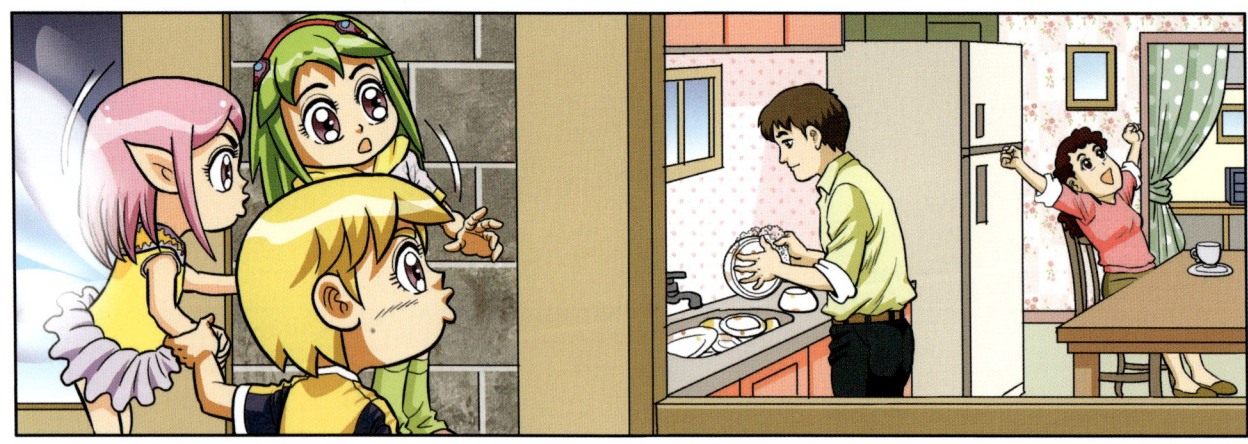
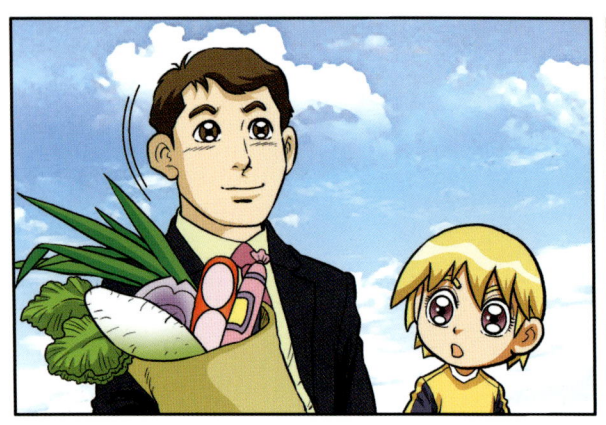
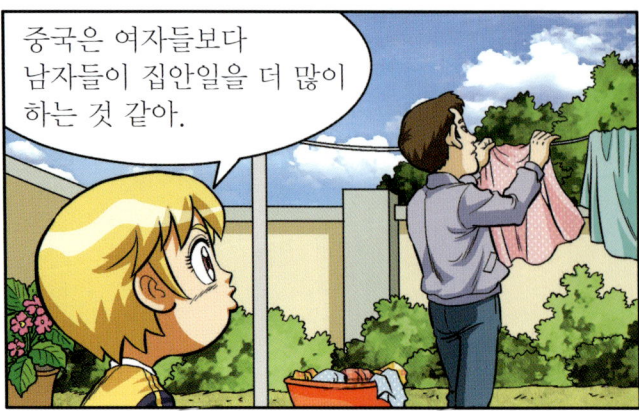

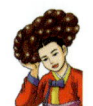

8장 **떠나 보자! 한중일 성 문화 탐방**

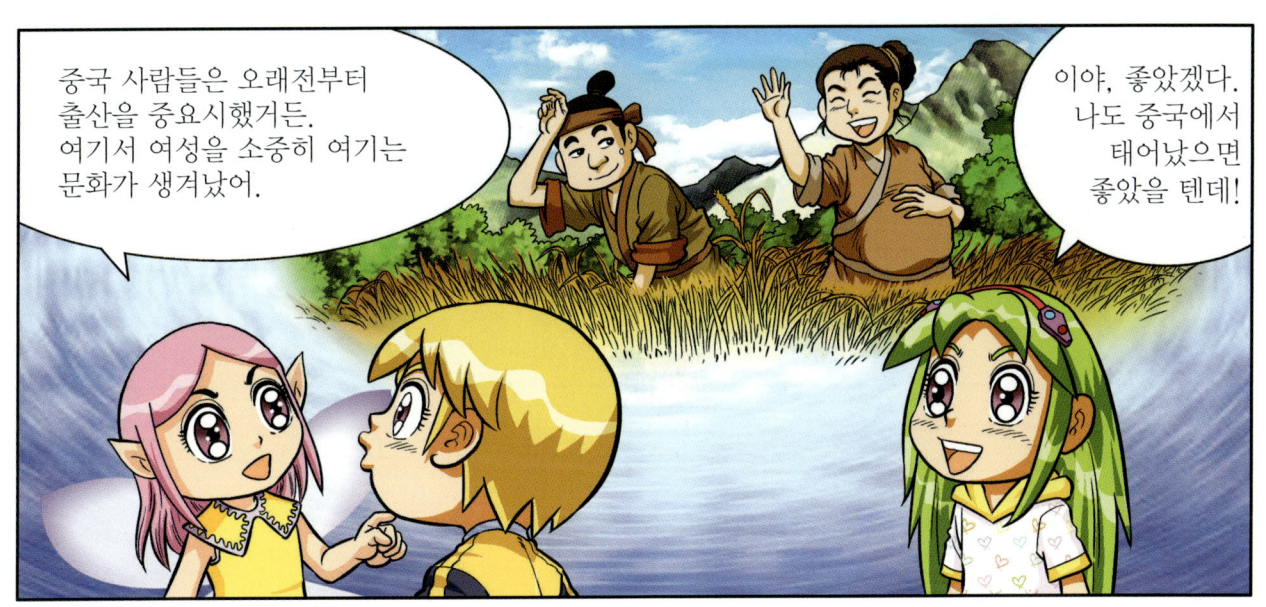

중국 사람들은 오래전부터 출산을 중요시했거든. 여기서 여성을 소중히 여기는 문화가 생겨났어.

이야, 좋았겠다. 나도 중국에서 태어났으면 좋았을 텐데!

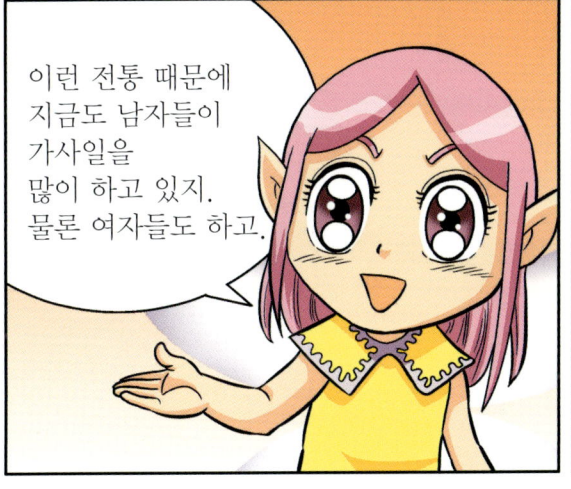

이런 전통 때문에 지금도 남자들이 가사일을 많이 하고 있지. 물론 여자들도 하고.

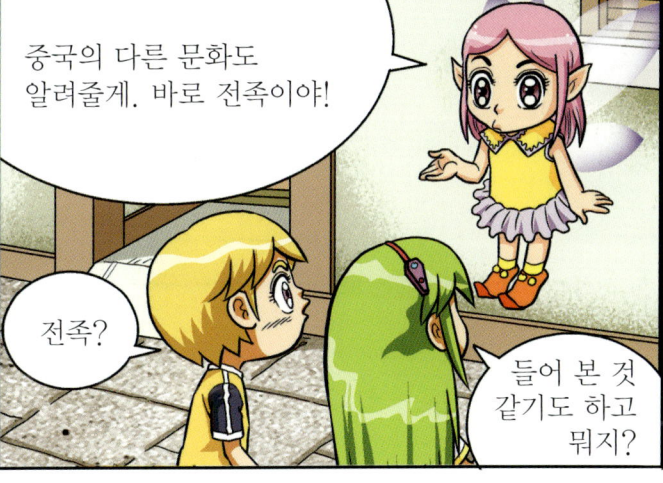

중국의 다른 문화도 알려줄게. 바로 전족이야!

전족?

들어 본 것 같기도 하고 뭐지?

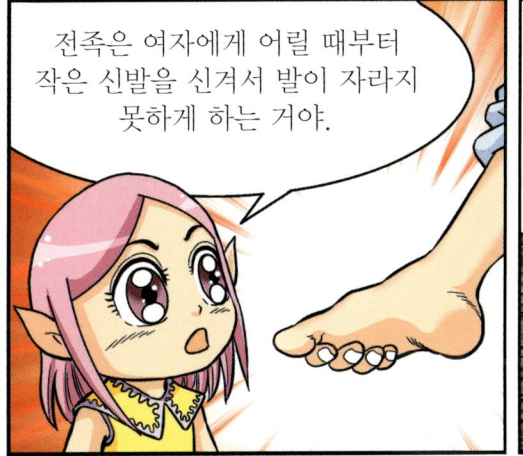

전족은 여자에게 어릴 때부터 작은 신발을 신겨서 발이 자라지 못하게 하는 거야.

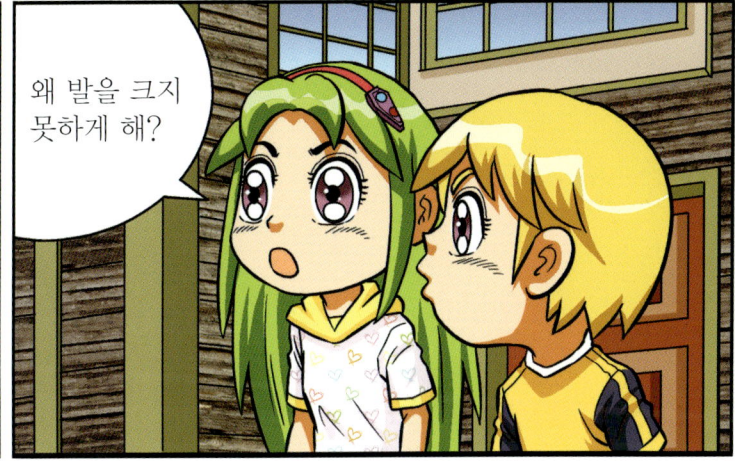

왜 발을 크지 못하게 해?

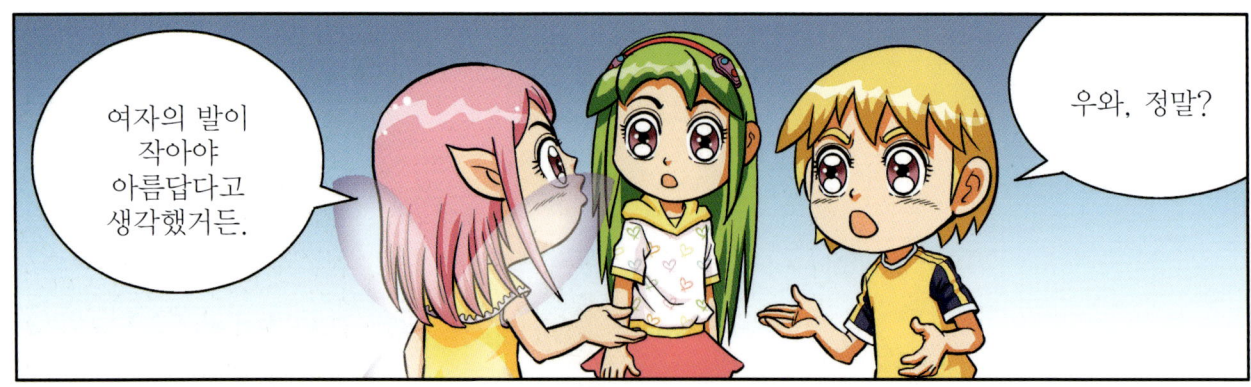

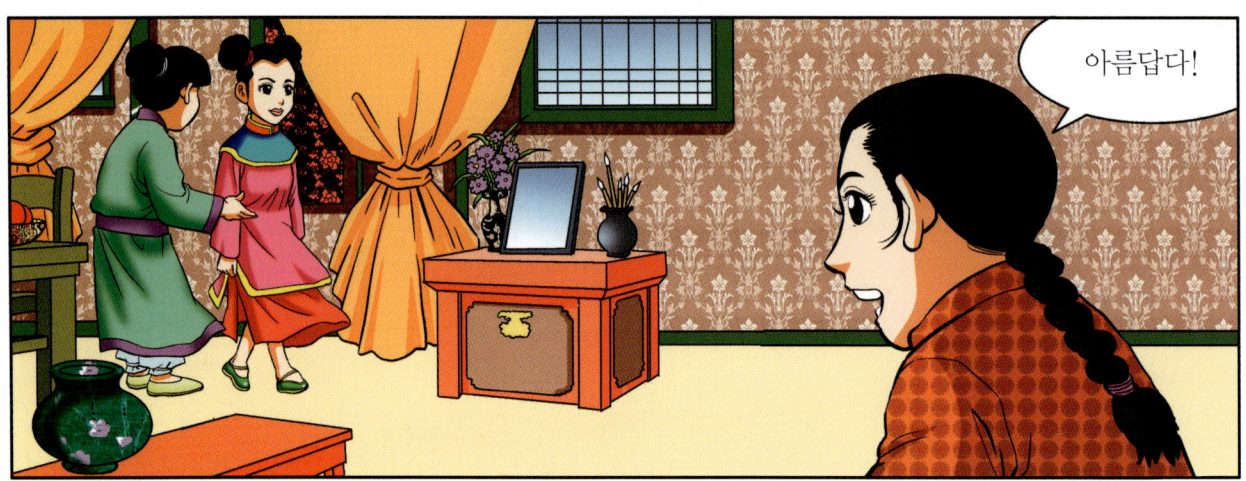

많은 중국 시인들이 전족의 아름다움을 표현한 것만 봐도 알 수 있지.

남몰래 궁중 풍으로 얌전히 차려 입고 두 발로 아슬아슬 서 있네. 그 곱디 고운 모습 어찌 말로 다 할까.

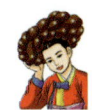

8장 **떠나 보자! 한중일 성 문화 탐방**

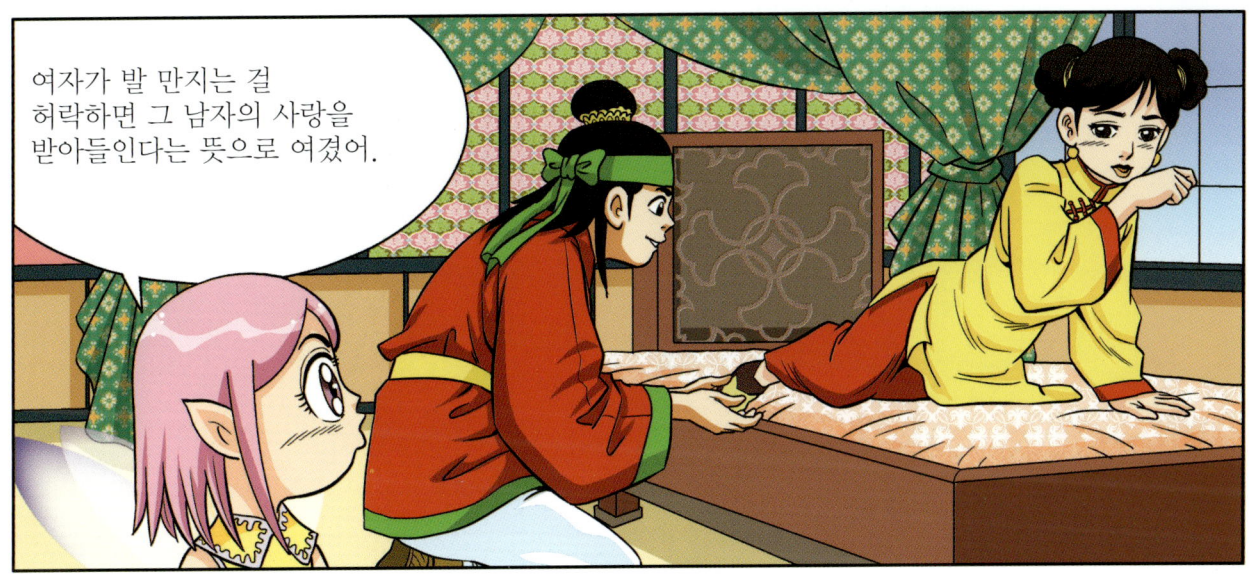

여자가 발 만지는 걸 허락하면 그 남자의 사랑을 받아들인다는 뜻으로 여겼어.

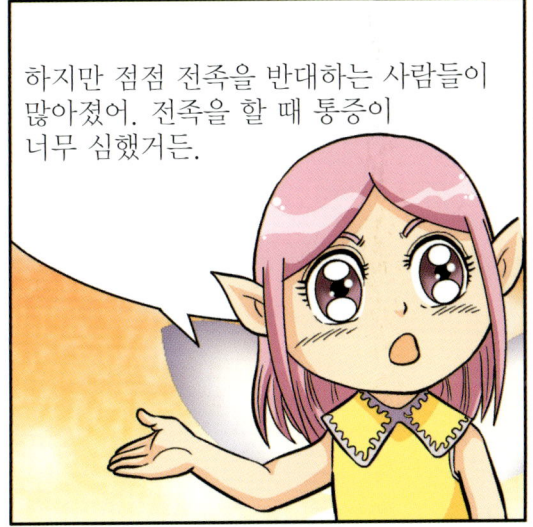

하지만 점점 전족을 반대하는 사람들이 많아졌어. 전족을 할 때 통증이 너무 심했거든.

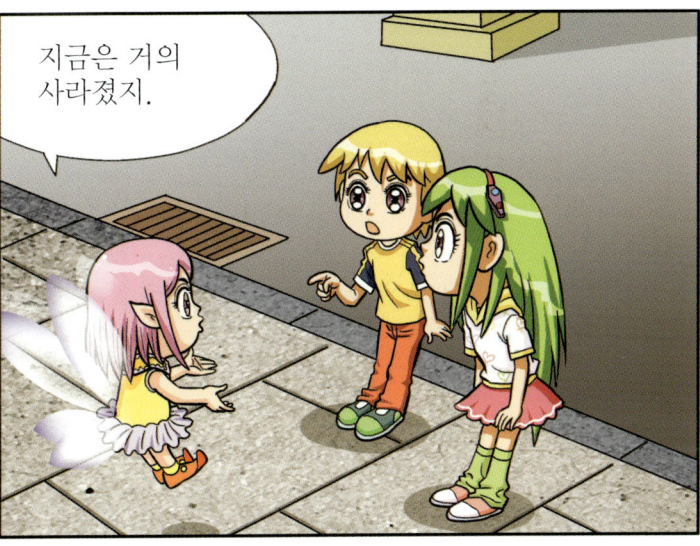

지금은 거의 사라졌지.

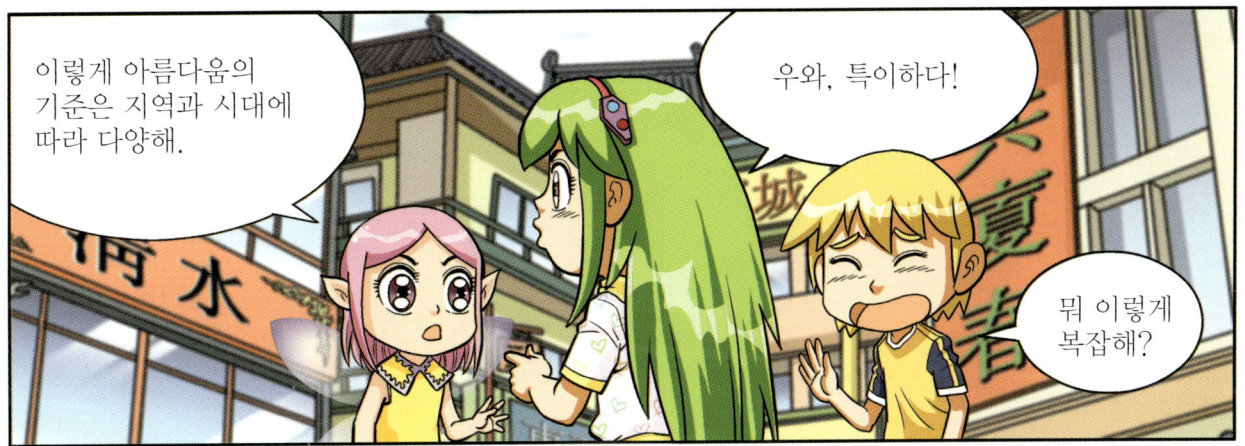

이렇게 아름다움의 기준은 지역과 시대에 따라 다양해.

우와, 특이하다!

뭐 이렇게 복잡해?

145

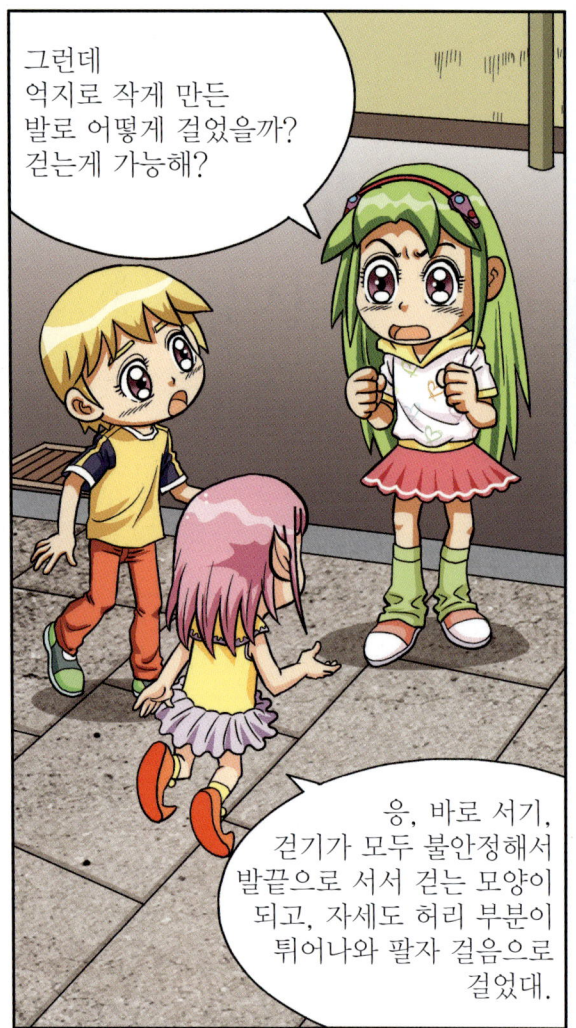
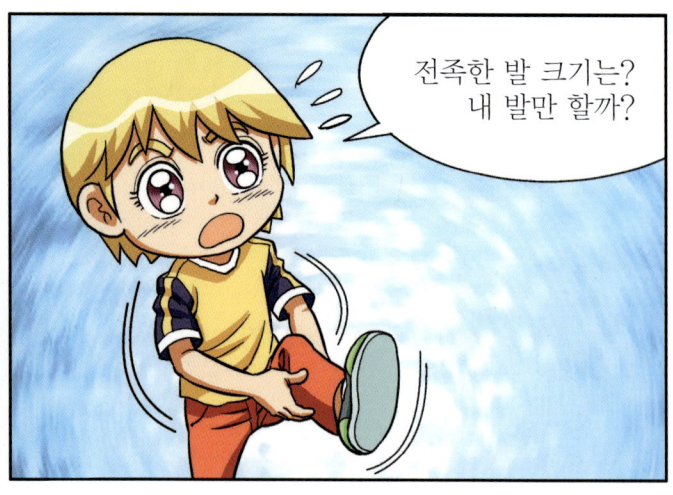
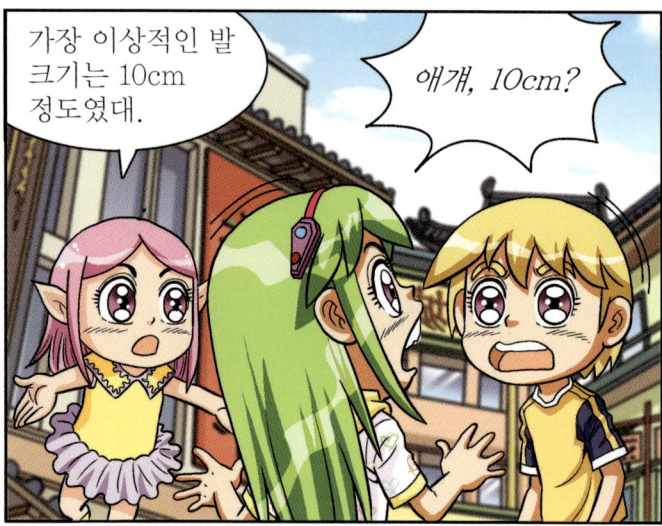
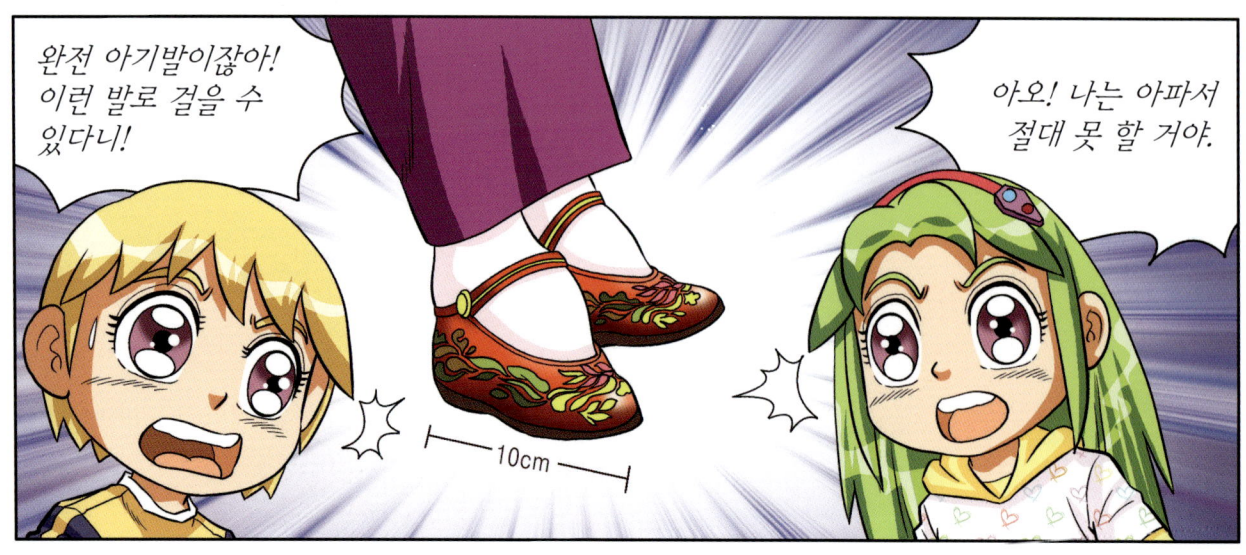

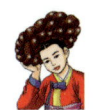

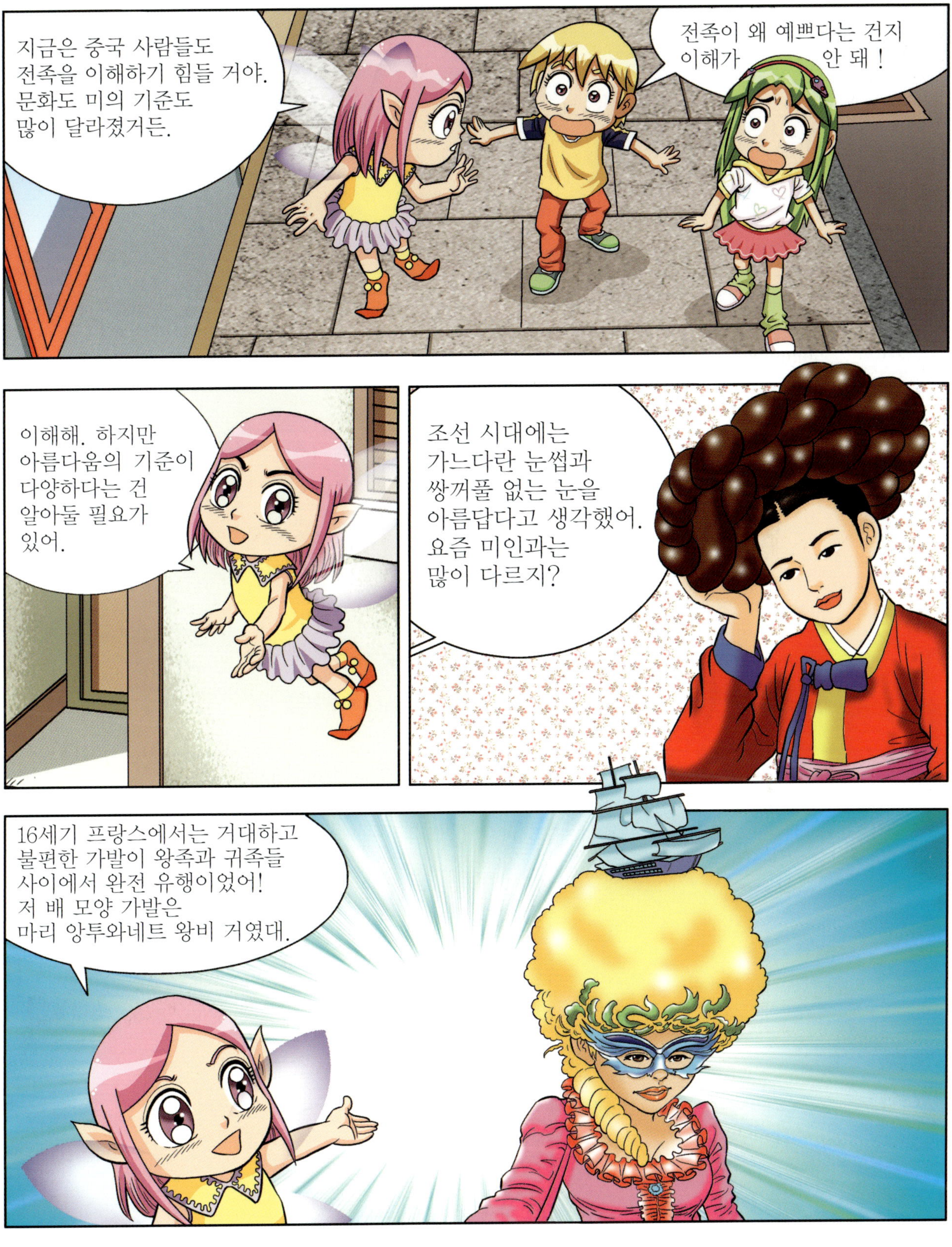

8장 떠나 보자! 한중일 성 문화 탐방

지금은 중국 사람들도 전족을 이해하기 힘들 거야. 문화도 미의 기준도 많이 달라졌거든.

전족이 왜 예쁘다는 건지 이해가 안 돼!

이해해. 하지만 아름다움의 기준이 다양하다는 건 알아둘 필요가 있어.

조선 시대에는 가느다란 눈썹과 쌍꺼풀 없는 눈을 아름답다고 생각했어. 요즘 미인과는 많이 다르지?

16세기 프랑스에서는 거대하고 불편한 가발이 왕족과 귀족들 사이에서 완전 유행이었어! 저 배 모양 가발은 마리 앙투와네트 왕비 거였대.

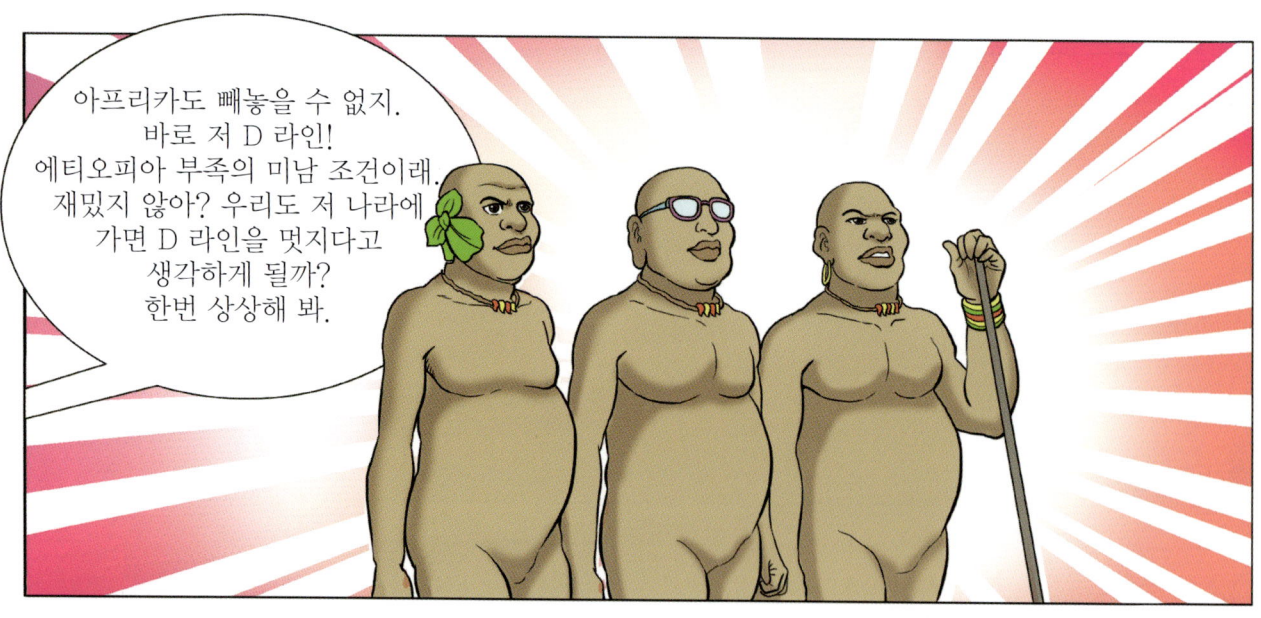

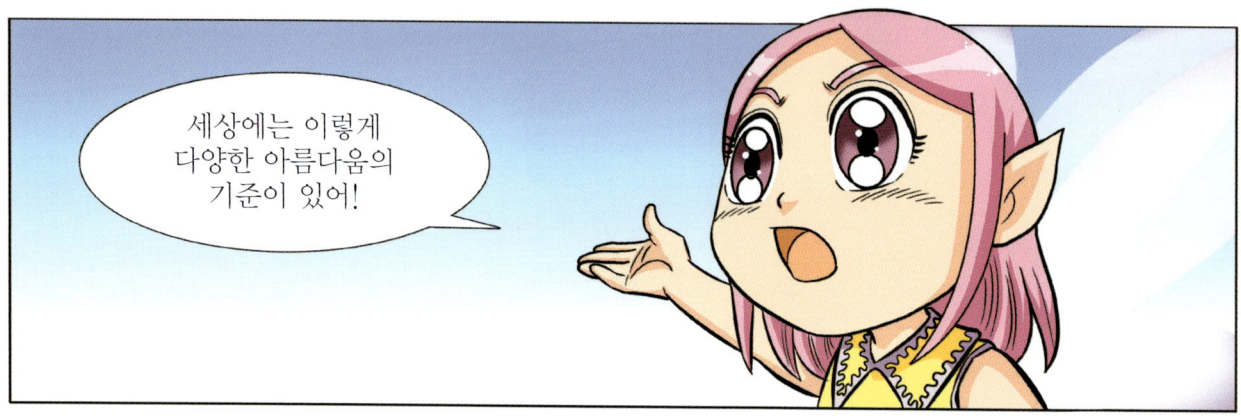

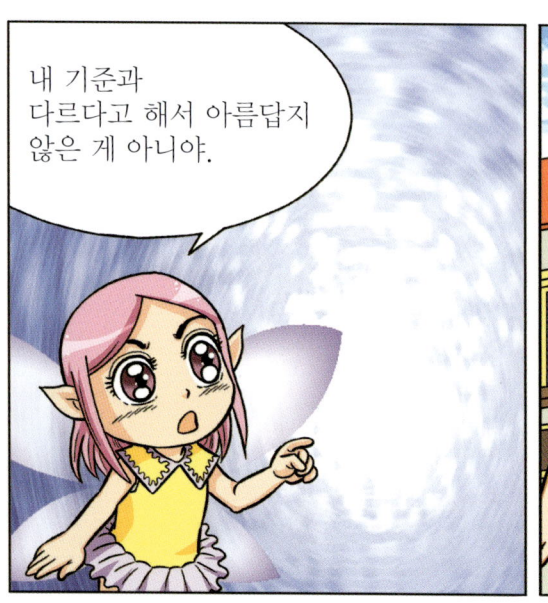

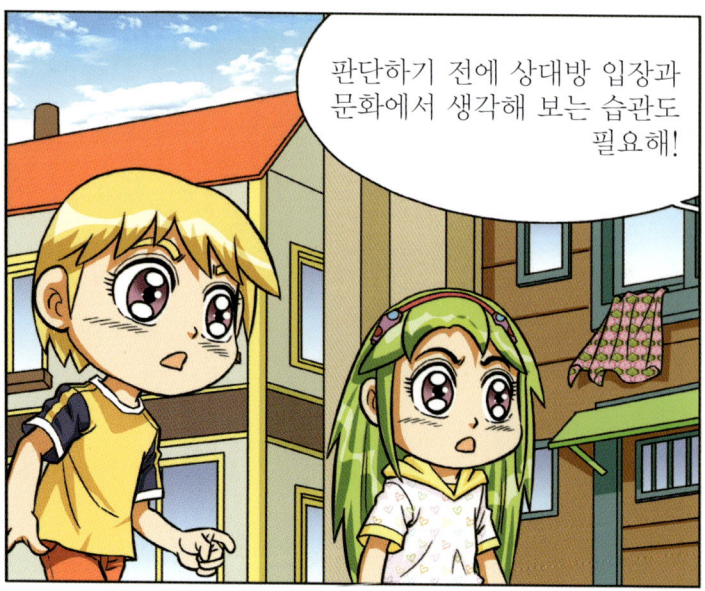

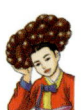

8장 떠나 보자! 한중일 성 문화 탐방

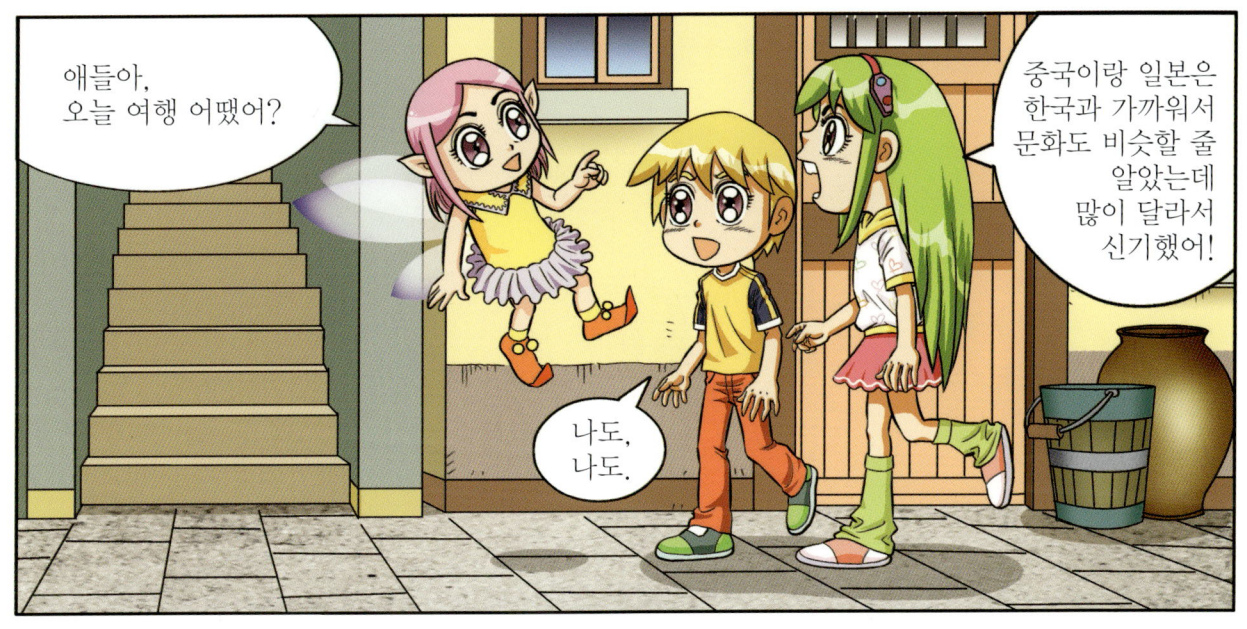

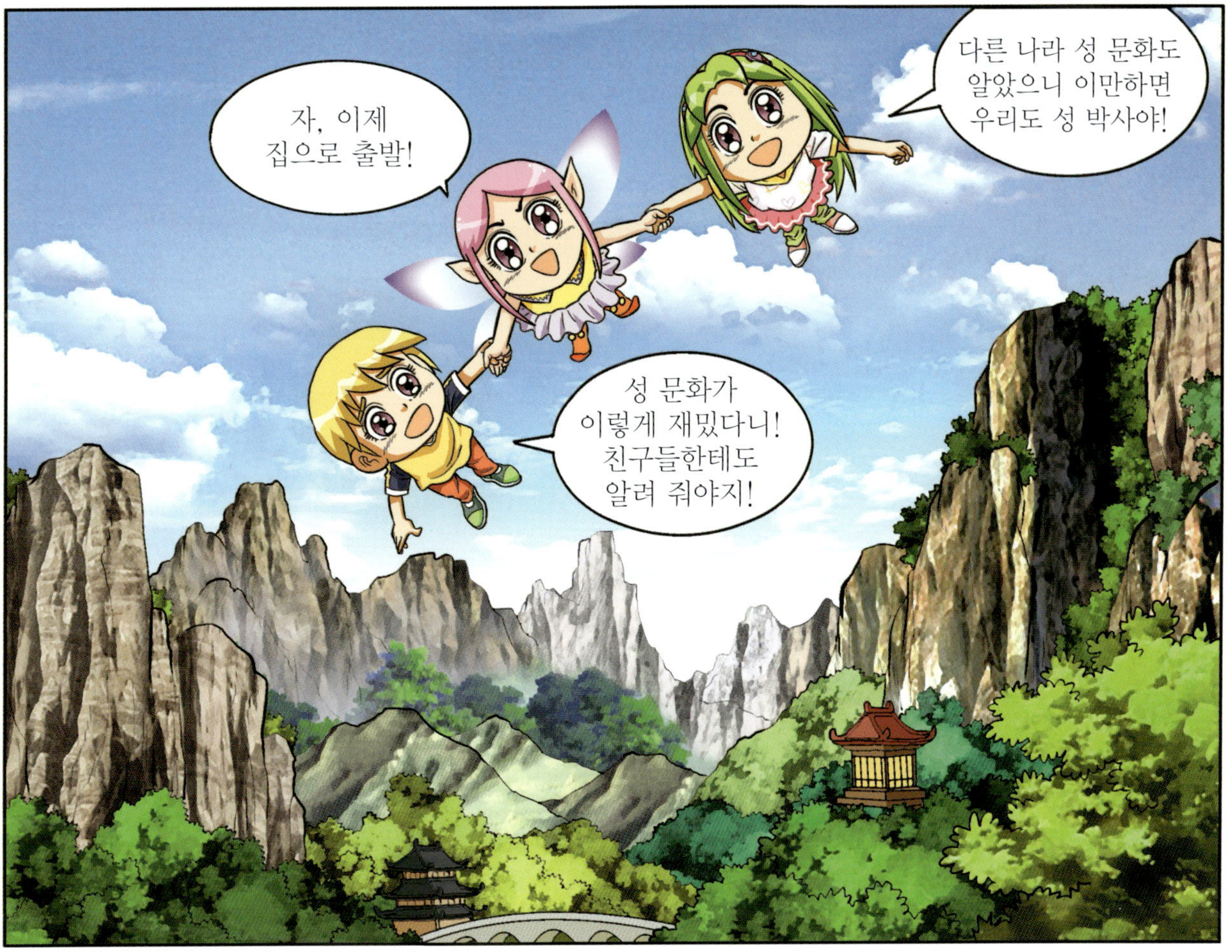

다른 나라도 성교육을 하나요?

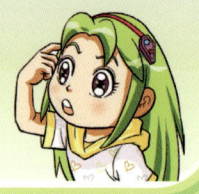

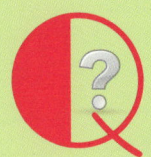 다른 나라도 우리나라처럼 성교육을 하는지, 성교육이 왜 중요한지 궁금해요.

 물론이죠. 다른 나라들 특히 유럽에서는 오래전부터 성교육을 꼭 이수해야 과목으로 정해 두었답니다.
　물론 한국을 포함한 아시아에도 성교육이 있어요. 책, 토론, 게임, 실습 등 다양한 방법으로 성을 배우죠. 심지어 아기를 키워 보는 수업도 있답니다. 진짜 아기는 아니지만 몸무게랑 키도 똑같고 심지어 울기도 하는 아기 로봇의 부모가 되어서 2주 동안 살아 보는 거예요. 학교에 갈 때도 아기를 데리고 다녀야 하죠. 밥도 주고 소화가 잘 되게 트림도 시켜 줘야 하고 기저귀도 갈아 줘야 하죠. 아기가 울면 아기가 왜 우는지 알아내서 밥을 주거나 안아 줘야 한답니다. 만약 아기를 돌보는 데 게으르거나 아기가 우는데도 안아 주지 않으면 나쁜 점수를 받아요.
이 수업을 통해 학생들은 부모가 된다는 게 어떤 의미인지, 어떤 노력이 필요한지 생각해 보는 시간을 갖는답니다. 부모님이 나를 위해 얼마나 사랑하시는지 알게 되고요. 여러분이 해 본다면 어떨지 한번 상상해 봐요!

지구인은 성교육 필수!

We Are The World
We Are The World

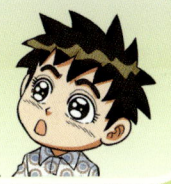

엄마가 거짓말을 해요!

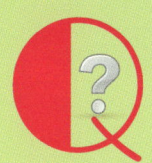 엄마가 맨날 저보고 아이돌보다 잘생겼다고 거짓말을 해요. 우리 엄마는 창피하게 왜 그러실까요?

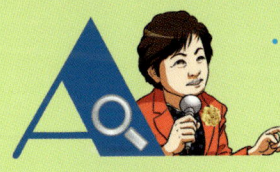 엄마가 정말 거짓말하는 거라고 생각해요? 정말 그럴까요? 연예인들은 매일 미용실에 가서 화장과 머리를 하고 여기다 조명, 포토샵 등 모든 방법을 총동원해서 멋있게 보이는 게 직업인 사람들이에요. 그렇게 찍은 사진을 컴퓨터로 조정하면 정말 다른 사람으로 보이기도 한답니다. 거기다 성형 수술을 하기도 하고, 하루에도 서너 시간씩 운동에 다이어트도 하고요. 이런 연예들과 자기 외모를 꼭 비교해야 할까요?
2013년 미국에서 있었던 실험을 하나 소개할게요. 범죄 수사 화가 알죠? 목격자들의 설명을 듣고 용의자의 얼굴을 그리는 사람들요. 이 실험에 참여한 화가는 어떤 사람이 자신의 얼굴을 설명하는 걸 듣고 그의 얼굴을 그렸어요. 물론 모르는 사람이죠. 그 다음 날은 전날 그린 사람의 친구가 설명한 대로 초상화를 그렸죠. 자, 이 두 초상화는 똑같아 보였을까요? 놀랍게도 친구의 설명대로 그린 얼굴이 더 아름답고 심지어 실제 얼굴이랑 더 비슷했대요. 이 실험은 사람들이 스스로의 외모에 더 비판적인 태도를 갖고 있다는 걸 보여 줘요.
아름다움은 보는 사람 마음에 달려 있어요. 한 사람이 어떤 사람을 아름답다고 보더라도 다른 사람은 그렇게 보지 않기도 하잖아요. 아름다움은 어쩌면 사랑 같은 거 아닐까요?
엄마의 말이 거짓말이 아니라, 엄마가 친구를 사랑하는 진심, 그리고 그 마음으로 볼 때 아이돌보다 더 잘생겨 보인다는 건 진실이 아닐까요?

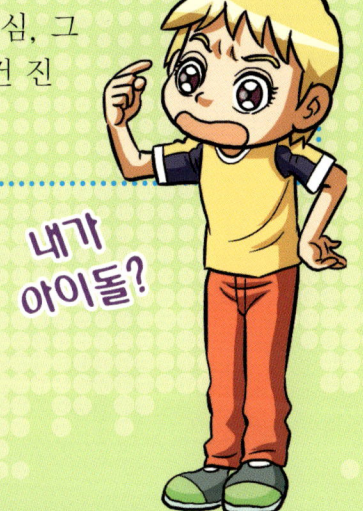

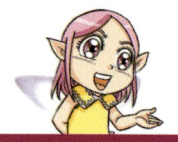

9장

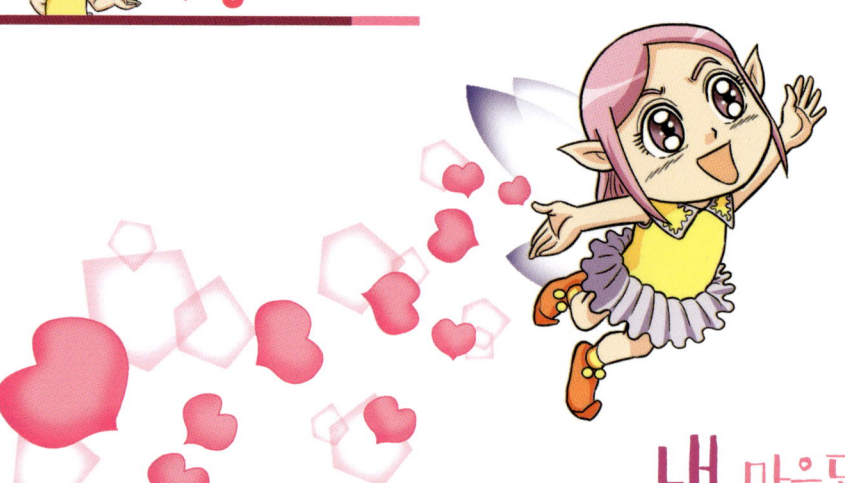

내 마음도 사춘기

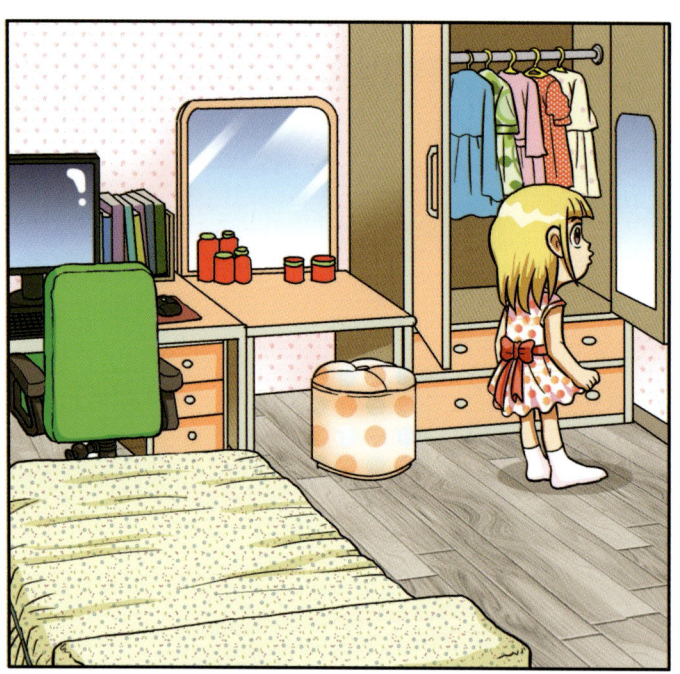

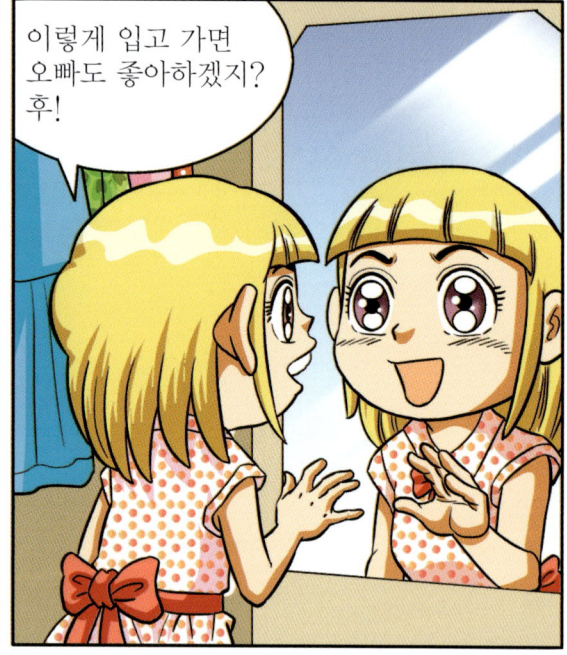

이렇게 입고 가면 오빠도 좋아하겠지? 후!

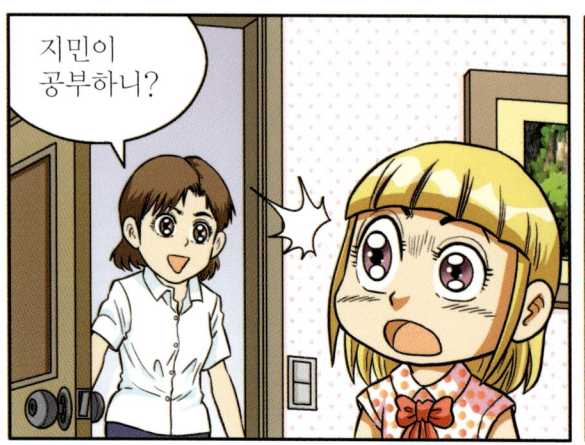

지민이 공부하니?

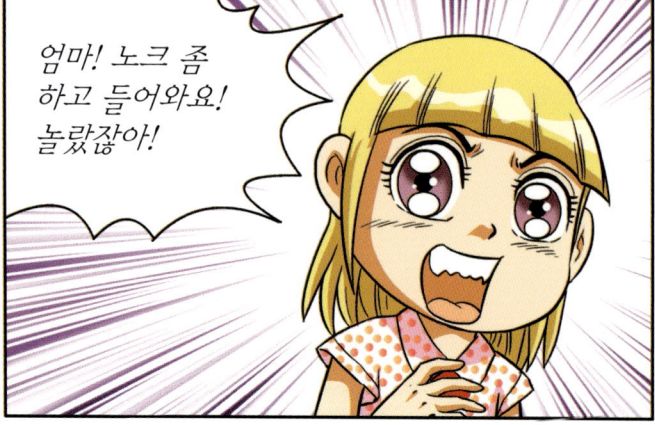

엄마! 노크 좀 하고 들어와요! 놀랐잖아!

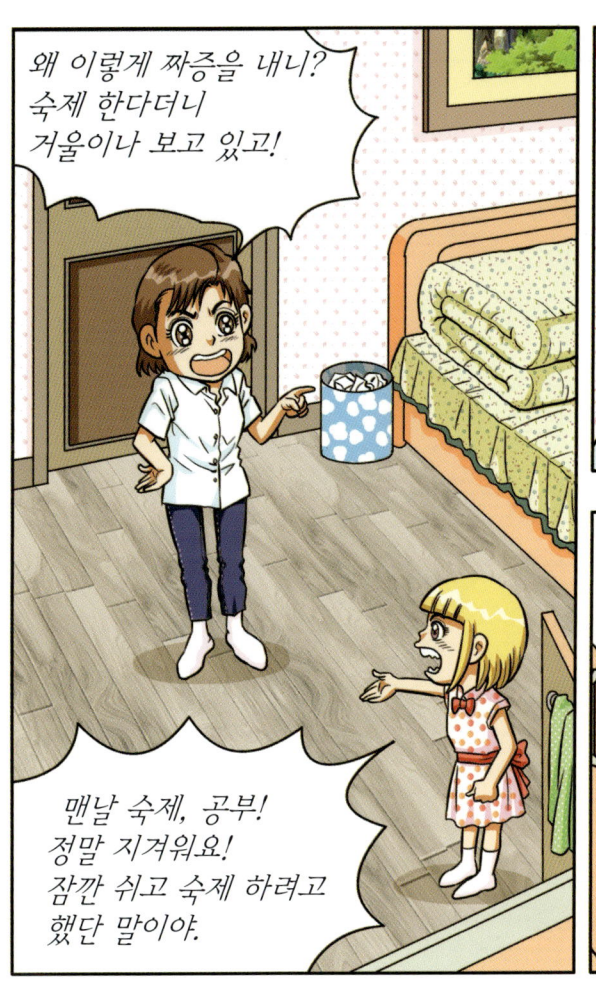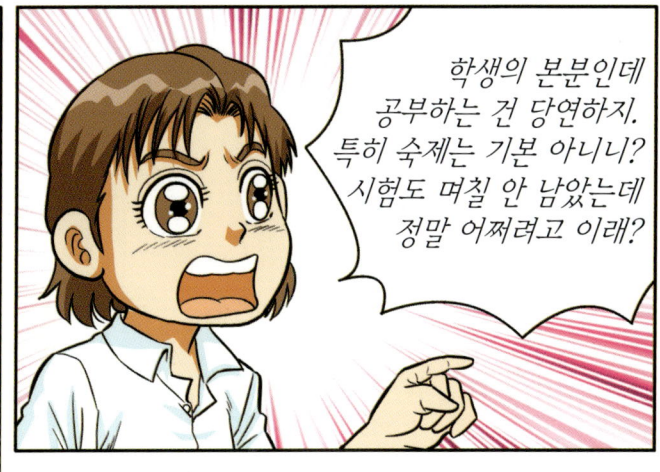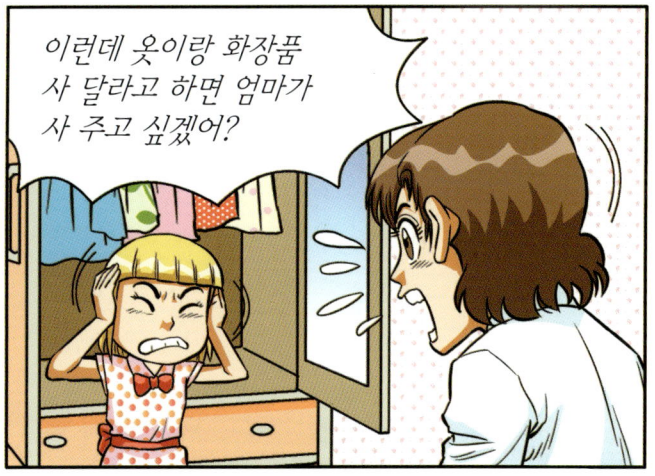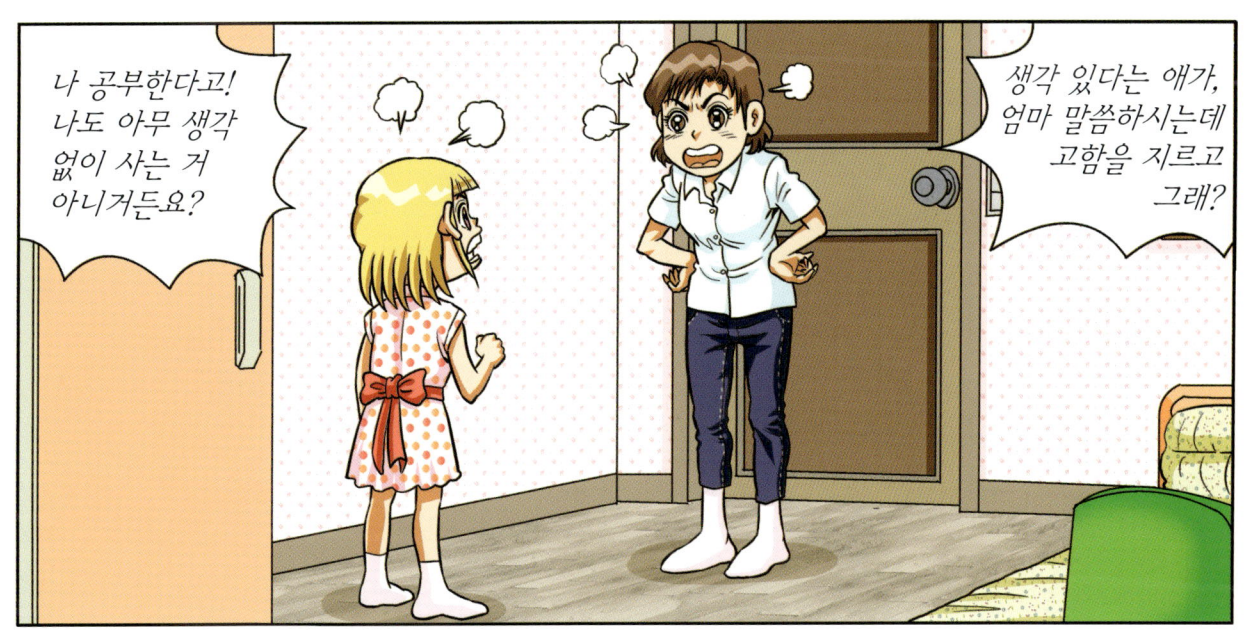

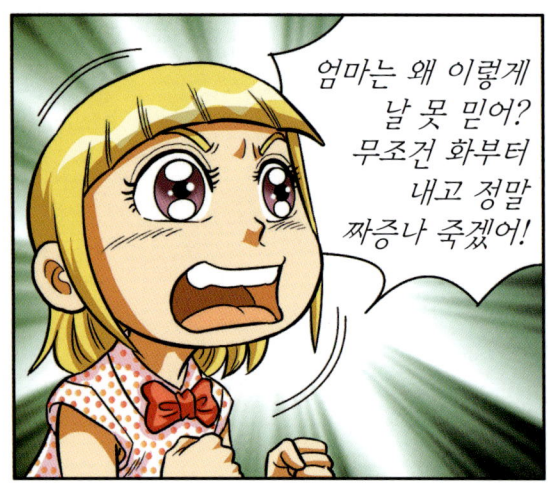
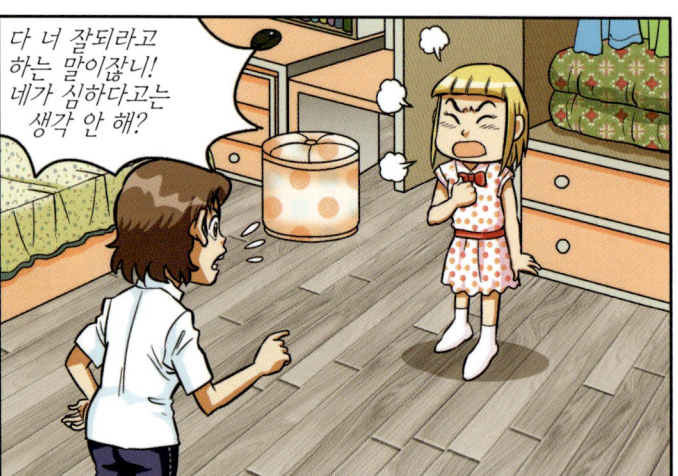
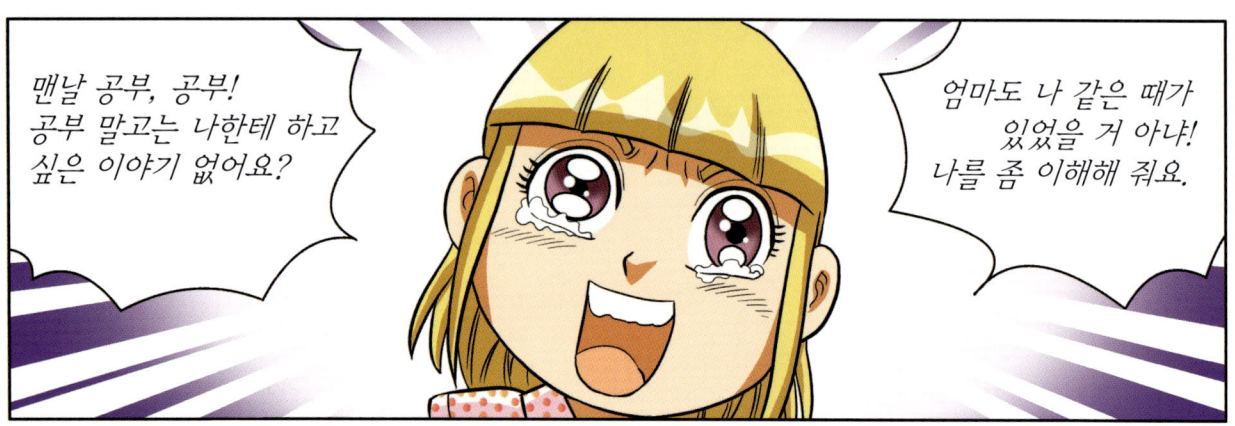
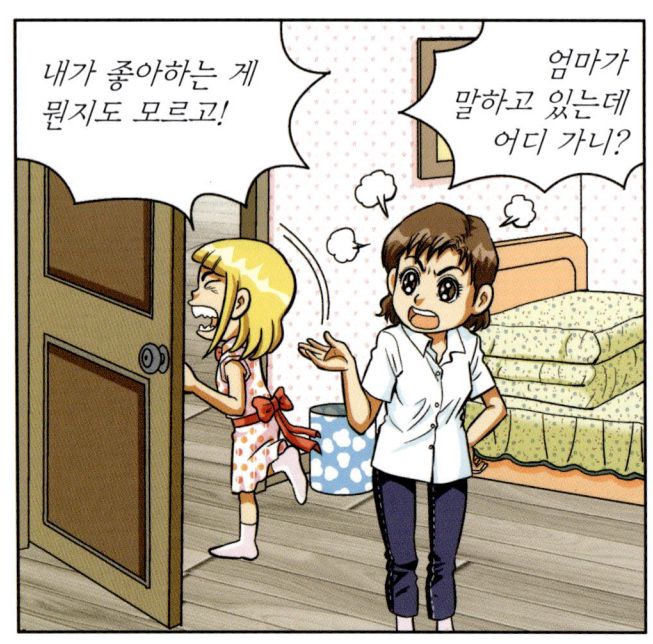
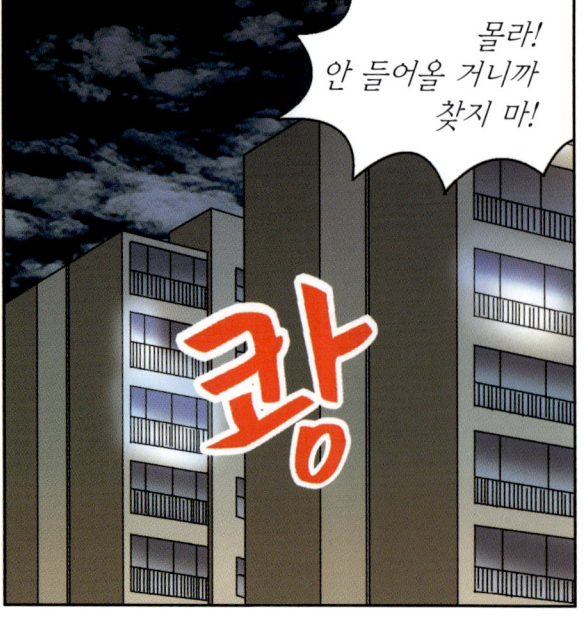

9장 내 마음도 사춘기

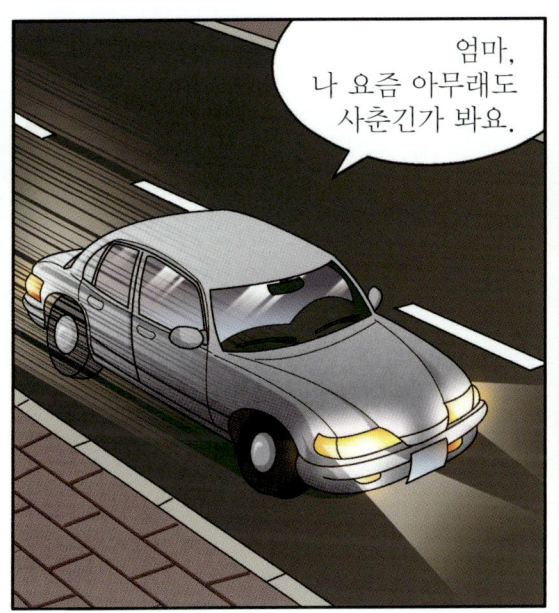
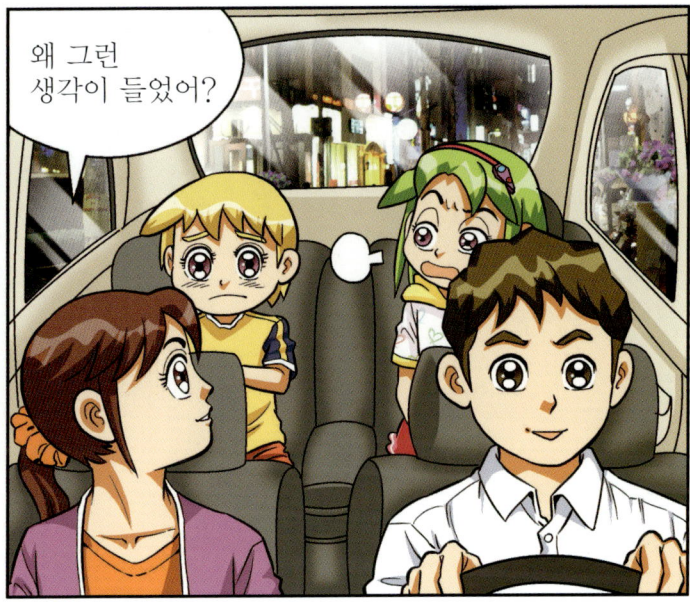
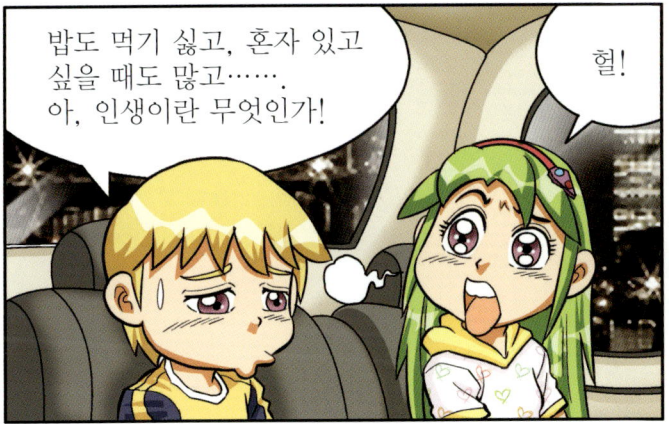
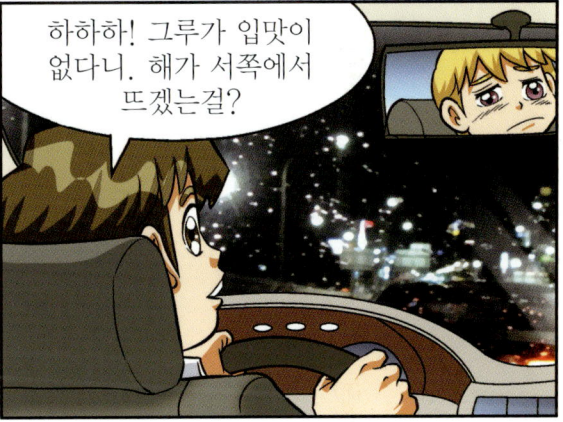
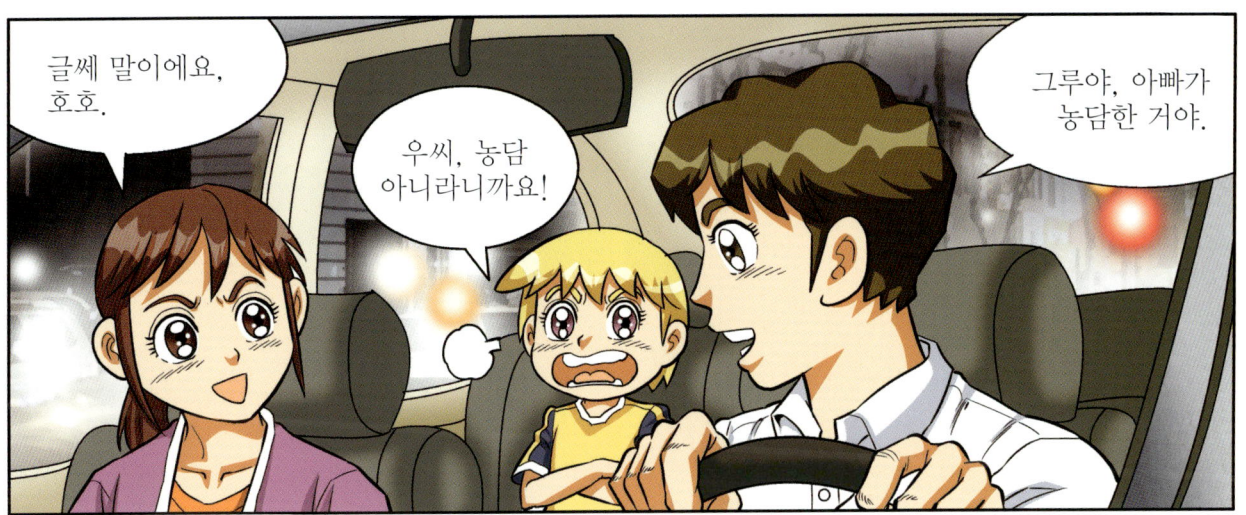

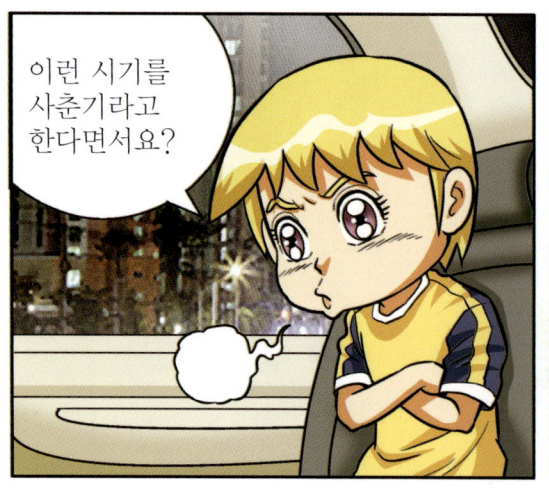
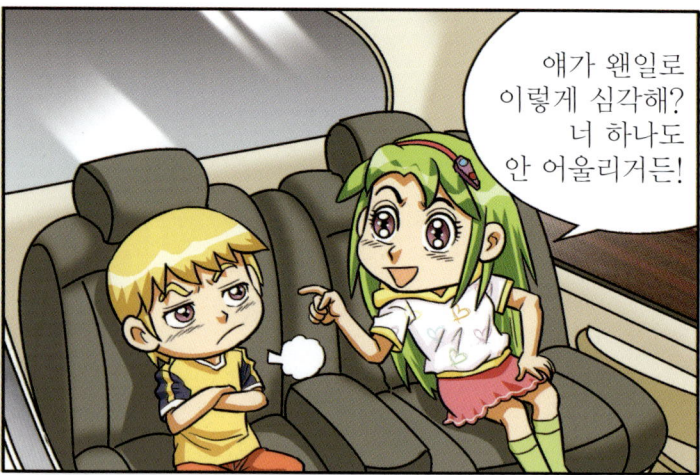
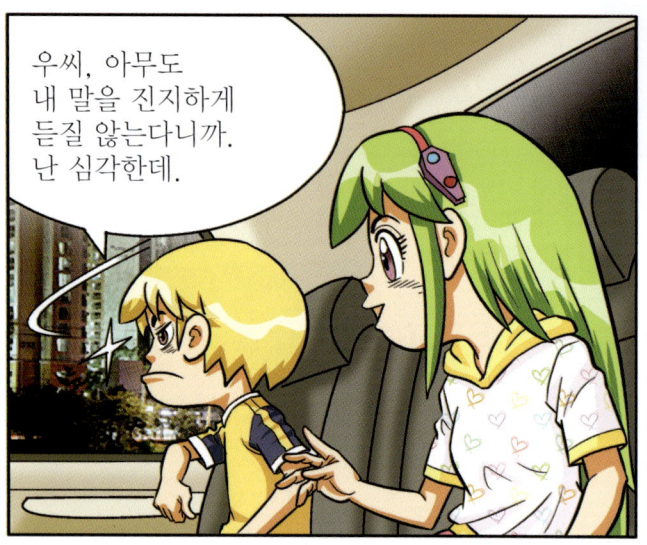
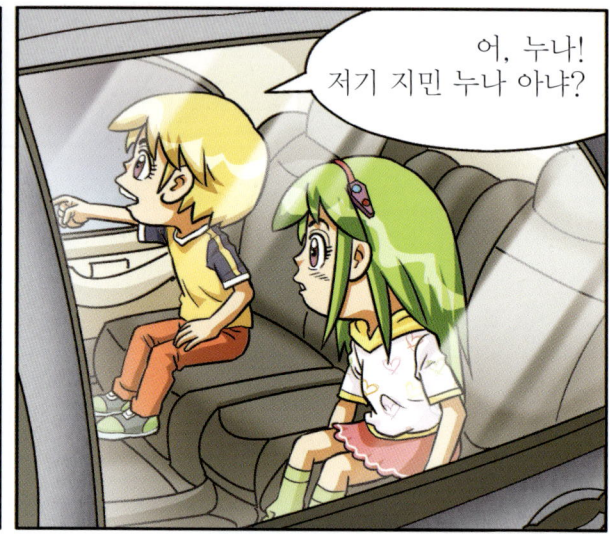
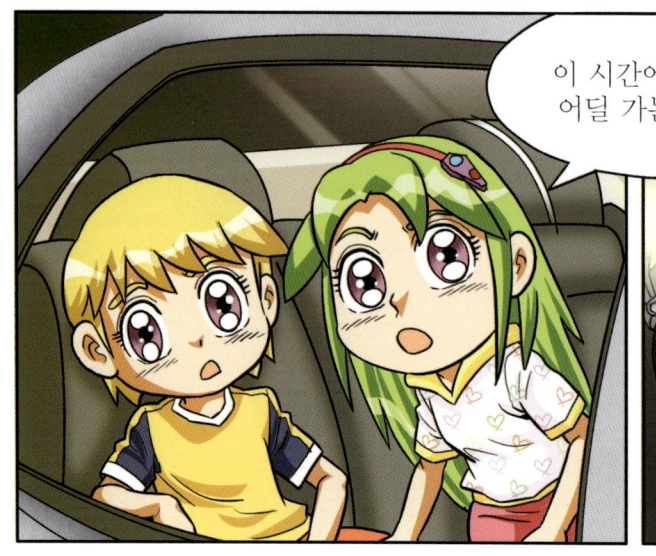

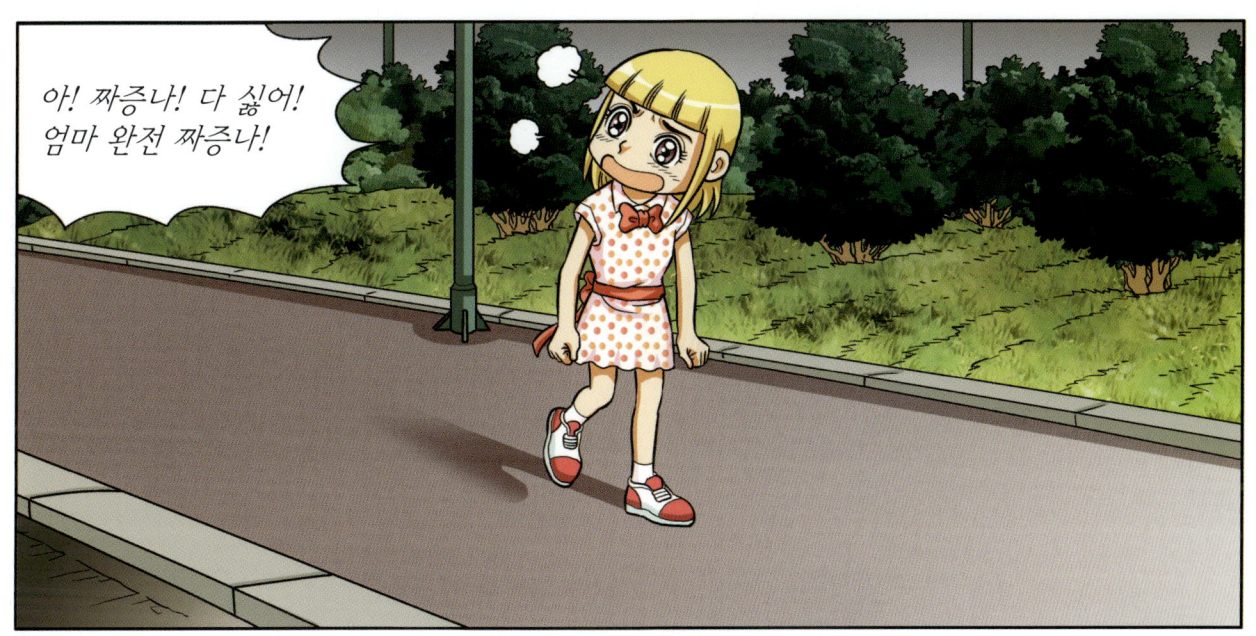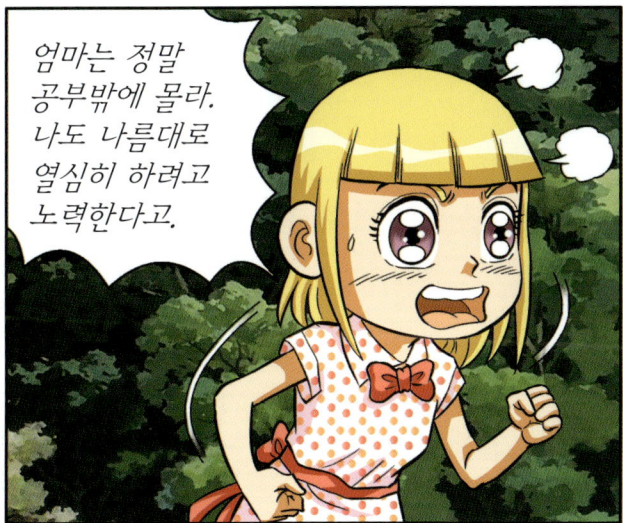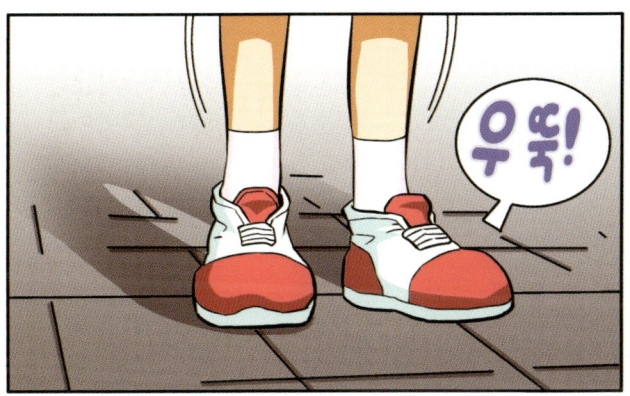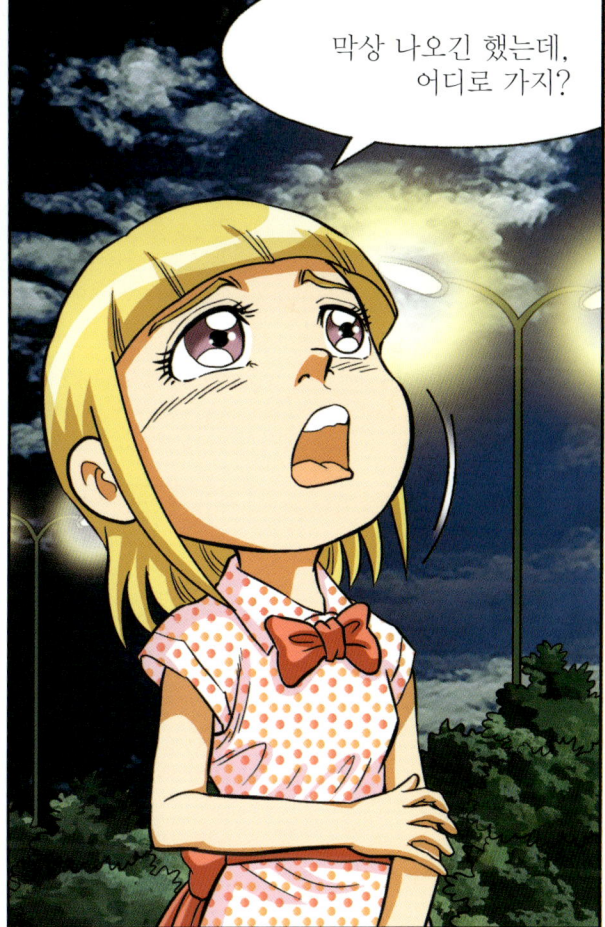

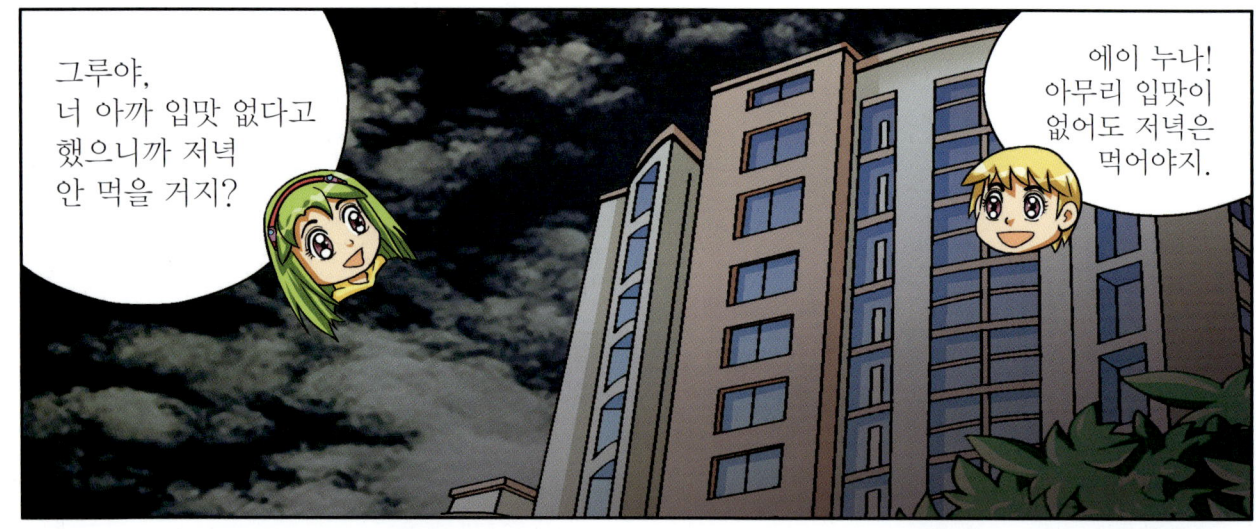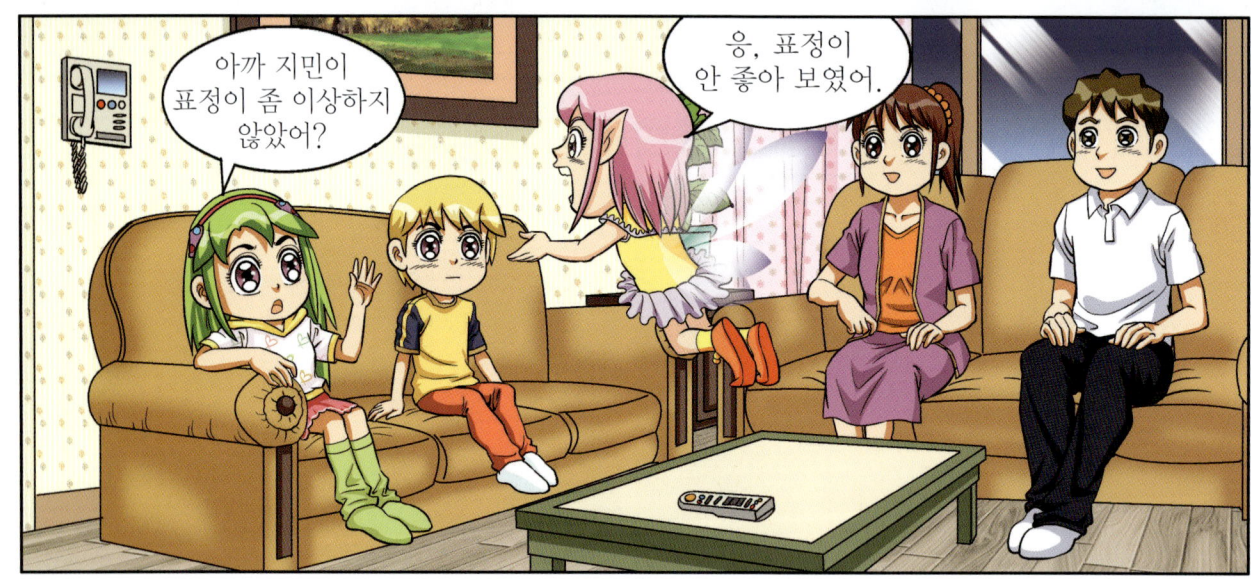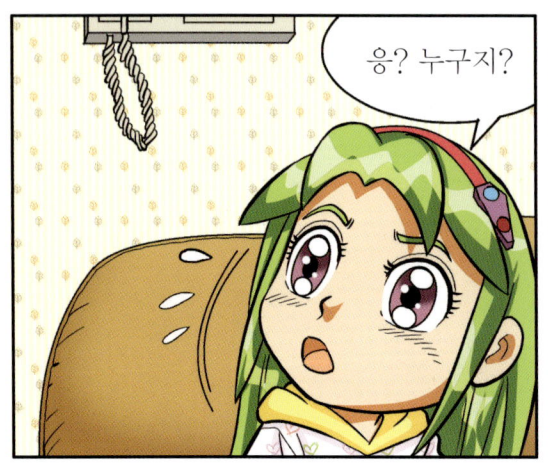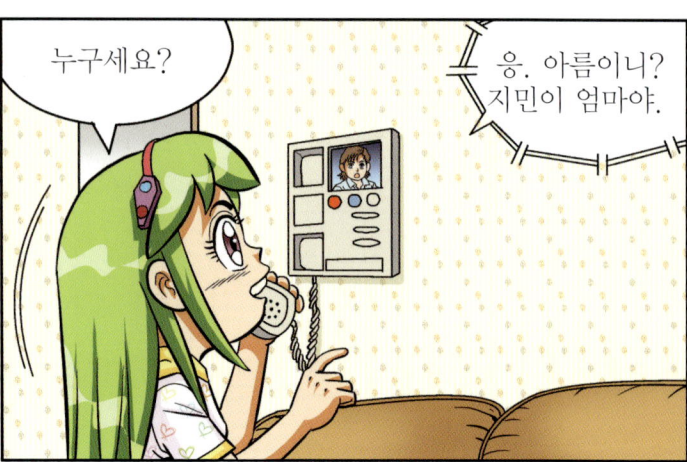

9장 **내 마음도 사춘기**

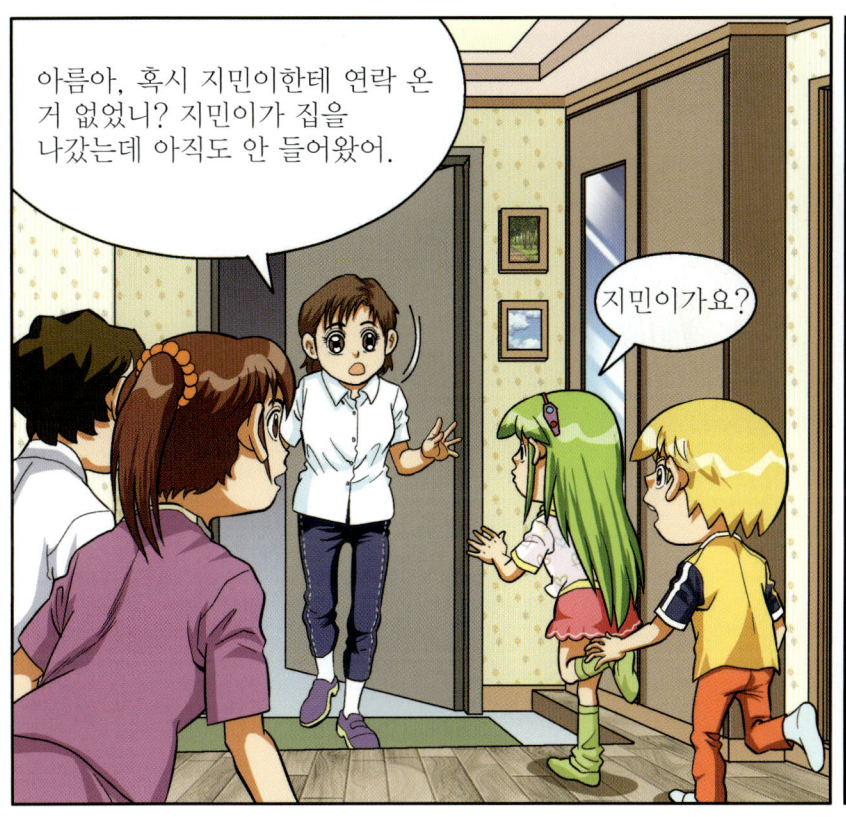

아름아, 혹시 지민이한테 연락 온 거 없었니? 지민이가 집을 나갔는데 아직도 안 들어왔어.

지민이가요?

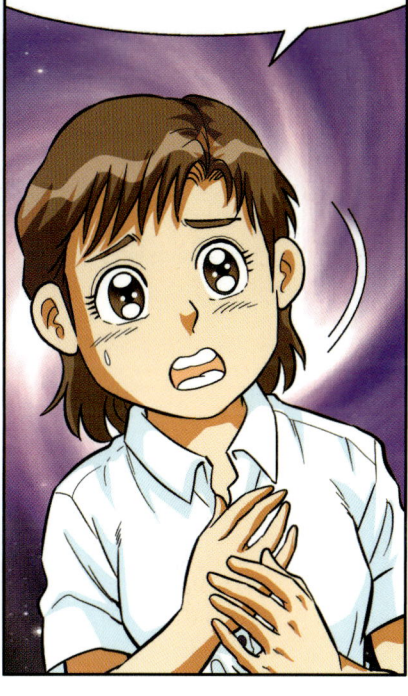

휴대폰도 집에 두고 가서 연락도 안 되고.

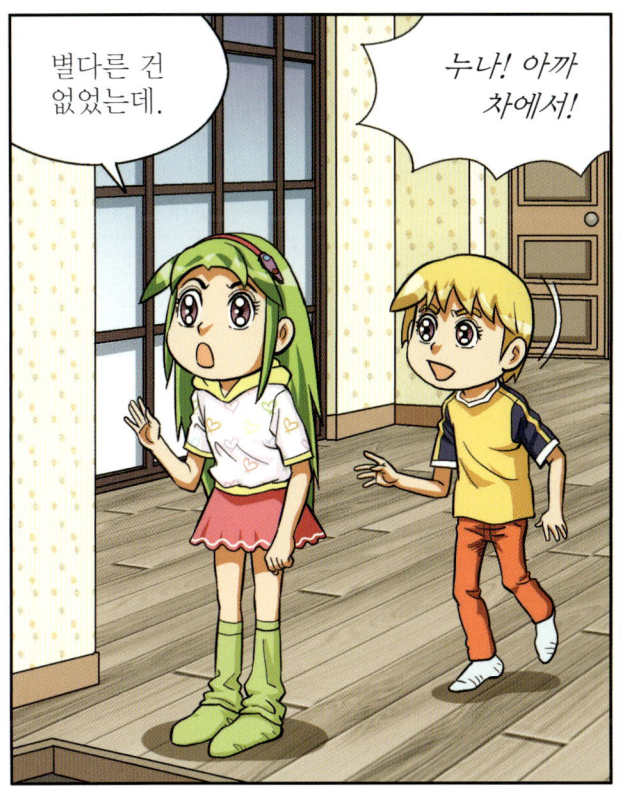

별다른 건 없었는데.

누나! 아까 차에서!

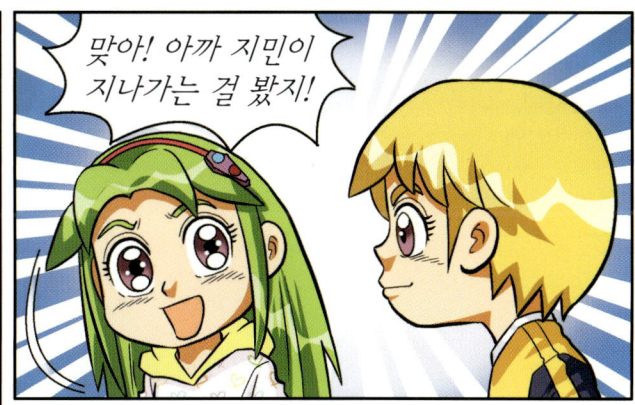

맞아! 아까 지민이 지나가는 걸 봤지!

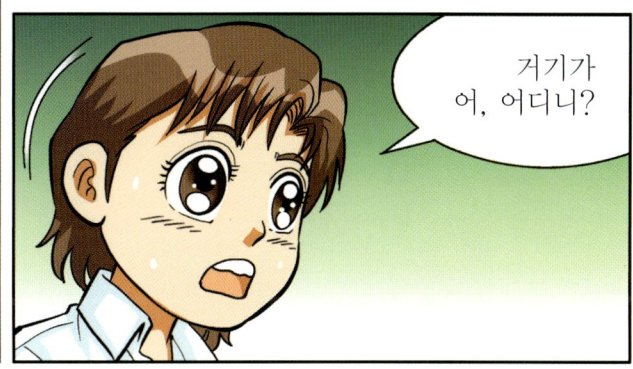

거기가 어, 어디니?

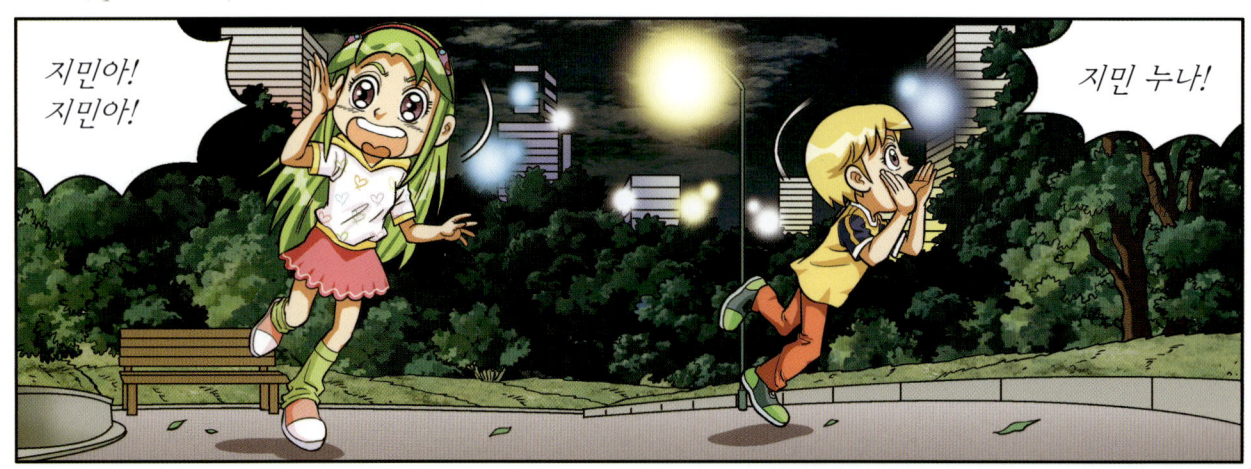
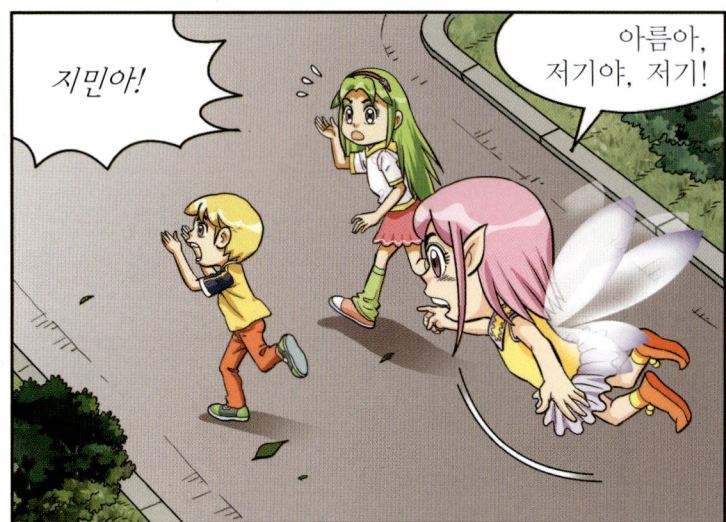
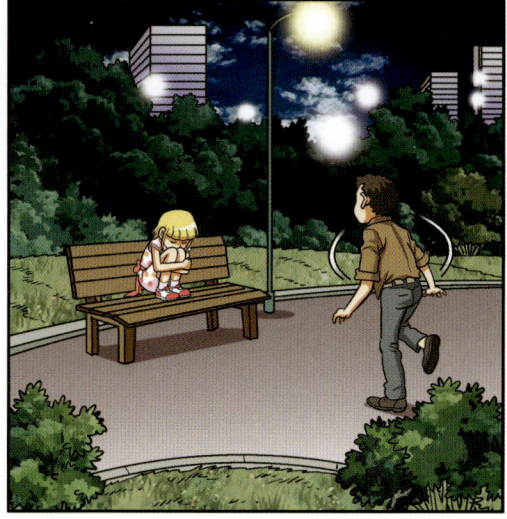
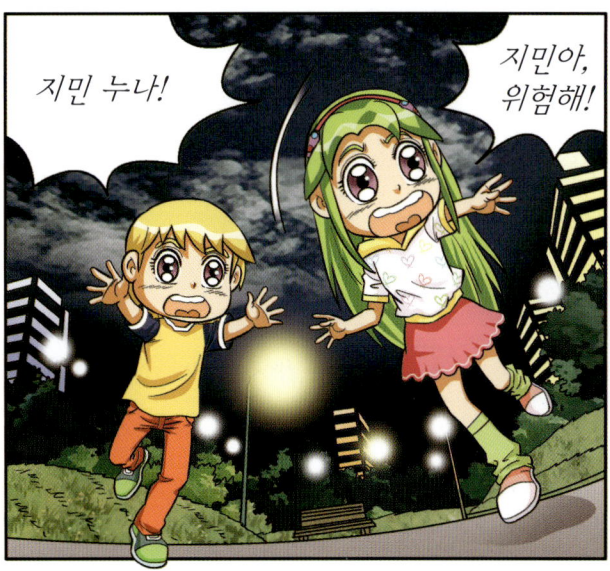
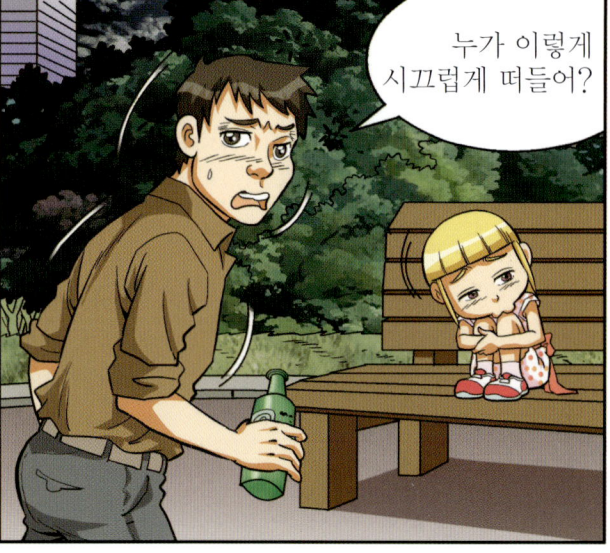

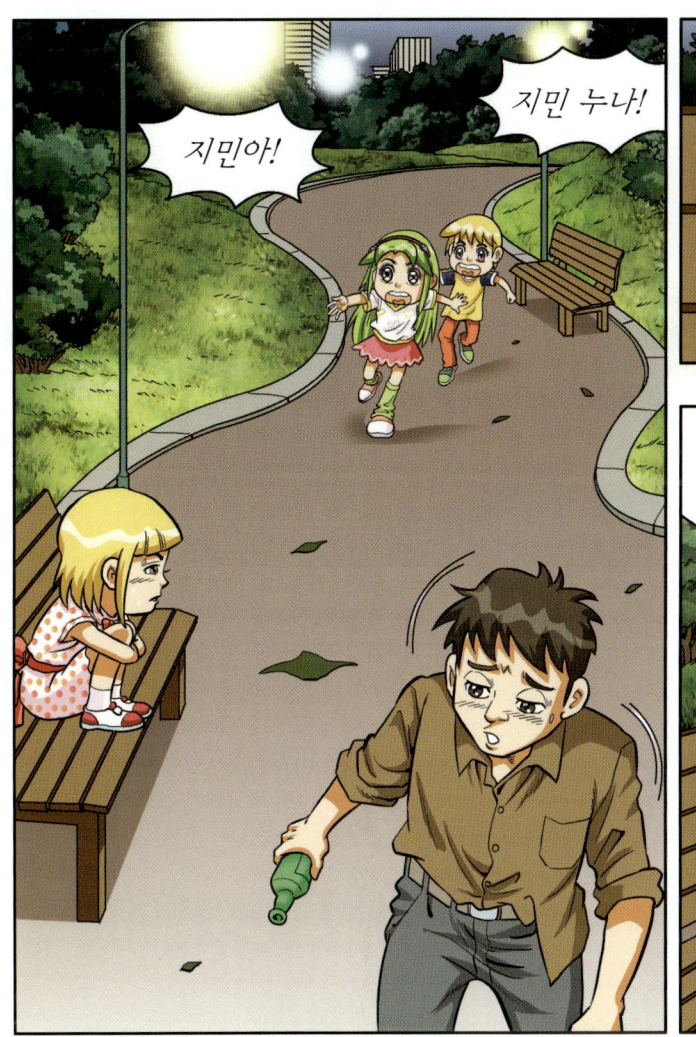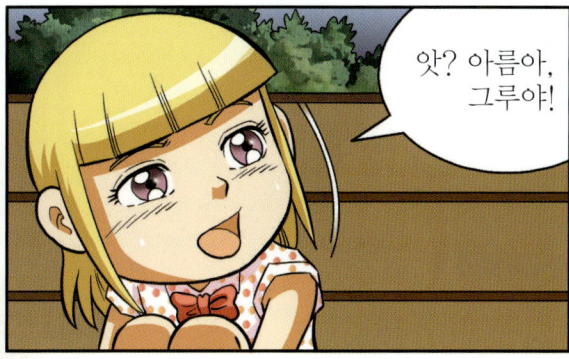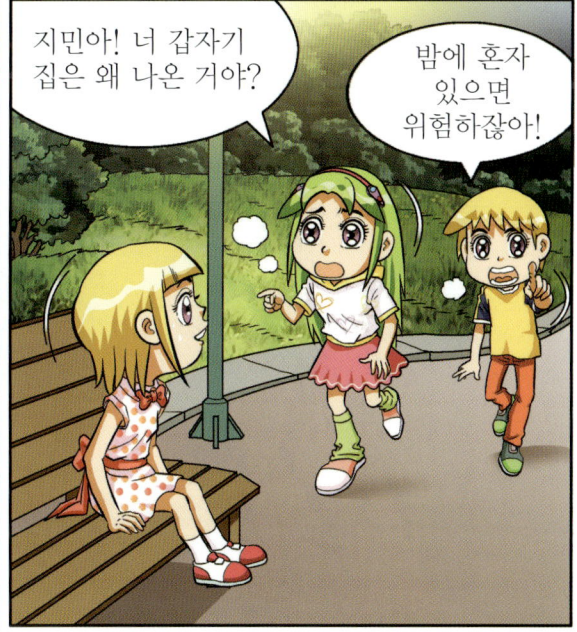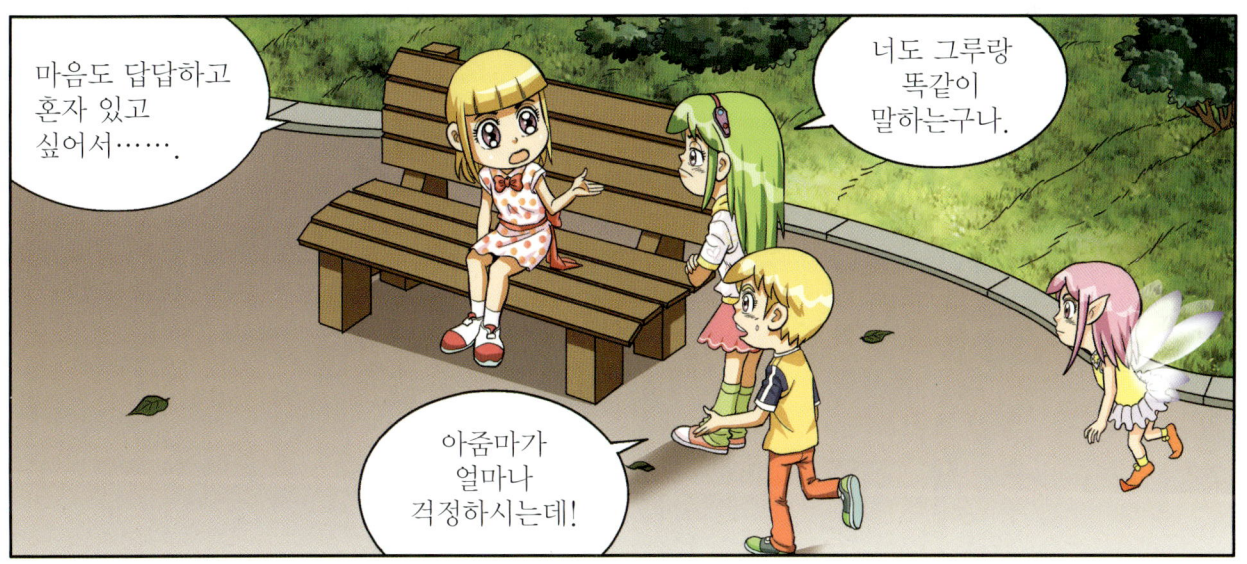

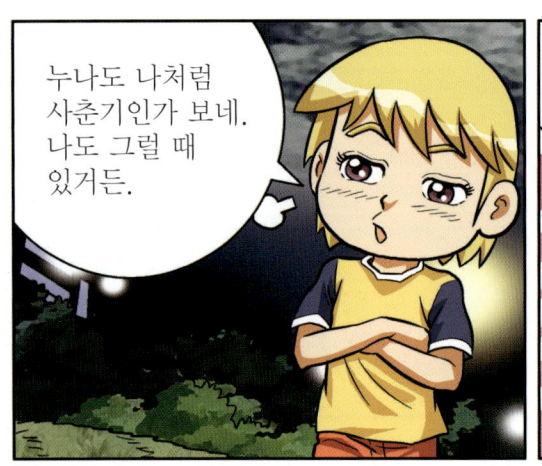
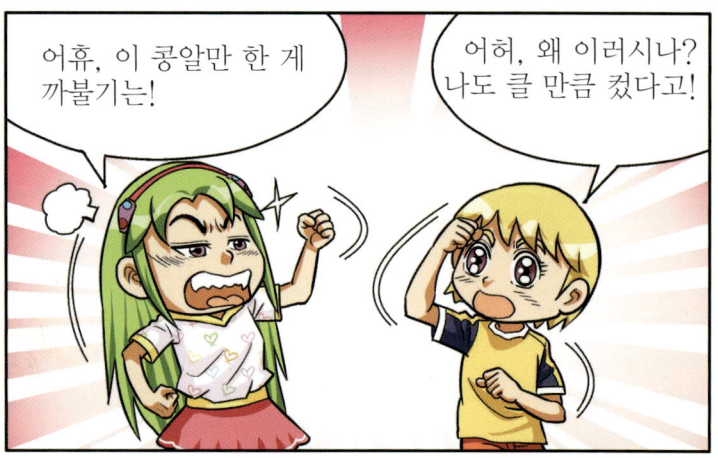
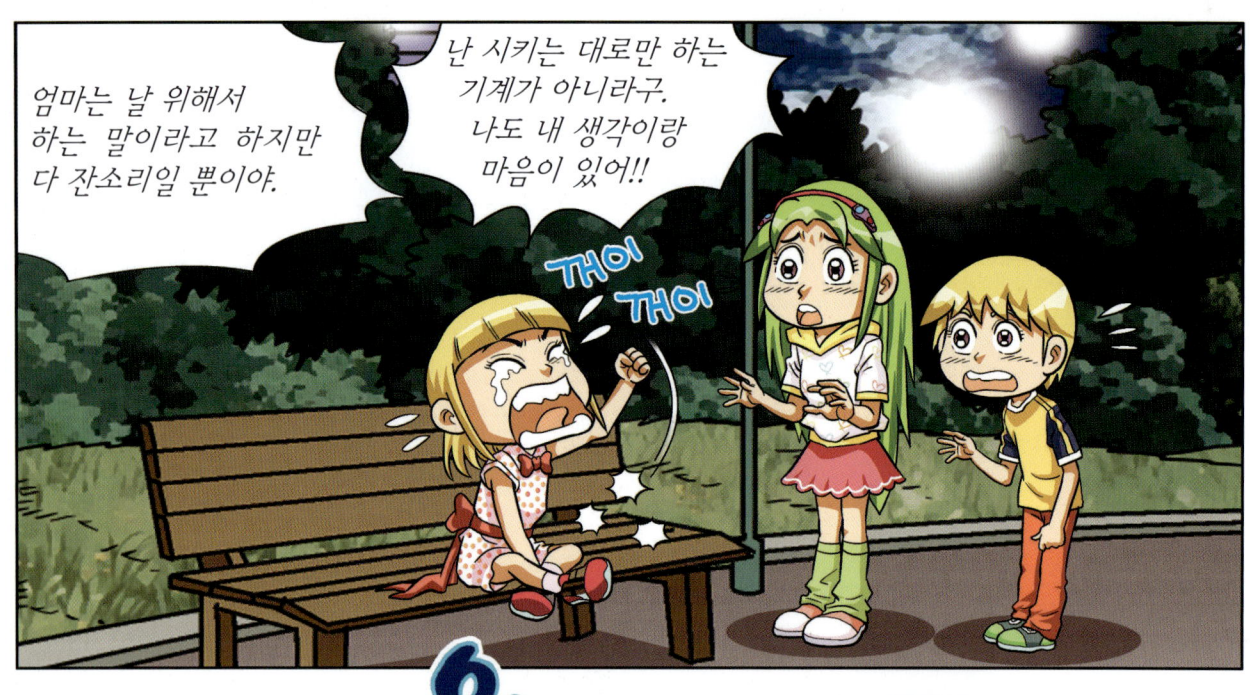
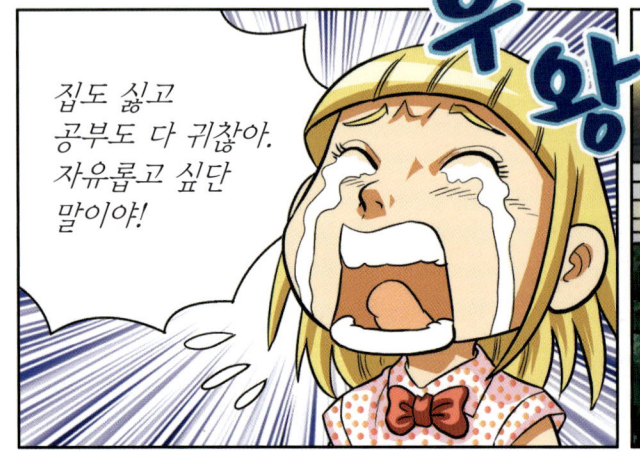
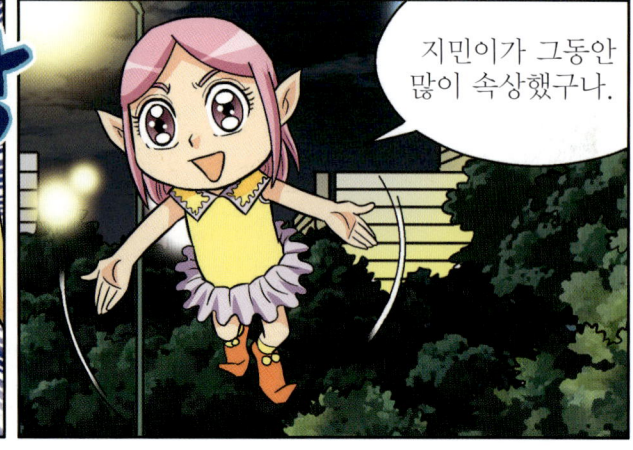

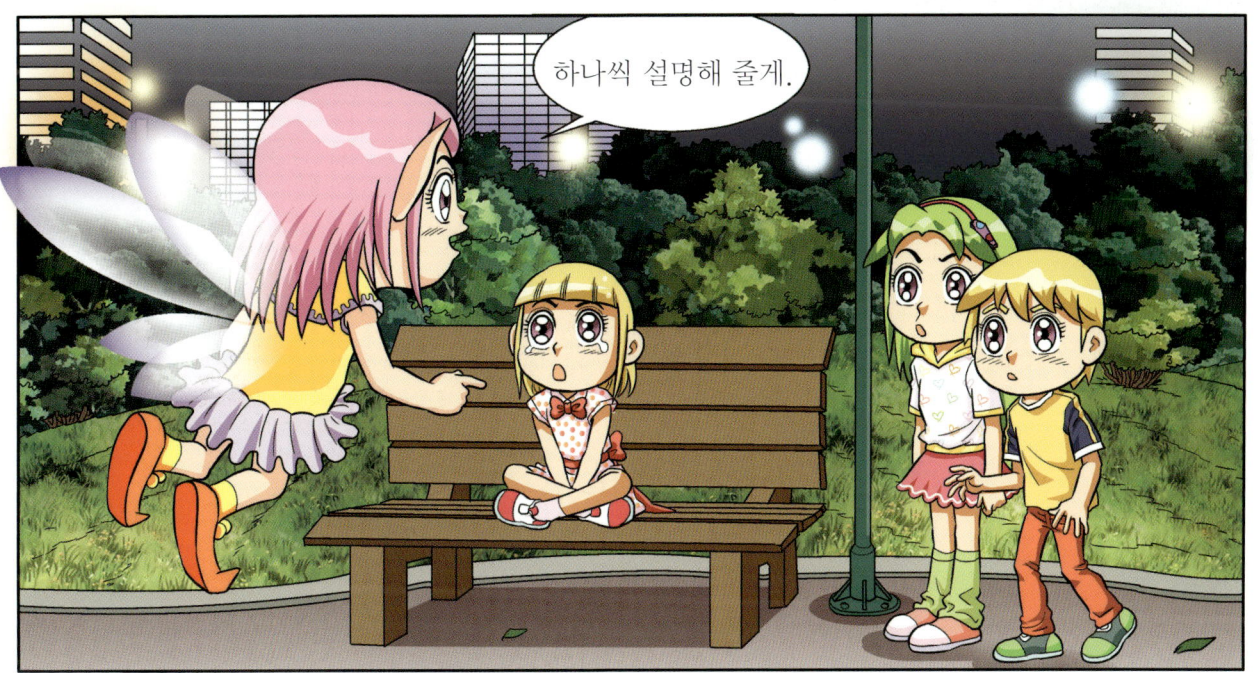

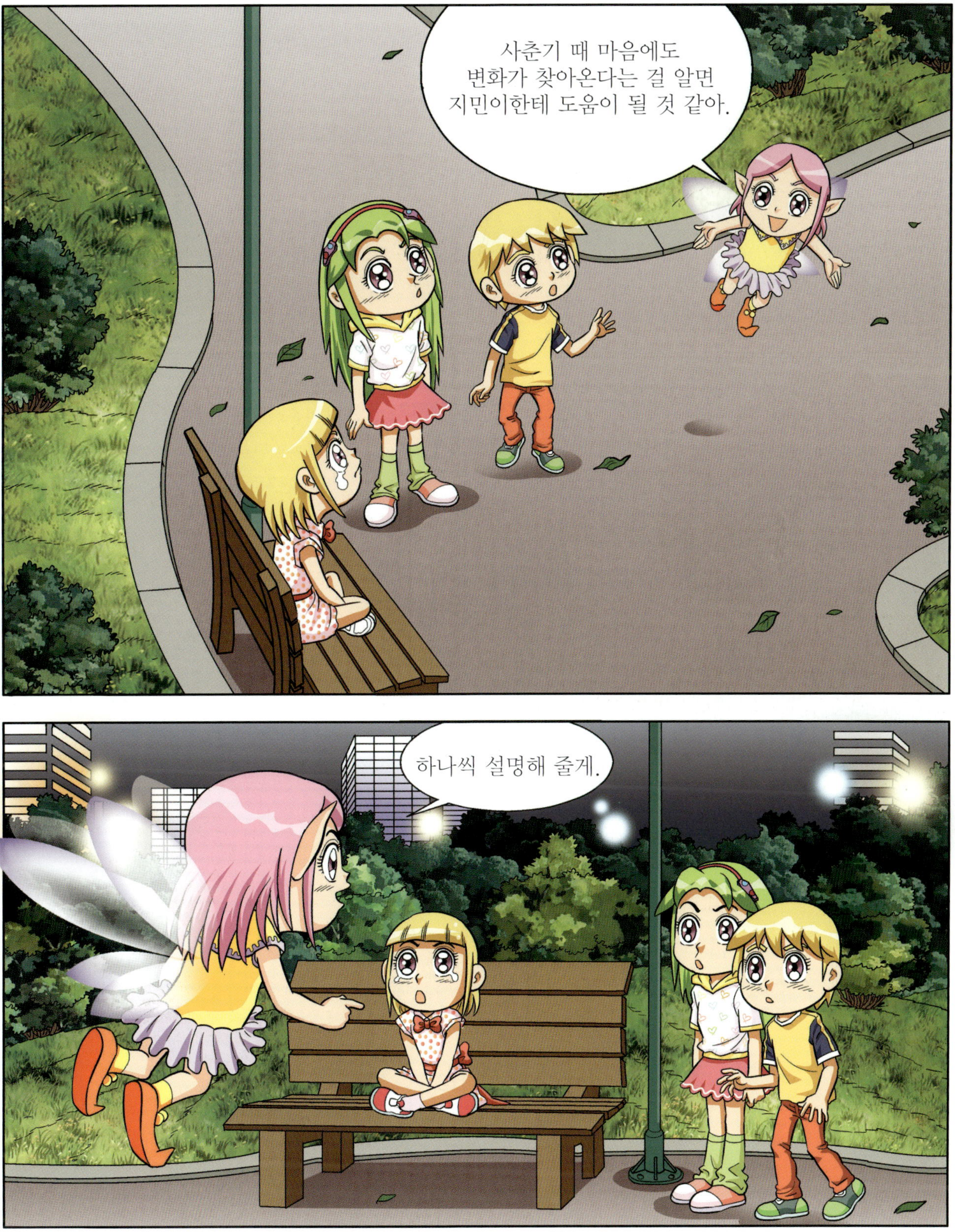

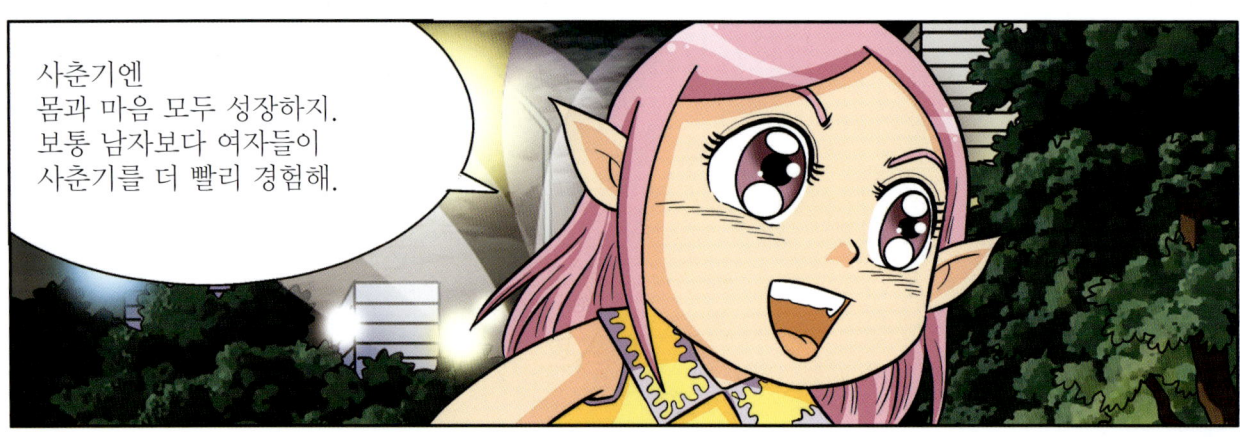
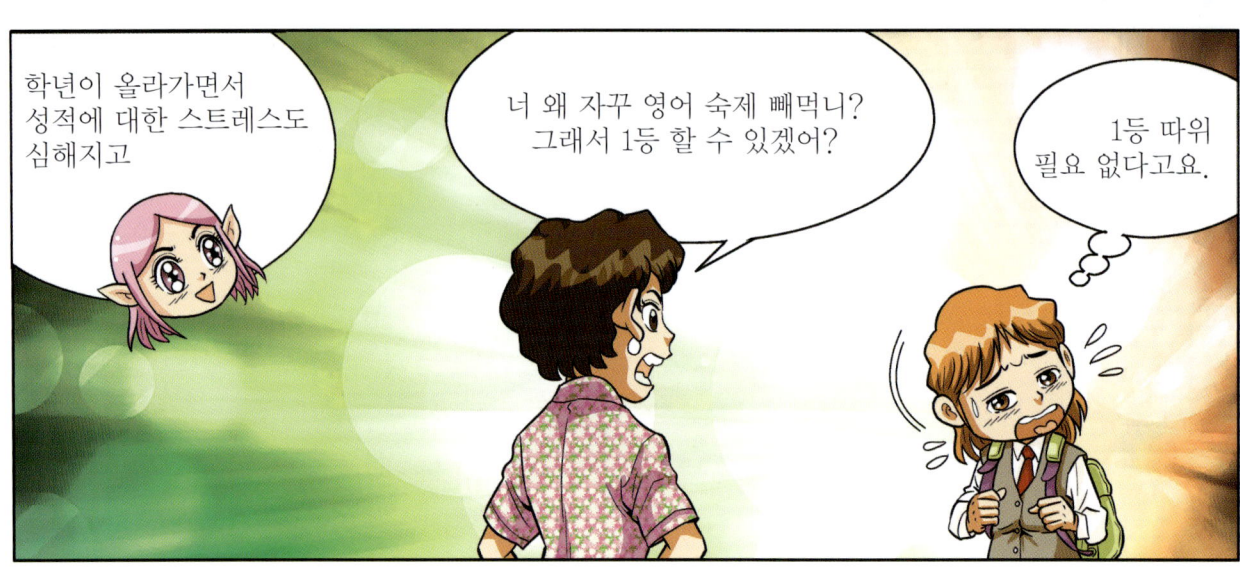
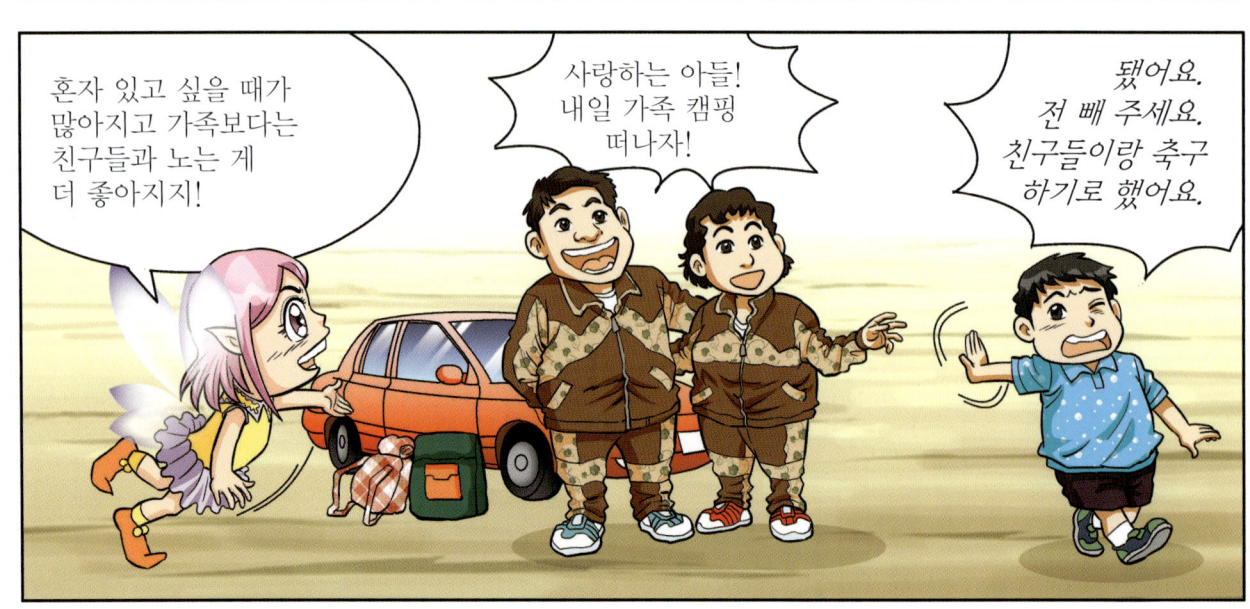

9장 내 마음도 사춘기

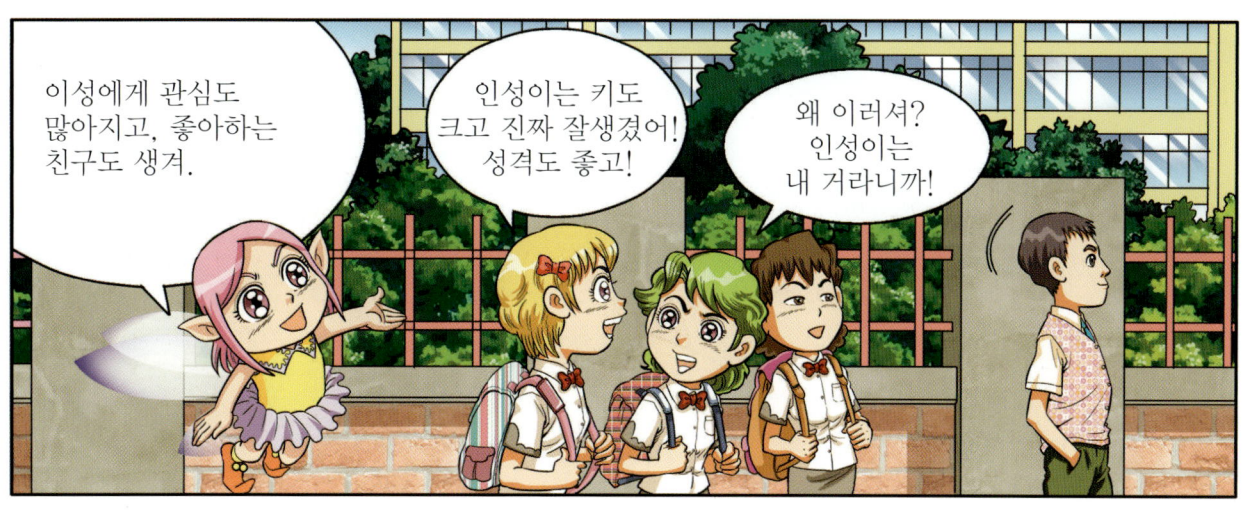

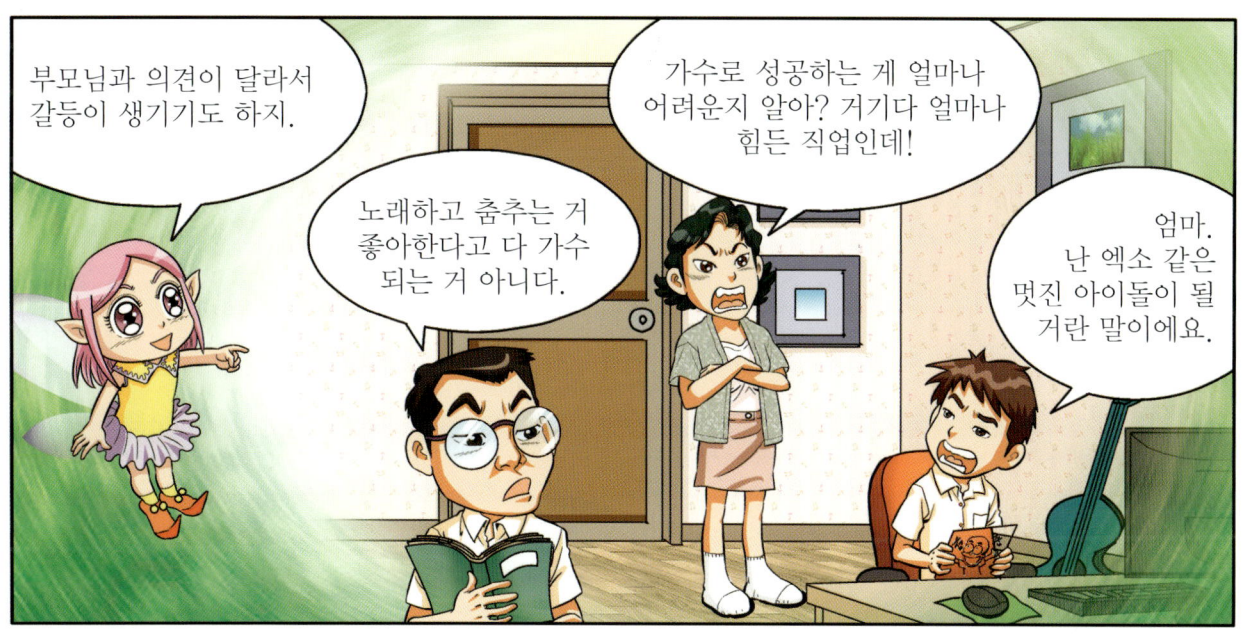

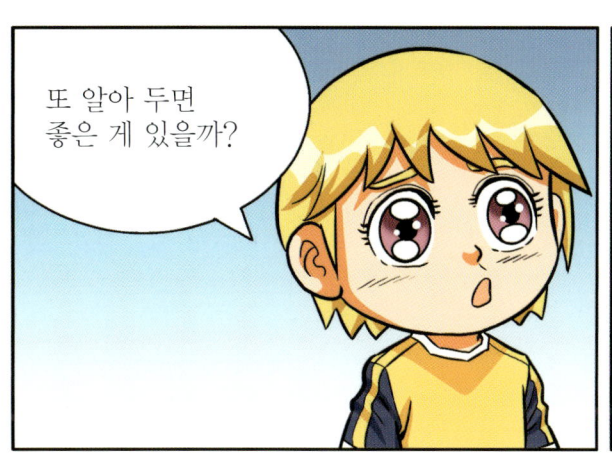

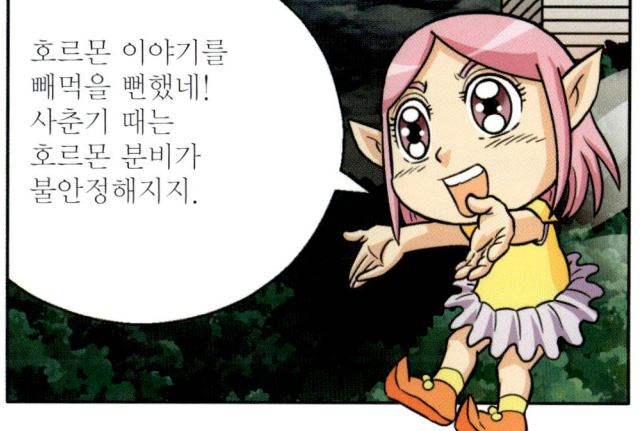

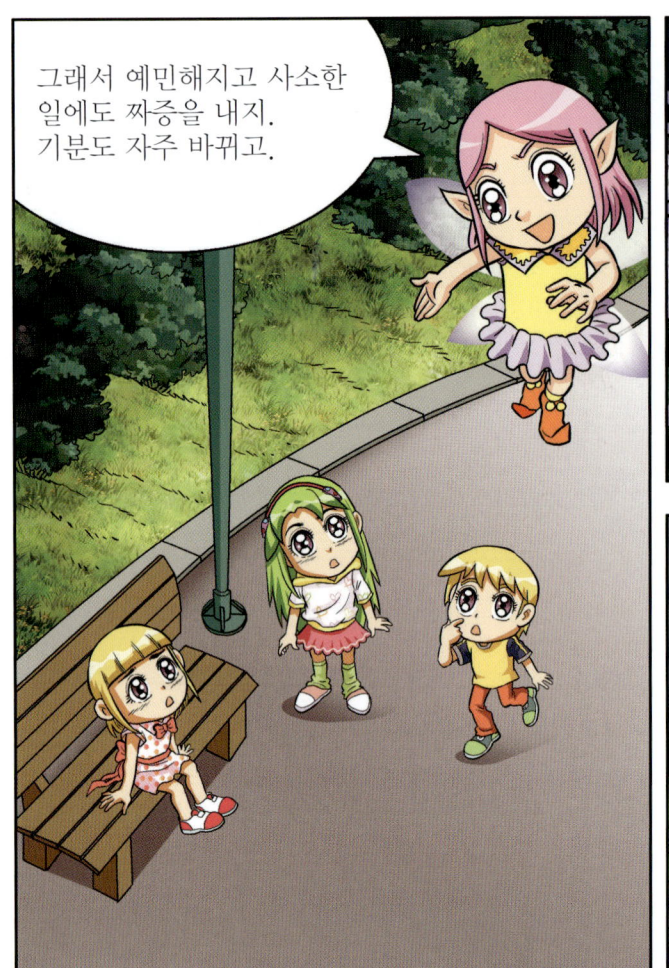
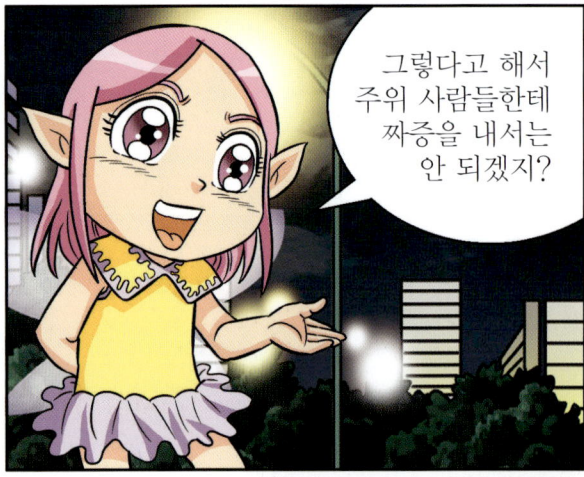
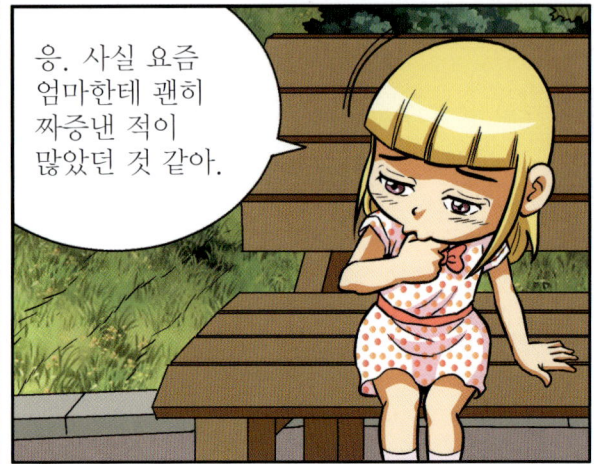
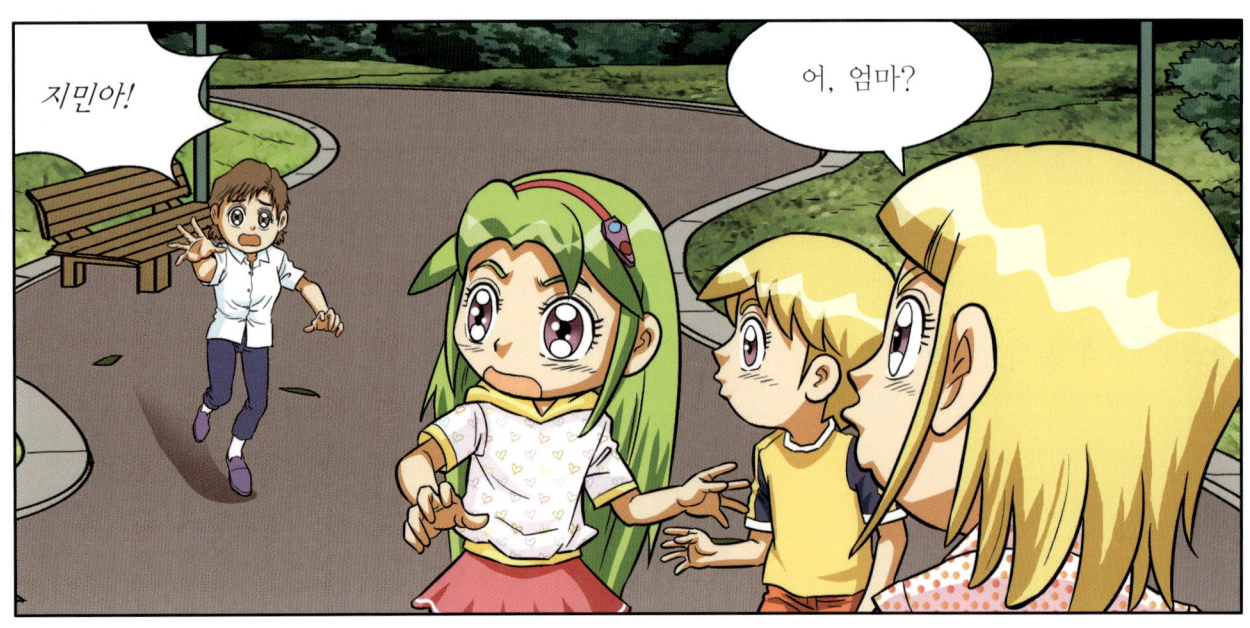

9장 내 마음도 사춘기

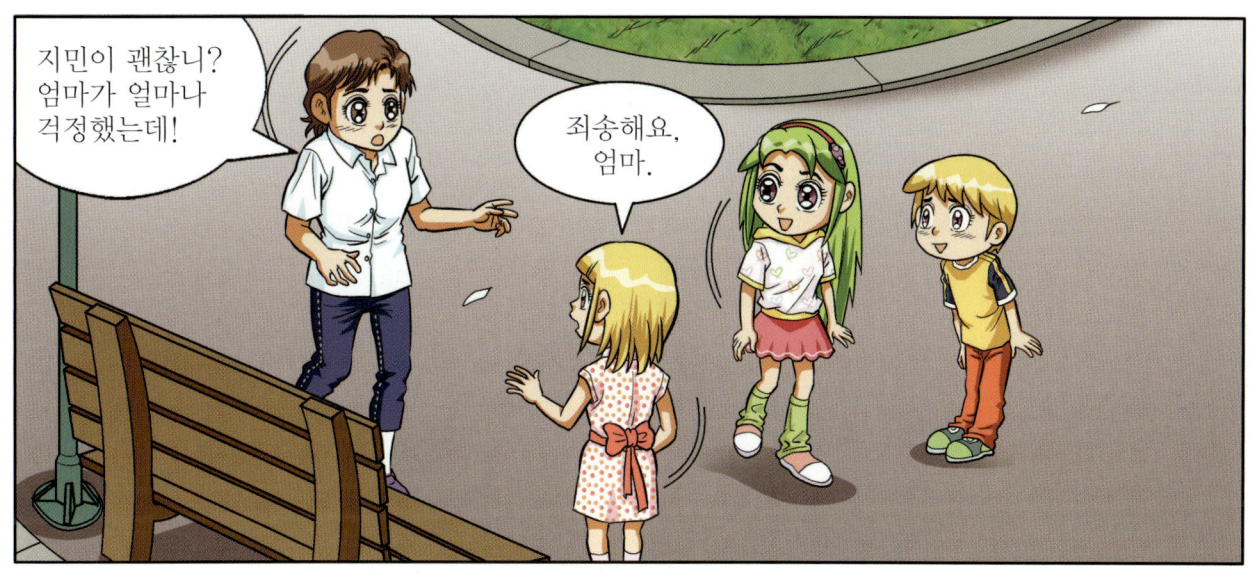

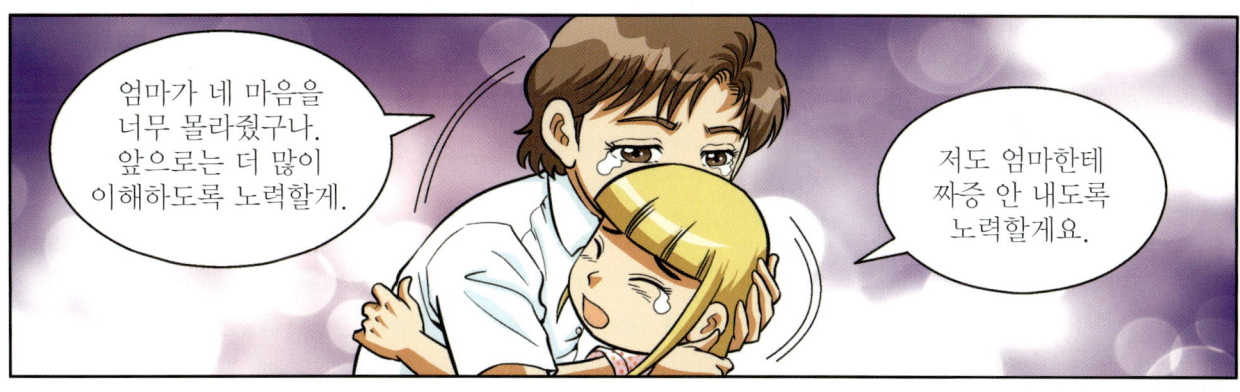

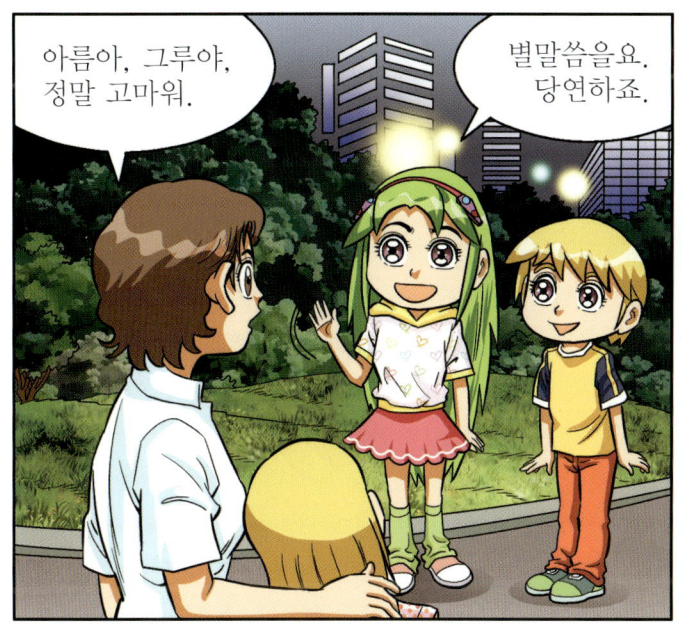

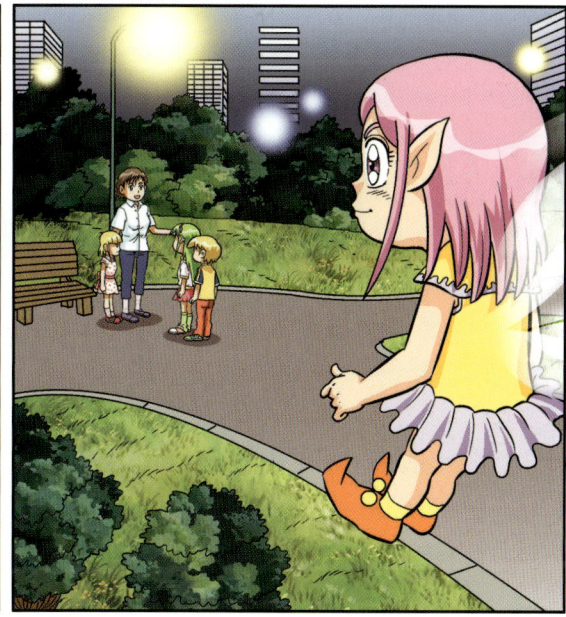

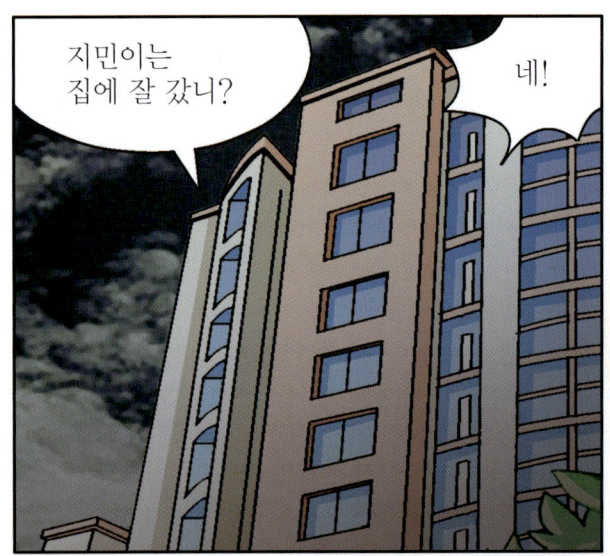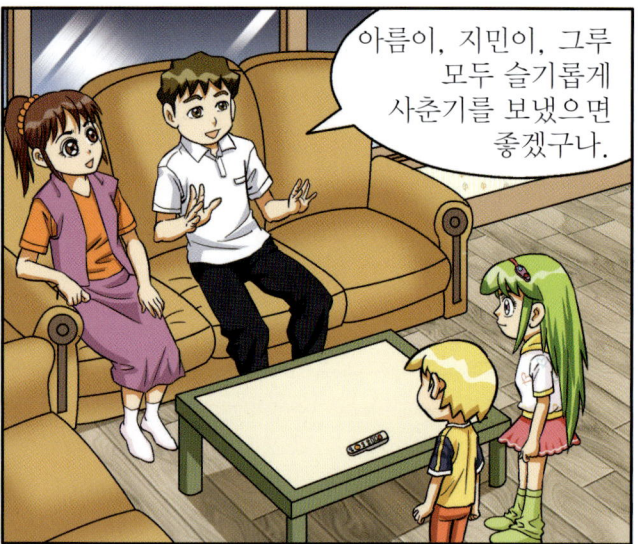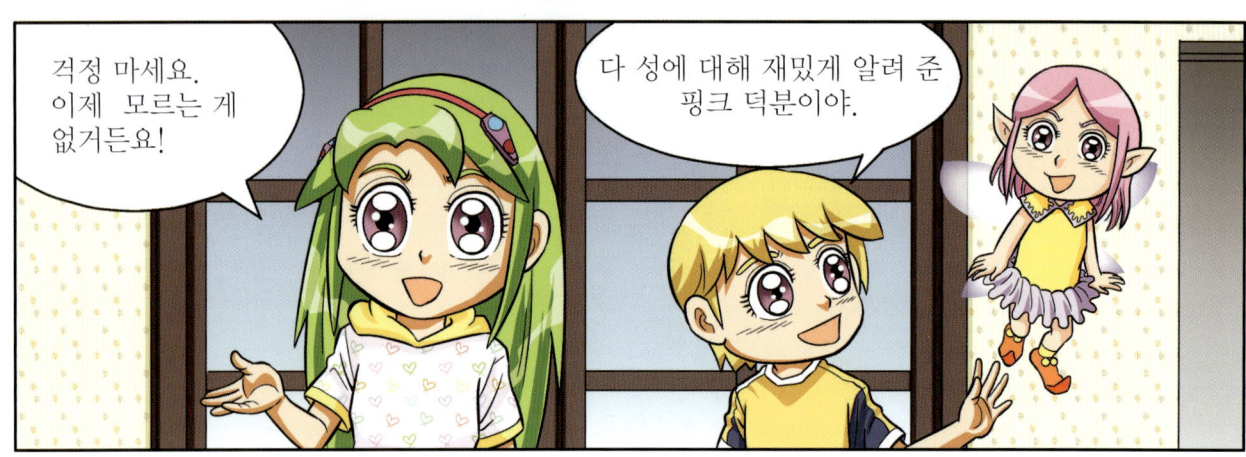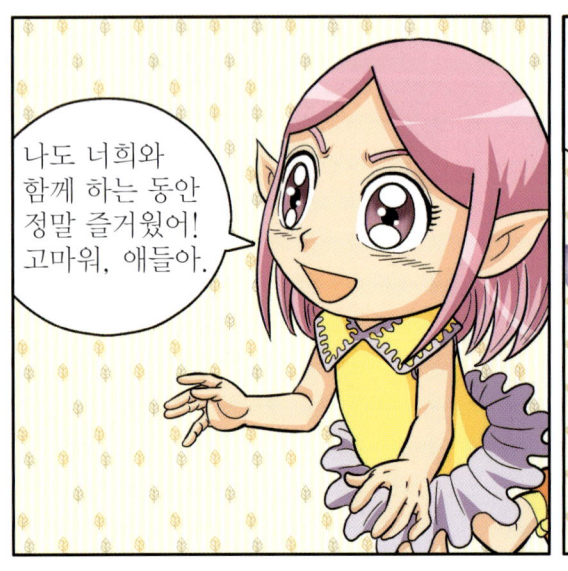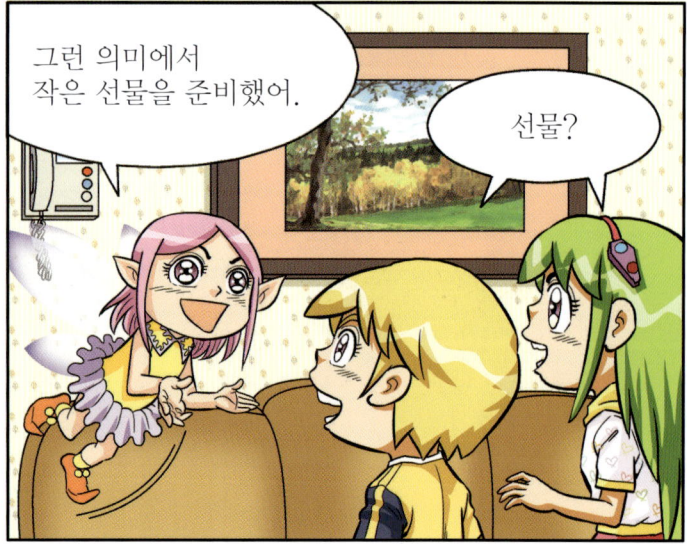

9장 **내 마음도 사춘기**

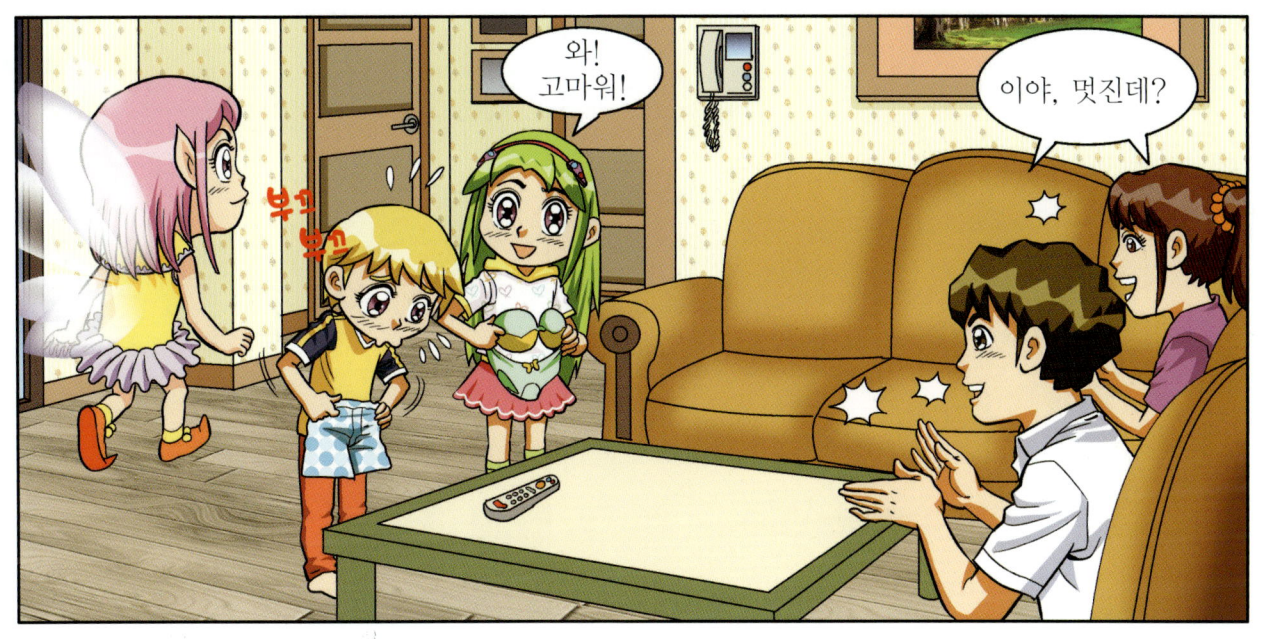

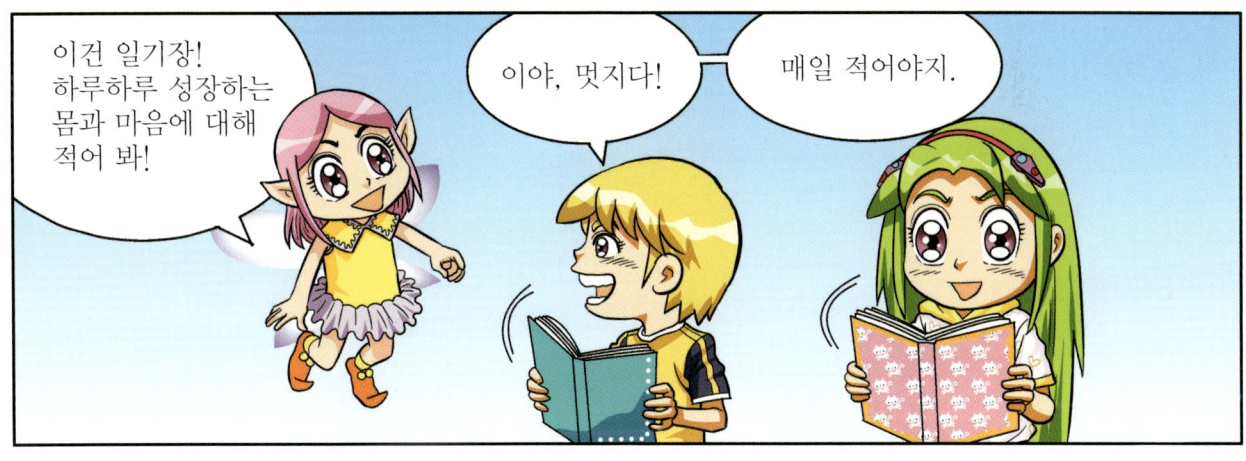

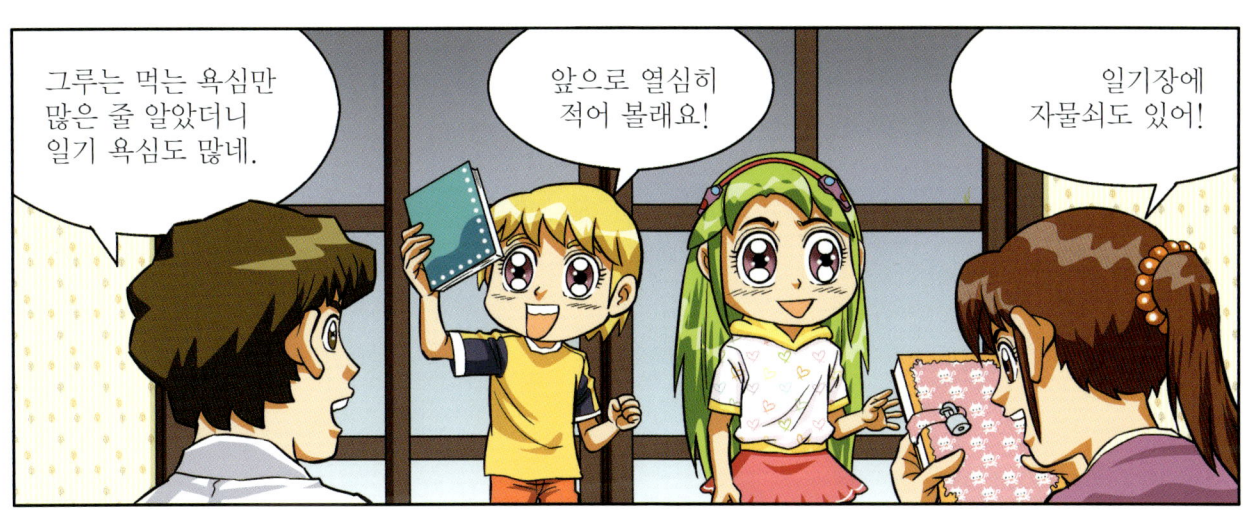

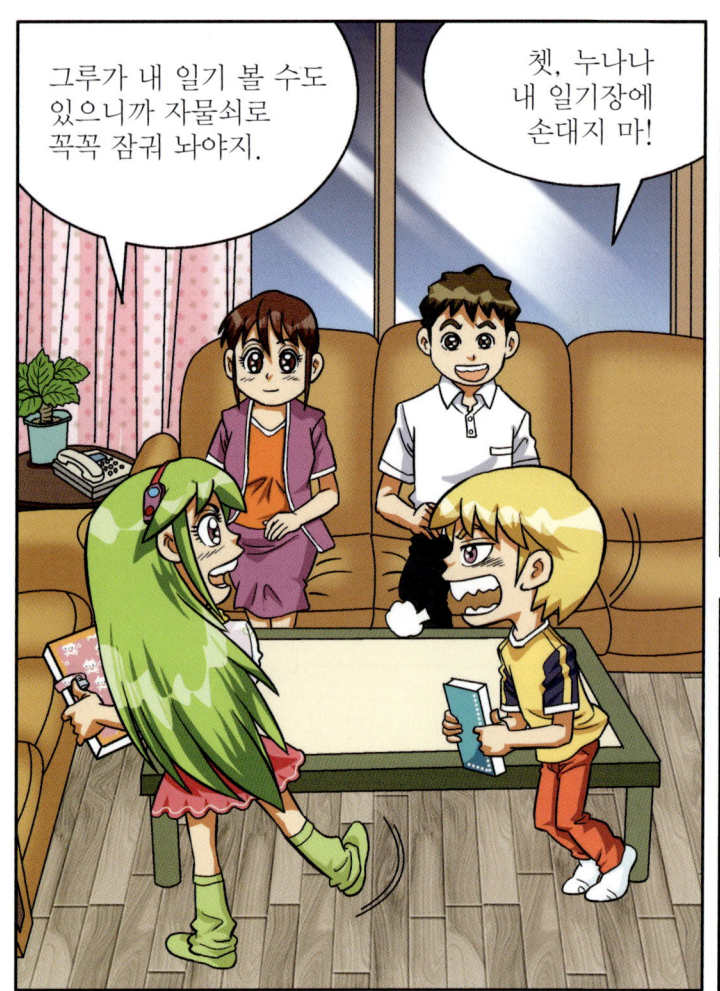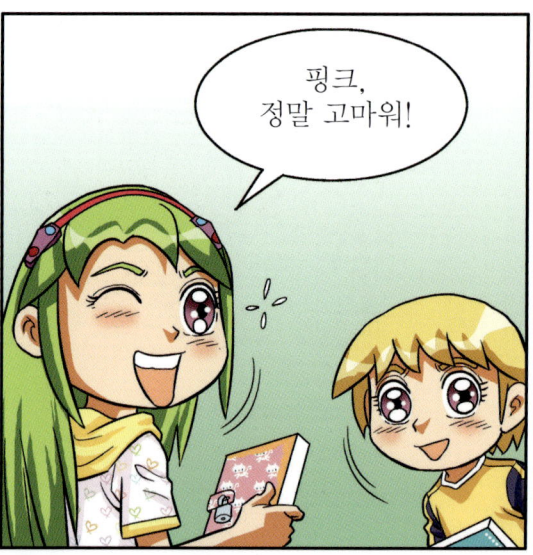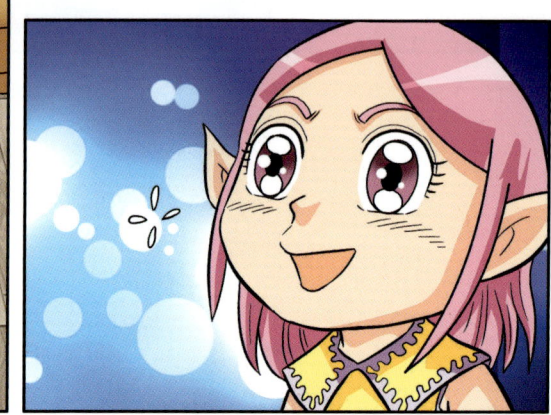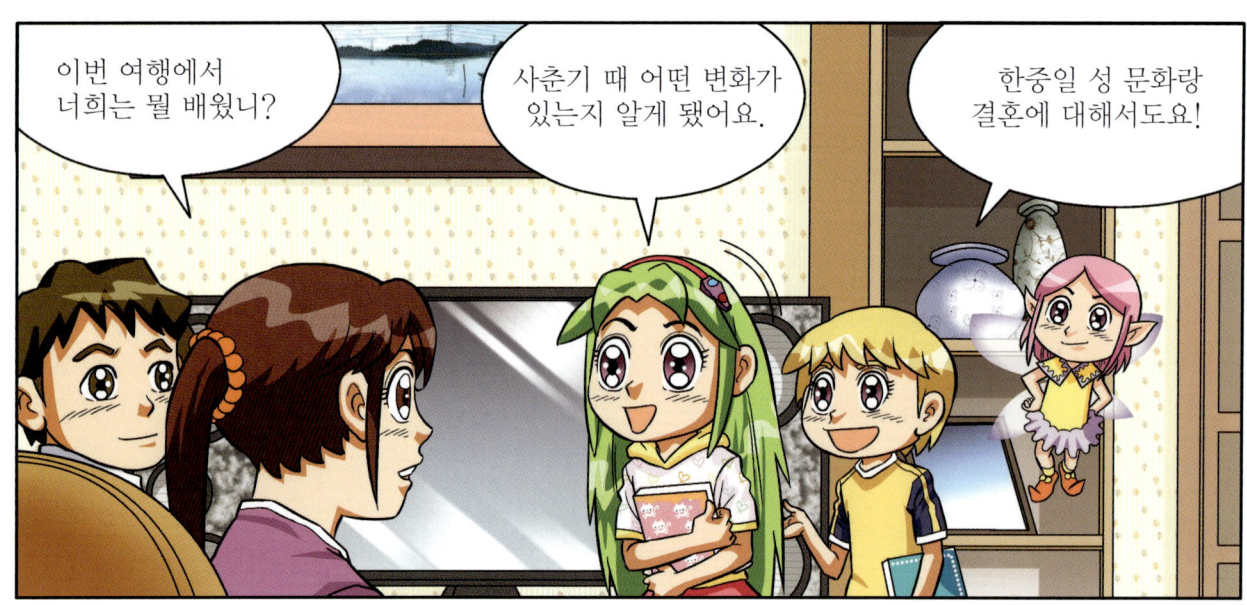

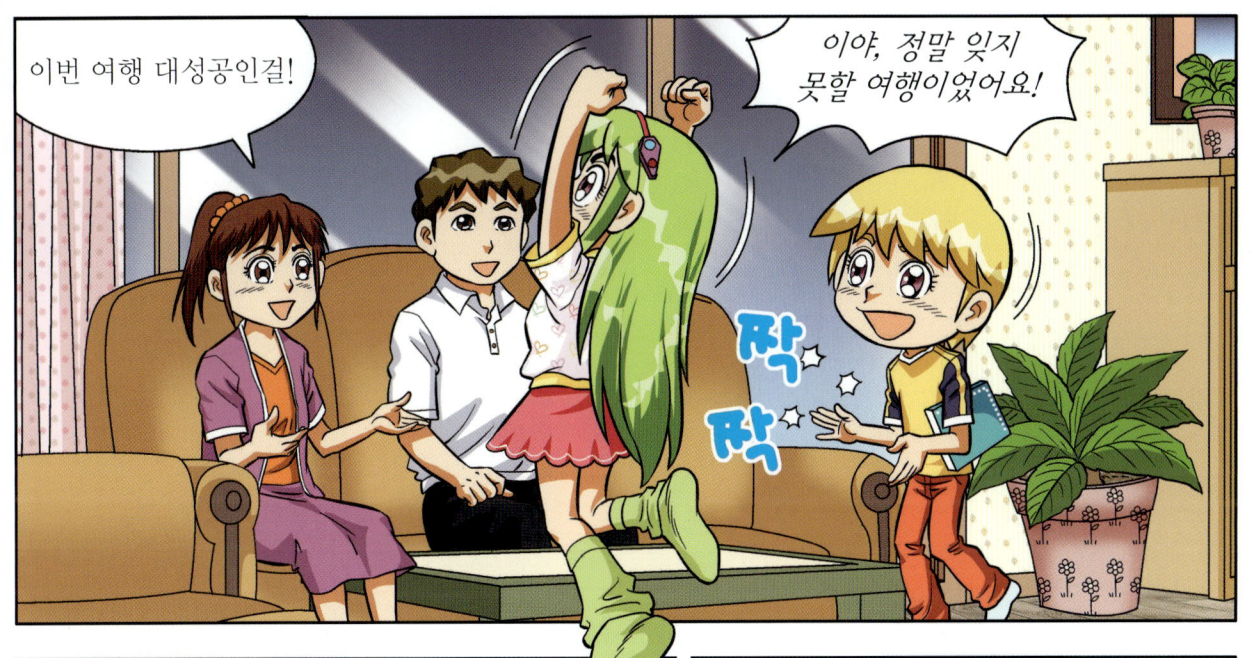
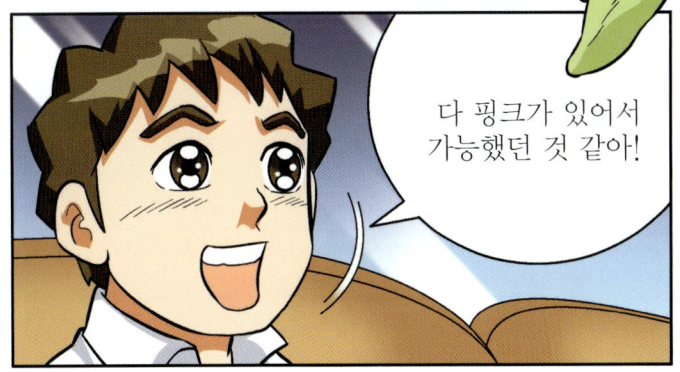
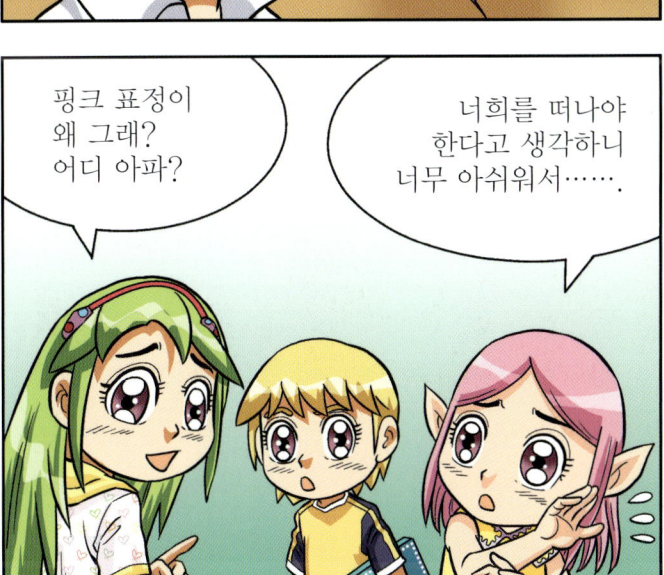
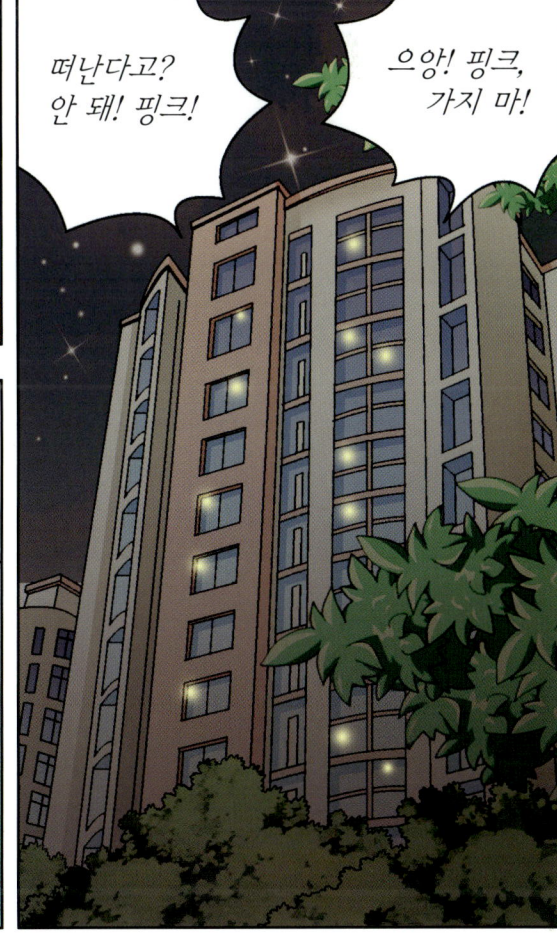

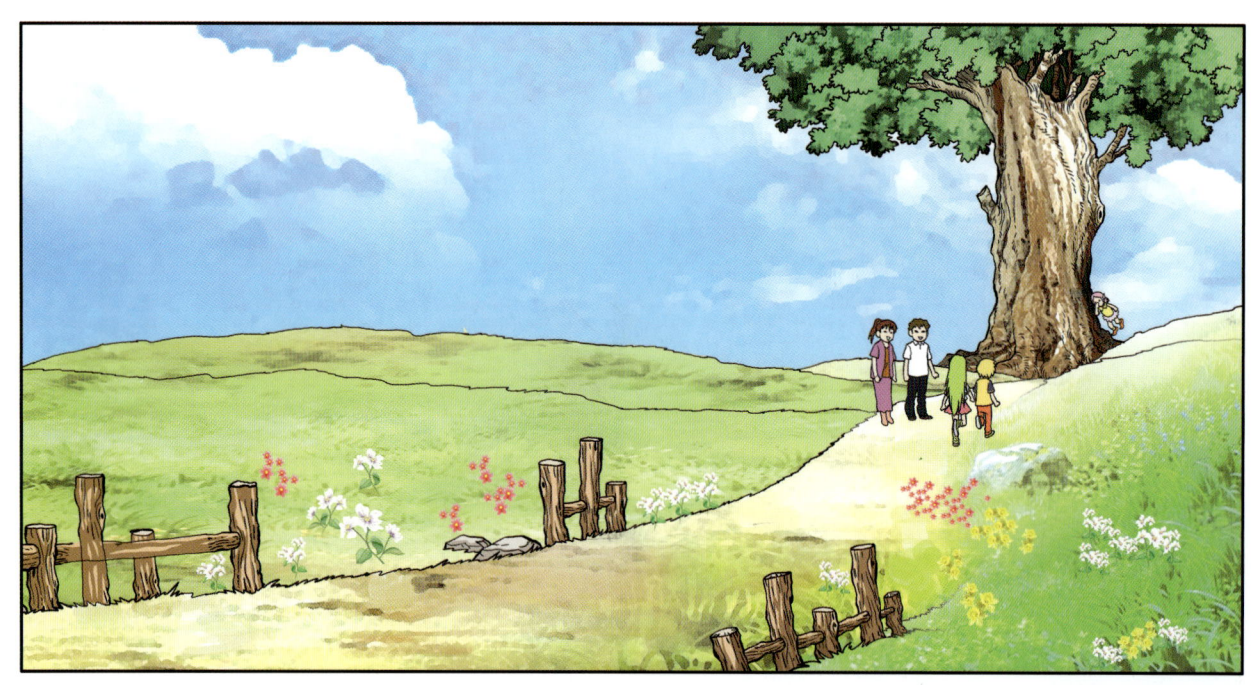

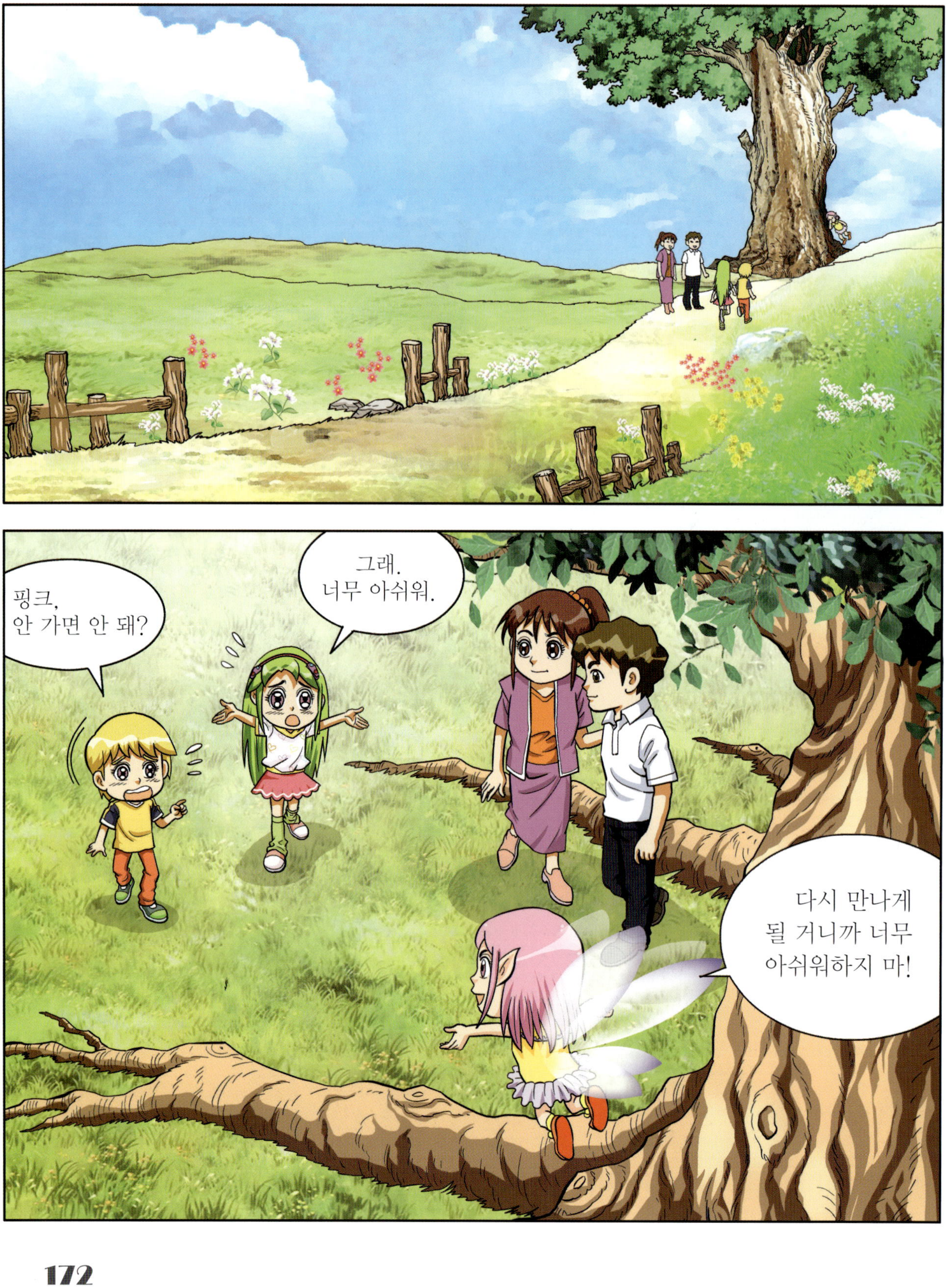

9장 **내 마음도 사춘기**

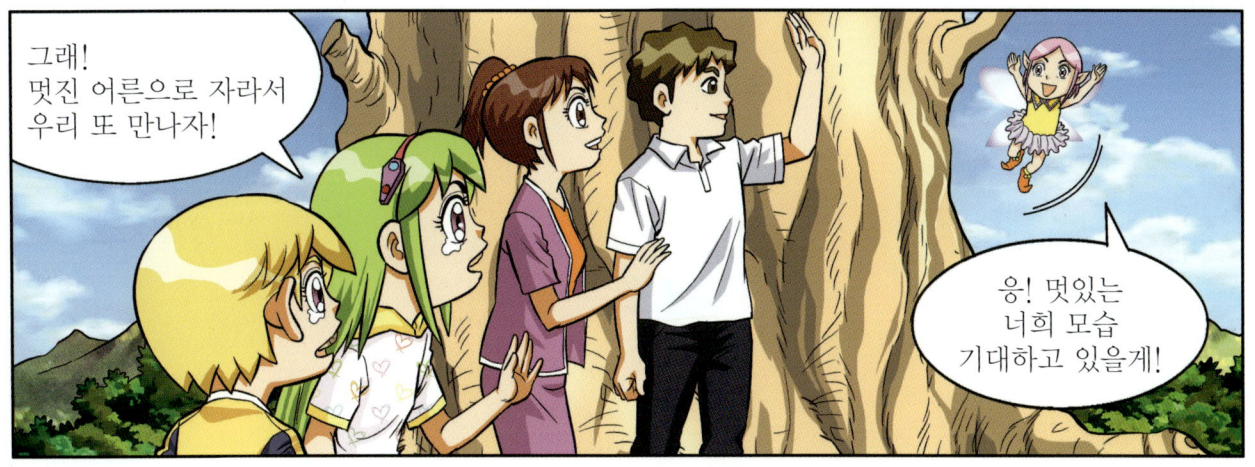

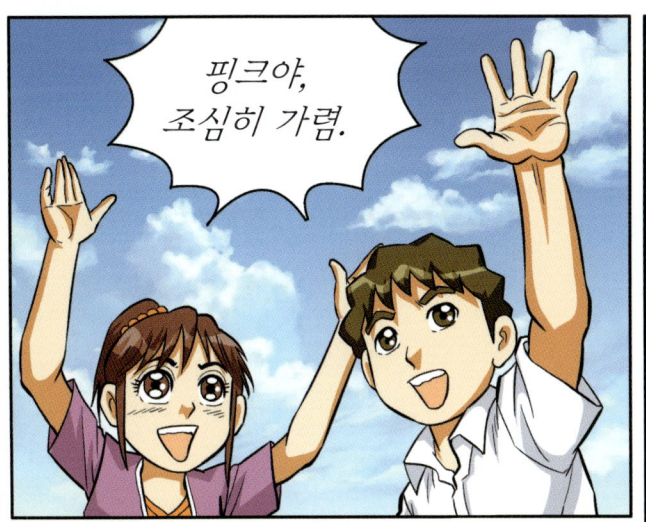

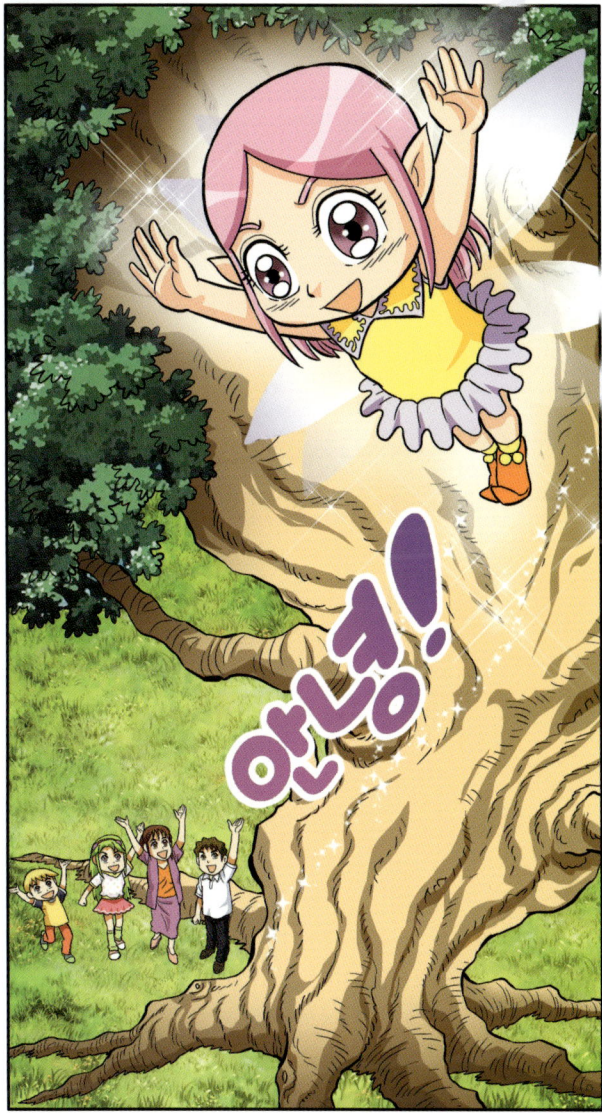

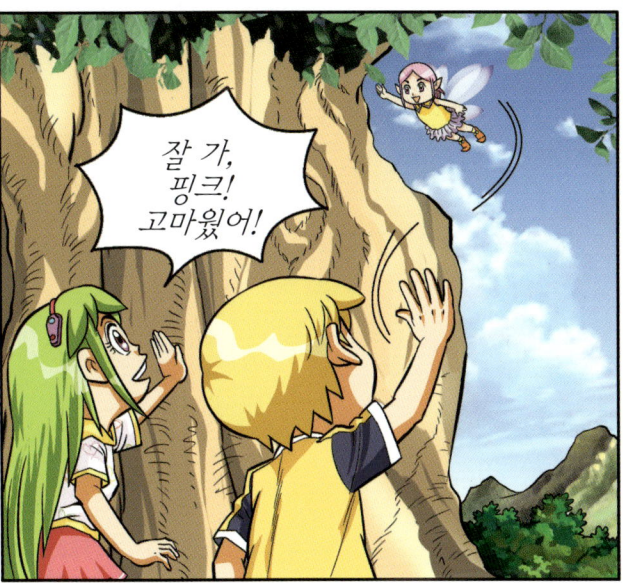

엄마 잔소리가 너무 싫어요.

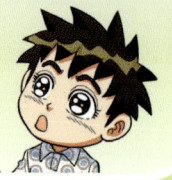

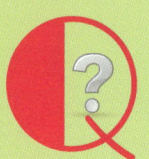
6학년 남자인데요. 엄마가 말하는 것마다 짜증이나요. 만날 잔소리에 말이 안 통해요. 왜 엄마가 다 알려고 하는지 모르겠어요.

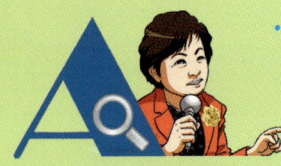
잘 지내던 부모님과 다투는 일이 많아졌나 봐요. 엄마는 도대체 왜 이렇게 간섭이 많은 건지, 왜 이렇게 싫은 소리만 하는지, 엄마가 하는 말이 맞는 것 같긴 한데 듣기는 싫고, 그냥 짜증이 폭발하죠?

테스토스테론이 사춘기전보다 20배 정도 더 많이 나오면서 공격적이고 충동적으로 변하면서 생기는 변화예요. 곰곰히 생각하기 전에 행동을 하고 감정을 그대로 표현하죠. 이렇게 말하면 테스토스테론이 나쁜 것 같지만 근육, 뼈, 털을 자라게 해서 몸을 남자답게 만들고 몸을 건강하게 유지하는 호르몬이에요. 특히 뼈를 튼튼하게 하는 데도 꼭 필요해요.

아까 말한 것처럼 사춘기에 특별히 테스토스테론이 많이 나오기 때문에 이 시기가 지나면 이런 마음들이 조금씩 차분해질 거예요. 그전까지는 어렵더라도 조금씩 연습해야죠. 다른 사람에게 화나는 감정을 그대로 표현하는 건 잘못이니까요. 처음에는 화가 나더라도 바로 행동을 하지 말고 감정이 가라앉을 때까지 기다렸다가 내가 왜 이런 기분이 들었는지 이유를 찾아보는 거예요. 원인을 알았다면 그것을 해결할 수 있는 방법을 계획하고 실천해야죠. 그 과정과 결과를 통해서 배우고요.

아이에서 어른으로 저절로 자라는 게 아니라 친구의 노력이 반드시 있어야 해요. 엄마한테 짜증 내기 전에 멈추고 생각해 봐요. 잔소리가 아니라, 엄마의 이성적인 판단과 많은 경험에서 나온 지혜 아닐까요?

그리고 부모님께 테스토스테론이나 사춘기 변화에 대해서 배운 것들을 알려 드려 보세요. 왜 이렇게 내가 변하고 짜증을 쉽게 내는지 아신다면 부모님도 더 잘 이해하고 도와주실 거예요.

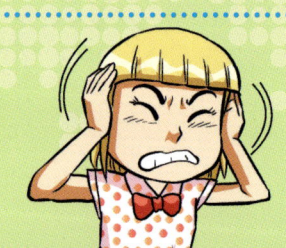

자꾸 눈물이 나고, 예민해져요.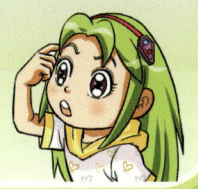

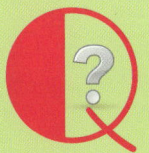 6학년 여자예요. 집에 가서 엄마한테 인사했는데 엄마가 모른 척해서 방에 들어와 울어 버렸어요. 엄마가 요리하는 데 집중해서 잘 몰랐다고 사과하셨는데, 저도 지나고 보니 왜 그랬는지 웃기기도 해요. 왜 이런 거죠?

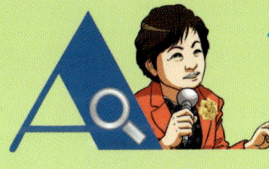 1800년대 덴마크의 철학자 키에르케고르는 사춘기를 "?"로 라고 정의했답니다. 엄청나게 똑똑한 철학자에게도 사춘기는 알쏭달쏭하고 어려운 문제였죠. 친구도 같은 마음일 거예요. 스스로를 이해하기 어렵고, 변덕스러워지지요. 하지만 뇌에 대해서 알게 되면 사춘기는 "?"가 아닌 "!"가 될 거예요. 위대한 철학자도 알 수 없었던 비밀이죠! 자, 우리 뇌를 살펴볼까요. 뇌에는 여러 부분이 있지만 오늘은 생각을 하고 충동을 억제하는 일을 하는 전두엽을 살펴볼게요. 사춘기와 아주 밀접한 관련이 있거든요. 우리 머리 앞쪽, 이마 쪽에 있답니다. 우리가 12살쯤이 되면 전두엽과 다른 뇌 부분을 연결해 주는 길들이 엄청 많이 생겨나요. 필요한 것보다 더 많이 생겨나죠. 길이 많으면 많을수록 좋을 것 같지만 길이 너무 많아서 정보가 제대로 전달되지 않을 때가 많답니다.

감정이나 마음이 전두엽으로 먼저 가서 생각을 해야 하는데 행동을 담당하는 뇌 부분으로 정보가 먼저 가서 이유도 모른 채 울거나 화를 내요. 즉 생각보다 행동을 먼저 하게 되죠. 다행히 조금만 더 기다리면 몸이 알아서 필요한 만큼 이 길들을 조정한답니다. 점점 뇌가 자기 역할들을 잘 하고 이성적인 판단을 잘할 수 있게 되죠. 몸뿐 아니라 뇌도 아이에서 어른이 되려고 엄청 노력하고 있는 거예요.

앞으로는 '아 내 몸에 이런 변화들이 있어서 이런 일들이 있구나'라고 스스로에게 말하세요. 울고 싶을 땐 울고, 웃고 싶을 땐 웃고 나서 내가 어떤 마음이었나 왜 이런 마음이 들었는지 생각해 보는 시간을 가져 봐요. 혼란스럽고 이상한 마음이 좀 가라앉을 거예요. 노트나 핸드폰에 메모해 두어도 좋고요.

또 한 가지! 부모님께 오늘 들은 이야기를 해 드리세요. 아까 친구가 울었을 때 엄마도 조금은 놀라셨을 거예요. 이렇게 알려 드리면 친구를 더 잘 이해하고 사춘기를 잘 지날 수 있도록 부모님께서 도와주실 거예요. 이번 기회에 엄마 아빠의 사춘기는 어땠는지도 물어봐요. 재밌는 이야기를 많이 갖고 계실 거예요.

구성애 아줌마의 응답하라 아우성

처음 펴낸 날 2015년 4월 6일
이번 펴낸 날 2025년 4월 3일

글	구성애
감수	(사)푸른아우성
그림	ntoon만화
디자인	손미란

펴낸이	윤태일
펴낸곳	올리브M&B(주)
출판등록	제22-2372호(2003년 7월 14일)
주소	서울 동작구 사당로 164 607호
연락처	02-3477-5129
팩스	02-599-5112
홈페이지	www.olivemnb.com

기획·편집 권미나

ISBN 978-89-90673-34-3

ⓒ 구성애 푸른아우성, 2015
저작권자와의 협의에 의해 인지는 생략합니다.
이 책은 저작권법에 따라 보호를 받는 저작물이므로 저작자와 출판사의 허락 없이 무단 복제와 전재를 금합니다.

잘못된 책은 구입하신 곳에서 바꾸어 드립니다.

국립중앙도서관 출판예정도서 목록(CIP)

(구성애 아줌마의) 응답하라 아우성 / 글: 구성애 ; 감수:
푸른아우성 ; 그림: ntoon만화. ─ 서울 : 올리브M&B, 2015
    p. ;   cm

ISBN 978-89-90673-34-3 77510 : ₩10000

성교육[性敎育]

598.5-KDC6   CIP2015009862